CONGRÈS INTERNATIONAL DE

RADIOLOGIE ET D'ÉLECTRICITÉ

CONGRÈS INTERNATIONAL

DE

RADIOLOGIE ET D'ÉLECTRICITÉ

sous le haut patronage du Roi et du Gouvernement belge

TENU A BRUXELLES, DU 13 AU 15 SEPTEMBRE 1910

COMPTES RENDUS

publiés sous la direction de
M. le Dr Ing. J. DANIEL, Secrétaire général du Congrès

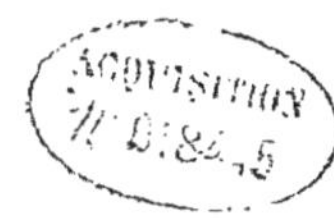

TOME II

SCIENCES BIOLOGIQUES

RADIOLOGIE MÉDICALE

BRUXELLES
IMPRIMERIE MÉDICALE ET SCIENTIFIQUE L. SEVEREYNS
34, RUE BOTANIQUE, 34
1911

ACTIONS DES RADIATIONS NOUVELLES

SUR LES PLANTES

par le Dᵣ H. GUILLEMINOT

I

Comment il faut envisager le problème de l'action biochimique des radiations

On sait que l'albumine cellulaire végétale présente beaucoup
d'analogie avec l'albumine animale; d'autre part, les phénomènes généraux de la vie ne diffèrent pas d'une façon absolue
quand on passe d'un règne à l'autre; aussi l'étude de la biologie
végétale a-t-elle pour nous un grand intérêt. Elle présente même
certains avantages à cause de la diversité d'évolution de la cellule dans ses différents états et de la facilité avec laquelle on
peut faire agir sur elle les agents extérieurs. En effet, dans la
graine, la cellule végétale est à l'état de vie très ralentie et presque latente, les phénomènes de croissance et de nutrition y sont
réduits au minimum : des expériences très prolongées sont possibles. Au contraire, au moment de la germination, la vie est
très active, elle se déroule jour par jour, heure par heure, sous
les yeux de l'observateur.

Au point de vue de l'étude des radiations nouvelles, le champ
d'expérimentation est très varié; on va le comprendre facilement. L'énergie radiante agit sur la matière vivante par un mécanisme qui n'est pas complètement connu. Mais nous savons
qu'il y a une relation évidente entre la quantité d'énergie
absorbée par tel ou tel groupe de molécules et certains effets
produits. Tantôt cet effet paraît être direct, tantôt un phénomène chimique ou physicochimique secondaire paraît être
l'intermédiaire entre le phénomène de l'absorption et l'effet bio-

chimique consécutif. En effet, il y a dans la cellule vivante une partie qui est plus spécialement le siège des phénomènes vitaux : c'est le protoplasme, son noyau, et les éléments actifs de la karyokinèse; il peut y avoir, à côté de cette partie vraiment vivante, des éléments capables de fixer de l'énergie radiante, de la transformer et d'agir secondairement par une action physique ou chimique sur le plasma vivant. Je citerais volontiers comme exemple la fonction chlorophyllienne : nous voyons les grains de chlorophylle, matériaux surajoutés au plasma vivant, fixer l'énergie solaire, grâce à un pouvoir très absorbant pour certaines radiations du spectre et produire une action chimique secondairement utile à l'avenir de la plante.

Lorsqu'on étudie l'action des radiations sur les plantes et qu'on cherche à établir un lien entre la quantité d'énergie absorbée et la somme d'effets produits, il faut tenir compte de ces particularités. Il est évident que si l'on imagine par la pensée des grains de chlorophylle disséminés dans un plasma translucide et qu'on expose d'une part aux rayons X, d'autre part aux rayons solaires ce système d'un radiochroïsme varié, l'absorption sera toute différente. S'il s'agit du spectre solaire, une quantité considérable d'énergie radiante sera fixée par la substance chlorophyllienne, tandis que le plasma lui-même n'aura absorbé qu'une partie infime de ce même rayonnement. Au contraire, les rayons X distribuent leur énergie à toutes les substances organiques à peu près suivant leurs densités et les poids atomiques des éléments composants, de telle façon que, dans le premier cas, les actions chimiques chlorophylliennes seront maxima, tandis que les actions plasmiques directes seront à peu près nulles; au contraire dans le second cas, il y a proportionnalité entre les actions chlorophylliennes et les actions plasmiques directes; et, l'absorption étant excessivement faible, il faudra des doses colossales de rayonnement X pour arriver à faire absorber aux grains de chlorophylle la même dose d'énergie que tout à l'heure. Le plasma vivant alors aura lui-même absorbé des doses telles que son évolution normale risquera d'en être profondément altérée. C'est pour cela qu'il est le plus souvent extrêmement difficile de comparer les radiations solaires aux radiations nouvelles en physiologie végétale. Le radiochroïsme si varié de la matière vis-à-vis des radiations du spectre visible, change totalement le mode de répartition de l'énergie radiante entre les diverses parties de la cellule et du même coup change les conditions de l'expérience.

Il en serait de même si l'on comparait l'infra-rouge ou les ondes hertziennes aux radiations actiniques. Des actions thermiques ou électriques provoqueraient des phénomènes secondaires qui empêcheraient tout rapprochement des données expérimentales.

Au contraire, quand il s'agit des rayons X et du rayonnement complexe du radium, on ne trouve ni les caprices du radiochroïsme des corps vis-à-vis de la gamme visible, ni la variété des phénomènes intermédiaires capables de produire secondairement des phénomènes biochimiques différents. Aussi les effets de ces radiations sur la substance vivante sont-ils bien plus comparables entre eux.

Si j'ai insisté sur ces considérations générales, ce n'est pas que j'aie l'intention de donner comme certaine cette thèse que l'énergie radiante, à quelque région de la gamme des longueurs d'onde qu'elle appartienne, produit toujours pour des doses absorbées égales la même somme d'effets biochimiques ; mais comme je la crois à peu près démontrée dans la limite des rayons X et des rayons du radium, il m'a paru indispensable de montrer que ce serait un non-sens de prétendre vérifier la même loi pour les rayons solaires et les rayons infra-rouges et hertziens, sans tenir compte des deux faits sur lesquels je viens d'insister : grande différence dans la répartition de l'énergie radiante, production d'effets intermédiaires (thermiques, électriques, etc.) capables d'engendrer des phénomènes biologiques secondaires qui éclipsent les phénomènes biochimiques directs. Cela posé, nous allons passer rapidement en revue les faits expérimentaux observés par divers auteurs et par moi-même et que j'ai déjà exposés dans divers travaux (1).

____

(1) Soc. Biol., 1908, et t. 64, pp. 186, 213, 389. Soc. Radiol Méd. Paris, 1909. *Journ. de Phys. et Path. gén.*, janv. 1908. Congrès A. F. A. S., 1907-1908. *Arch. électr. méd.*, janv. 1909. V. aussi : Dauphin, C. R. Ac. Sc., 1904, t. 138, p. 154, Dumont, C. R. Ac. Sc., 1906, t. 143, p. 1179 ; Lefebvre, C. R. Ac. Sc., juill.-octobre 1905 ; Lesage, C. R. Ac. Sc., 1906, t. 143, p. 693 : Lubimenko, C. R. Ac. Sc. ; 1907, t. 154, p. 1060, t. 155, p. 1347, t. 153, p. 516 ; Mangin, in Phys. Biol. d'Arsonval, t. II, p. 312 ; Molliard, C. R. Ac. Sc., 1906, t. 142, p. 49 ; Nogier, Th. de Lyon, 1904 ; Weiss, Fr., C. R. Ac. Sc., 1903, t. 137, p. 801.

II

Principaux faits expérimentaux
relatifs à l'action des radiations nouvelles sur les plantes

1° ACTION DES RADIATIONS NOUVELLES SUR LA FONCTION CHLORO-
PHYLLIENNE. — On sait que le chlorophylle, substance quater-
naire occupant les leucites de certaines cellules, permet à la
plante, sous l'action de la lumière solaire et plus spécialement
sous l'action des rayons compris entre les raies B et C du spectre, d'assimiler le carbone de l'air par dissociation du CO^2 qu'il
renferme toujours en petite quantité.

L'action étudiée n'est pas, comme j'ai essayé de le montrer
plus haut, une action biochimique directe. Il s'agit d'une mise
en liberté d'oxygène dans l'intimité de la cellule et d'une fixation de carbone qui va servir à l'assimilation. Quand un rayon
solaire tombe sur une plante à chlorophylle, l'action directe de
l'énergie radiante sur le plasma vivant est peu importante, et
consiste surtout en un retard de croissance, comme le prouve
l'allongement rapide des plantes qui croissent à l'obscurité et
l'incurvation des tiges du côté du soleil (phototropisme). Cette
action est bien moins intense que l'action chlorophyllienne. Au
contraire, quand on soumet une plante à chlorophylle au rayonnement X ou au rayonnement du radium, on observe bien, dans
certains cas, le retard de croissance que nous étudierons tout à
l'heure, mais pas l'action chlorophylienne dans les conditions
des expériences faites jusqu'ici tout au moins.

Les rayons X et les rayons du radium sont-ils donc impuissants à provoquer la dissociation du CO^2 en s'absorbant dans la
substance chlorophyllienne ? Sont-ils impuissants à provoquer
l'évolution de la substance chlorophyllienne elle-même ? Les travaux d'Atkinson n'ont donné que des résultats négatifs pour les
rayons X. Des expériences que j'ai faites moi-même, il y a une
dizaine d'années, en exposant des plantes germées dans un demi-
jour à ces rayonnements, ont été négatives aussi. Récemment encore, j'ai fait germer dans l'obscurité complète des graines de
radis, de façon telle que les feuilles cotylédones, dès leur sortie
hors de terre, recevaient le rayonnement d'un sel de radium enfermé derrière une feuil'e de papier aiguille et donnant à 2 centimètres environ 0 M. 30 par minute d'un rayonnement dont le

taux dimillimétrique d'absorption albuminoïdique (dans la gélatine sèche), était environ de 20 M. p. c. à l'incidence à cette distance. Je n'ai constaté aucune différence dans la couleur des feuilles dans le champ radiant et dans la région voisine, quoique deux plants, se trouvant à cette distance de 2 centimètres, aient mis plus de 30 heures à s'élever au-dessus de la zone radiante et aient reçu par conséquent environ 540 M. incidents.

Cependant il ne faudrait pas se hâter de conclure. Nous comparons des quantités d'énergie tout à fait dissemblables. Non seulement il faut tenir compte, comme je l'ai dit plus haut, de la différence de répartition des doses, mais, même en s'en tenant à la considération du pouvoir actinique de la radiation incidente, on manie des quantités tout à fait dissemblables. Voici une expérience qui donnera une idée de ces profondes dissemblances; elle concerne non pas l'action chlorophyllienne ou la radiotropie, mais simplement le pouvoir actinique de ces rayonnements variés sur les substances photographiques. J'ai soumis une même plaque, d'abord enveloppée de papier noir, à l'action de mon sel de radium de 2 centig. d'activité 500,000 placé dans un tube de plomb à 2 centimètres de la plaque avec des poses graduées de 5″, 10″, 15″, …, 120″. D'autre part, je l'ai exposée dans l'obscurité absolue au rayonnement d'une bougie, dont la mèche était coupée à 1 centimètre, et placée à 3 mètres. J'ai, au moyen d'un vulgaire appareil à caches, obtenu des disques avec des poses graduées de 5/3 de seconde en 5/3 de seconde. J'ai comparé les impressions obtenues; on obtient en 35″, avec le radium placé à 20 millimètres, ce qu'on obtient en 9″ avec la bougie placée à 3 mètres ou en une seconde environ avec la bougie placée à 1 mètre. De sorte que 35 heures d'exposition au radium équivaudraient à une heure d'irradiation par une bougie placée à 1 mètre, à supposer que la loi d'éloignement soit ici la loi du carré, ce qui n'est pas parfaitement exact, on le sait, mais qui peut donner une idée de ces grandes dissemblances.

J'ai fait d'ailleurs une contre-expérience sur l'action de la radiation d'une bougie sur la fonction chlorophyllienne et le tropisme, les clichés en couleurs que je présente au Congrès confirment complètement ces vues; avec une bougie placée à 1 mètre, on n'obtient ni action chlorophyllienne ni tropisme en quatre heures et demie, ce qui équivaut à peu près, comme quantité actinique, à 150 heures de radium à 2 centimètres.

Il est donc indispensable de préciser les doses d'énergie radiante tombant sur les éléments organiques considérés, de préciser ensuite les doses vraiment fixées par ces éléments, d'éliminer les actions physiques, chimiques ou électroniques qui peuvent servir d'intermédiaires entre l'énergie absorbée et les effets observés, avant de rien préciser sur la spécificité des radiations.

2° ACTIONS RADIOTROPIQUES. — Le radiotropisme est le phénomène qui fait que la tige se dirige du côté du foyer radiogène. La tige de presque tous les végétaux présente nettement un phototropisme positif pour la radiation solaire; c'est-à-dire qu'elle se dirige vers la lumière. Les tropismes s'expliquent en général par l'accélération ou le retard de croissance imprimé par les agents extérieurs aux parties en voie de développement. La lumière aurait une action retardante sur la tige et accélérante sur la racine, d'où le phototropisme positif de la tige et négatif de la racine.

A côté de ce phototropisme, il existe aussi des mouvements plus rapides de certaines parties de la plante, tel que l'orientation des limbes des feuilles par rapport au soleil, le reploiement nocturne des feuilles de trèfle, de luzerne, d'acacia, etc.; les mouvements d'une variété de mimosa, la sensitive, sous l'action des diverses causes et notamment de l'approche du soir; l'ouverture et la fermeture des stomates suivant l'intensité de l'irradiation, etc.

Les radiations nouvelles produisent-elles ce radiotropisme ou ces mouvements ? Les expériences de Schobert, de Errera, semblent indiquer que les rayons X sont sans action. Hégler avait observé que les tiges de la Phycomyces nitens subissaient un radiotropisme sous l'action des ondes hertziennes, mais Molisch n'a rien constaté de semblable sous l'influence des rayons du radium. Dans les expériences que j'ai relatées ci-dessus sur l'action chlorophyllienne, je n'ai de même observé aucune action tropique, mais à ce sujet les mêmes réflexions s'imposent que quand il s'agit d'interpréter le défaut d'inaction sur la fonction chlorophyllienne.

III

Action des radiations sur la gaine en vie latente

On sait que certaines influences extérieures diminuent la durée de conservation du pouvoir germinatif des graines. Toutes les causes d'oxydation sont nuisibles, comme l'ont montré les expériences de Müntz, Van Tieghem, Bonnier, Jodin, Maquenne, Laurent. Les radiations qui, ordinairement, sont nocives pour la graine, paraissent vraisemblablement agir sur elle en favorisant les oxydations.

Les radiations solaires tuent les graines (*Tines Tammes, Landw. Jahrb.*, Bd. XXIV, 1900, p. 467); les graines volumineuses sont plus résistantes que les petites; les graines à téguments blancs sont plus résistantes que celles à téguments noirs ou de couleur foncée (Jodin, *C. R. Ac. Sc.*, p. 443, t. CXXXV) vraisemblablement parce que chez les petites graines, et surtout chez les petites graines à téguments noirs, la radiation solaire atteint facilement la plantule, tandis qu'elle est, chez les autres, très absorbée par les téguments et les cotylédons interposés.

Les rayons de radium, comme l'ont montré Matout, Kœrnicke et plusieurs autres expérimentateurs, retardent la germination ou tuent l'embryon. Les rayons X ont été considérés longtemps comme n'ayant pas cette action nocive. Mes expériences sur les graines de raves, radis, courges, giroflées de Mahon ont établi, je crois, d'une façon certaine, tout d'abord que les rayons X, quand on les emploie à doses suffisantes, ont la même action retardante, ensuite que si les doses incidentes de rayons X, nécessaires pour provoquer la destruction du pouvoir germinatif, sont très supérieures à celles du rayonnement complexe α, β, γ du radium, les doses vraiment fixées par unité de substance de la plantule sont les mêmes pour des effets produits égaux. Ces expériences ayant fait l'objet de communications à différents congrès et aux sociétés de biologie et de radiologie, je ne les rapporte pas ici (1). La conclusion vers laquelle tendent toutes ces expériences est la suivante : si l'on appelle taux d'absorption al-

____

(1) V. en particulier : *Journ. de Phys. et Path. gén.*, janv 1908; *Arch. Electr. Méd.*, 25 sept. 1909.

buminoïdique à une profondeur donnée, le nombre d'unités qui seraient absorbées par unité d'épaisseur d'albumine plasmique, à supposer que, à partir de cette profondeur, l'absorption reste uniforme, la dose incidente étant 100 unités, et si l'on appelle dose efficace le produit de ce taux d'absorption par le nombre de d'unités incidentes : à doses efficaces égales les effets produits sont égaux, quelle que soit la qualité du rayonnement incident.

Existe-t-il une dose excitante, activant la germination ? Je n'ai jamais observé, si l'on met de côté les hasards de série, que des graines faiblement irradiées pendant la période de vie latente présentent une avance à la germination. Il n'en est pas de même si l'irradiation agit pendant la germination.

Exite-t-il chez la graine un pouvoir autoréparateur contre les effets néfastes de l'irradiation ? Des expériences portant sur soixante-dix graines de courges, les unes irradiées par des doses massives, immédiatement avant les semailles, les autres irradiées par doses fractionnées distribuées de mois en mois, d'autres expériences portant sur trente graines irradiées à un an d'intervalle, d'autres enfin portant sur 144 graines de giroflées de Mahon traitées à deux ans d'intervalle, montrent que l'action nocive n'est pas suivie de réaction réparatrice de la part de la graine et que cette action nocive s'ajoute purement et simplement à celle du temps (1).

IV

Action des radiations
sur la cellule végétale en voie de germination ou, en général, en voie de karyokinèse, de croissance

Il y a quelques années, on répétait, assez volontiers, que la lumière et les rayons du radium avaient une action retardante sur la germination, tandis que les rayons X étaient accélérants. Il me semble qu'il y a là avant tout une question de doses. A doses faibles, toutes les radiations me paraissent capables de produire une accélération, mais cette action ne se manifeste qu'entre des limites de doses assez restreintes.

____

(1) *C.R. Soc. Biol.*, 19 février 1910.

L'action activante des rayons X a été démontrée en particulier par les expériences de Maldiney et Thouvenin (1), qui portent sur la germination des graines de liseron, de cresson alénois, de millet exposées une heure chaque jour aux rayons X à 8 centimètres du tube et 8 ampères au primaire; par celles de Wolfenden et Forbes Ross (2) et les miennes. On peut estimer que les doses incidentes n'ont jamais dépassé, dans ces expériences. 400 à 500 M. par jour (3 à 4 H.), étant donnée la filtration, soit par une lame mince d'aluminium du dispositif expérimental, soit par la couche de terreau protégeant les graines. Je n'ai pas obtenu d'actions excitantes avec le radium au cours d'expériences faites en 1908 (3), mais je ne crois pas possible d'en tirer une conclusion, étant donné que l'action des β, les plus actifs de tous les rayonnements du radium (les α étant tout de suite absorbés par les couches interposées), cesse presque brusquement à une certaine distance, et que les γ, qui seuls agissaient jusque-là, étaient trop peu intenses et la dose absorbée trop minime pour espérer, au delà de la zone retardée, pouvoir à coup sûr trouver une zone d'accélération.

V

Conclusions

Les quelques expériences nouvelles que j'ai faites depuis la publication de mon ouvrage sur les rayons X et radiations diverses, 1910, de l'*Encyclopédie scientifique*, ne font que confirmer les conclusions que j'y ai formulées :

1° L'action des radiations sur la graine et sur la germination paraît être une fonction de la quantité réellement absorbée, quelle que soit la qualité du rayonnement, même s'il s'agit des rayons α et β du radium;

2° Durant la période de vie latente, il n'y a qu'une action vraiment manifeste : c'est le retard à la croissance ultérieure, c'est l'action nocive. Il est très discutable et même très peu

(1) *C. R. Ac. Sc.* 14 février 1898.
(2) *Arch. of the Rontg. Ray*, vol. V, 1900.
(3) Congrès de l'A. F. A. S., 1907.

probable qu'on observe parfois une action accélératrice; une avance à la germination, chez les graines préalablement irradiées par des doses faibles;

3° Durant la période de germination, il y a soit un retard, soit une avance, et ces effets opposés paraissent être fonction de la dose réellement absorbée, quelle que soit la qualité du rayonnement;

4° Si, comme tout porte à le croire, le processus intermédiaire entre l'action dynamique de la radiation et l'effet observé est une oxydation, ces faits s'expliquent naturellement, l'oxydation ne peut qu'être fatale à la graine en état de vie latente. Au contraire, à la période de germination, des doses faibles de radiation servent d'excitant au chimisme normal et hâtent la croissance, tandis qu'à dose élevée elles provoquent des effets nocifs par action directe sur les processus karyokinétiques dont le chimisme intime nous échappe, soit par action sur le chimisme général de l'élément en voie de multiplication;

5° Jusqu'ici on n'a obtenu ni action tropique, ni action sur la fonction chlorophyllienne, mais il faut tenir compte, avant de conclure à l'inaction des radiations nouvelles, de la grande différence des doses absorbées, de la différence de répartition de ces doses, des phénomènes chimiques et physiques intermédiaires ayant leur siège dans des matériaux surajoutés au plasma vivant.

LA THÉORIE IONIQUE ET LA BIOLOGIE

par HARCKMAN (Tournai)

L'Univers nous semble régi par une loi générale. La biologie n'échappe pas à cette loi.

Nous ne sommes plus à l'époque où l'on séparait la matière vivante de la matière inerte. La matière vivante, disait-on, obéissait à des forces spéciales. Aujourd'hui, nous sommes de plus en plus amenés à croire que tout ce que nous appelons vie n'est qu'une forme du mouvement.

De nombreux essais ont été tentés dans le but de faire rentrer dans le domaine de la physico-chimie, les phénomènes biologiques. Jusqu'ici on n'est pas encore parvenu à préciser la nature et les fonctions de toutes les forces physico-chimiques qui interviennent dans les phénomènes vitaux. Les théories émises à ce sujet sont impuissantes à expliquer les faits observés.

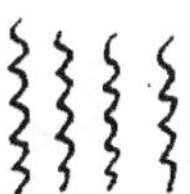

FIG. 1

D'après nous, la théorie ionique permet de relier en un faisceau unique toutes les observations faites dans le domaine de la biologie en ramenant l'explication à une cause unique.

Pour rendre plus facile la compréhension de nos idées personnelles, j'exposerai d'abord, d'une façon succincte, la théorie ionique de De Heen :

D'après De Heen, la substance est universellement répandue dans tout l'univers : c'est l'élément primordial. L'énergie apparaît-elle dans la substance ? C'est l'éther (fg. 1). Cette énergie augmente-t-elle encore ? Il y a rupture, localisation d'énergie;

c'est la matière (fig. 2, fibre *a b*). Dans cette conception, la matière est donc le résultat de la localisation, *avec rupture,*

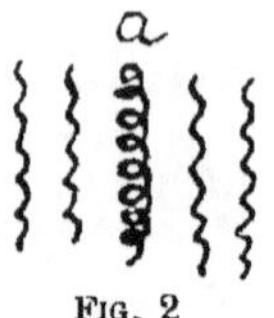

FIG. 2

d'une grande quantité d'énergie dans l'éther, lequel éther provient lui-même de l'apparition de l'énergie, dans la substance primordiale.

En résumé, le premier stade est la substance; l'énergie apparaît-elle dans la substance ? C'est l'éther, deuxième phase. Y a-t-il rupture de fibres éthérées avec localisation d'énergie ? C'est la matière, troisième phase.

La fibre *a b* de la fig. 2 est animée d'un mouvement gyrostatique. Elle ne tarde pas à prendre la forme hélicoïdale. Par son mouvement de rotation et de par la résistance que lui oppose l'éther, elle prend une forme conique (fig. 3). Cette hélice co-

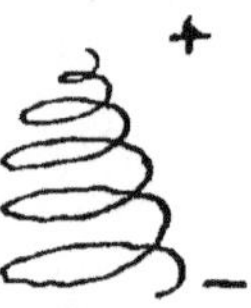

FIG. 4

nique, foulante par son extrémité antérieure, aspirante par son extrémité postérieure, est l'ion. L'aspiration correspond au négatif, la propulsion au positif.

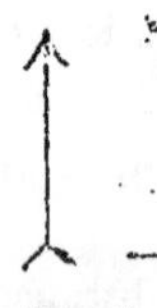

FIG. 4

Pour plus de facilité dans les dessins, nous donnerons à l'hélice conique la forme indiquée fig. 4.

Deux ou plusieurs ions se raccordant, on dit qu'il y a embrayage d'ions; cet embrayage d'ions constitue la chaîne ionique $A\,B$ (fig. 5).

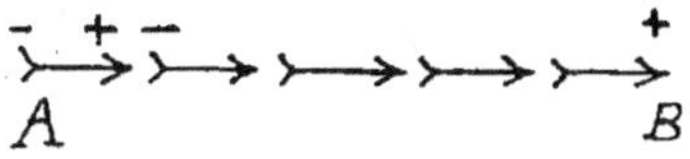

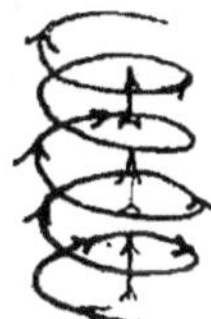

FIG. 5

Cette chaîne ionique est l'état radiant. Si les ions se disjoignent, il y a rupture de chaîne ou désembrayage ou décalage.

La chaîne ionique tournant en gyrostat prend la forme hélicoïdale et nous donne l'atome représenté dans la fig. 6. L'atome

FIG. 6

est donc constitué par une suite d'ions embrayés en chaîne et affectant la forme hélicoïdale. Admettons un atome en équilibre. Cet équilibre peut être rompu. L'atome tend alors à se dérouler, à reprendre la forme de chaîne ionique et revient ainsi à la phase radiante, l'état instable. Des ions peuvent se désembrayer et, selon leur orientation positive ou négative, l'atome est positif ou négatif. L'atome qui libère des ions est appelé iodynamique. Tous les métaux sont iodynamiques. La molécule résulte de l'embrayage de deux ou plusieurs atomes.

L'aptitude réactionnelle entre deux atomes dépend de la facilité plus ou moins grande avec laquelle l'iodynamisme s'établit.

La valeur de l'atome est en rapport avec le nombre d'ions libérés.

Pour qu'un corps solide puisse se dissoudre dans un liquide, il est nécessaire que les fibres atomiques du solide puissent s'adapter, se mélanger aux fibres atomiques de l'eau. Il s'ensuit que ce sont les corps les plus semblables qui entrent le plus facilement en solution.

Le phénomène de la dissolution est comparable à celui de l'évaporation. Les fibres dissoutes dans le liquide se comportent comme les spires de vapeur, introduites dans un gaz, ainsi se démontre la loi de Van 't hoff.

Quand les fibres atomiques constituant la molécule d'un corps solide se dissolvent dans un liquide, deux cas se présentent :

1° Les fibres atomiques ne sont pas relâchées; la solution n'est pas alors conductrice de l'électricité;

2° Les fibres atomiques peuvent se relâcher et, dans ces conditions, elles ne sont plus réunies que par des chaînes ioniques relâchées qui, avant la dissolution, maintenaient les atomes étroitement réunis.

La théorie de De Heen, on le voit, rend compte de ce fait que la dissolution n'entraîne pas la dissociation. Ce phénomène mettrait en jeu d'énormes quantités d'énergie, dues à la rupture des chaînes, à la dissociation proprement dite. L'explication nouvelle nous indique qu'il s'agit simplement d'un relâchement des liens ioniques. Lorsqu'il y a relâchement, la solution est iodynamisée, c'est-à-dire conductrice de l'électricité. En effet, il suffit d'une petite action électrique étrangère pour rompre

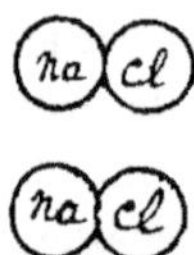

Fig. 7

les liens ioniques relâchés et mettre en liberté les ions nécessaires à la constitution du courant.

Supposons, par exemple, deux molécules de NaCl. Avant la dissolution, nous avons la fig. 7. Après la dissolution, les chaînes ioniques ne sont plus étroitement réunies, elles sont relâchées fig. 8. Si ces chaînes se brisent (fig. 9), il y a ionisation, aptitude

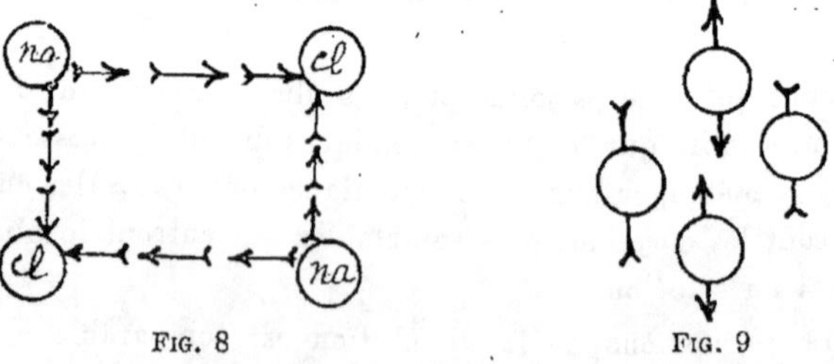

Fig. 8   Fig. 9

réactionnelle, dégagement de chaleur, mise en liberté d'ions avec décharge de l'électroscope, ainsi que l'a remarqué le docteur G. Lebon pendant l'action de la combinaison.

Il en résulte que si la quantité de chaleur mise en jeu par la rupture des chaînes ioniques est supérieure à celle constatée dans la combinaison consécutive, la réaction sera exothermique; dans le cas contraire, elle sera endothermique. Les éléments iodynamisés, c'est-à-dire les ions électrolytiques, se comportent comme s'ils étaient libres. Il s'ensuit que dans la solution iodynamisée il se produit une augmentation de chocs et, par conséquent, une pression osmotique égale ou presque égale à celle que l'on observerait si les ions électrolytiques étaient libres, si la molécule était dissociée, comme on le dit encore.

Les phénomènes se passent donc comme si la dissolution contenait un nombre de molécules plus grand que ne l'indique la formule unitaire de la substance dissoute.

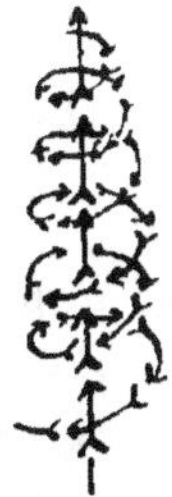

Fig. 10

L'atome peut se présenter dans trois états différents : dans l'état stable, dans l'état instable et dans l'état radiant.

Si l'atome est dans son état d'équilibre stable, sa dimension limite est la droite (fig. 10). Si la dimension limite de la particule tend vers le point, son équilibre ionique est compromis

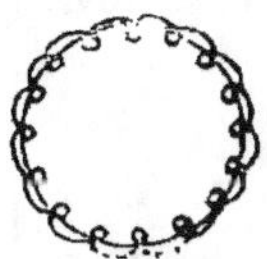

Fig. 11

(fig. 11). L'état instable représente la surface électrisée, la polarité dépend de la constitution de l'atome. La rupture de cet état d'équilibre instable est caractérisée par le départ d'ions, pour déterminer l'équivalent de l'aigrette, ou des rayons cathodiques, ou des rayons canaux, etc.

D'après De Heen, l'état instable de l'atome constitue l'état particulier désigné généralement sous le nom d'état colloïdal.

La première dénomination semble préférable par cela que cet état se produit non seulement dans les liquides, mais aussi dans les gaz.

L'état instable de l'atome peut persister plus ou moins longtemps, suivant son état iodynamique.

L'atome est, comme on le voit, d'apparence monopolaire. En résumé :

1° Dans l'état stable, sa dimension limite est la droite ;

2° Dans l'état instable, la dimension limite tend vers le point ;

3° Dans l'état radiant, il est caractérisé par le départ d'ions.

Pour préparer les solutions particulaires, il suffit de plonger dans de l'eau froide et stérilisée deux électrodes de même métal, et de faire jaillir une étincelle entre ces deux électrodes.

Les étincelles s'obtiennent en frottant rapidement les deux électrodes l'une contre l'autre. La solution ainsi obtenue contient des particules de métal, à l'état instable, tels que nous venons de les décrire, et des particules stables de métal, plus ou moins grosses, qui tombent au fond du liquide. Pour séparer ces dernières particules du liquide, on filtre.

Si l'on examine à l'ultramicroscope cette eau renfermant des particules instables de métal, on remarque qu'elle est le siège de mouvements browniens. Ces mouvements browniens sont en rapport avec la grosseur des particules en dissolution. Ils diminuent à mesure que grossissent les particules. Ils disparaissent lorsque les particules, étant très grosses, tombent au fond du vase.

Ces mouvements browniens proviennent de ce que les atomes

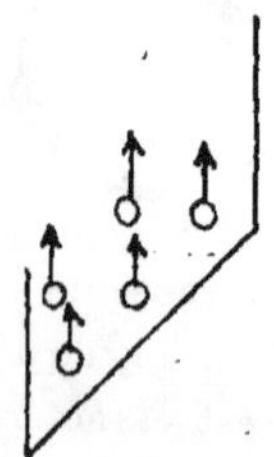

FIG. 12

instables ont la même polarité. Je suppose (fig. 12) une solution contenant des particules instables positives ; ces particules vont se repousser, elles chercheront en vain un équilibre qu'elles ne trouveront point. En effet, elles ne rencontreront pas d'atomes de polarité contraire avec lesquels elles pourraient s'embrayer.

Ce sont les mouvements browniens des particules instables qui rendent les solutions troubles. Lorsque l'élément instable est tombé au fond du liquide, l'activité de la solution particulaire est éteinte. On peut faire tomber l'atome instable en faisant traverser la solution par un courant. Le courant décharge la particule instable, qui vient ensuite se déposer inerte au fond du liquide. C'est le moyen de clarifier les solutions troubles.

Les solutions particulaires se détruisent assez rapidement au bout d'un temps variant suivant les solutions; on constate au fond du liquide le dépôt du métal qui y était en suspension.

L'élément particulaire, ainsi déposé au fond du vase, a acquis l'état stable et peut être caractérisé par les procédés de la chimie minérale.

Il est par suite nécessaire d'employer, pour les recherches, des solutions fraîchement préparées, afin d'obtenir le maximum d'intensité dans l'action de l' atome instable.

Les propriétés des solutions particulaires sont les mêmes que celles des ferments, des levures, etc.; le fait est démontré par de nombreuses expériences (ferments métalliques d'Albert Robin).

Il semble donc que les ferments organiques doivent leur grande activité à l'atome instable qu'ils renferment. Guidé par cette idée théorique, j'ai examiné l'action des solutions particulaires :

1° Sur un mélange de sucre et de levure;

2° Sur des cultures microbiennes;

3° Sur le sérum de lapin.

Je tiens à faire remarquer : *a)* que les solutions de corps électrolytes détruisent les solutions particulaires; *b)* que, dans les essais, il ne faut utiliser que la quantité justement nécessaire pour favoriser ou combattre le potentiel du milieu expérimenté. L'action de l'état particulaire sur un mélange de sucre et de levure est activatrice, lorsque l'atome instable de la solution particulaire est de polarité contraire à celle du manganèse (coferment métallique) contenu dans la levure. L'action est retardatrice dans le cas contraire. Il y a également augmentation dans le dédoublement du sucre quand on fait intervenir un mélange de deux solutions particulaires de polarité contraire. Dans l'action sur les cultures microbiennes, j'ai constaté que certains microbes poussent très rapidement dans des milieux particuliers déterminés, tandis que d'autes microbes se développent lentement dans les mêmes milieux, toutes les conditions étant les mêmes. Voici l'explication de ces actions :

Je suppose que ces deux êtres vivants, la levure et le microbe, renferment l'élément instable V, qui est par exemple positif (fig. 13). Je mets en présence de V un élément particulaire C négatif. L'excitation résultant de l'induction de l'ion négatif *(a)* sur l'ion positif *(b)* détermine une augmentation de la

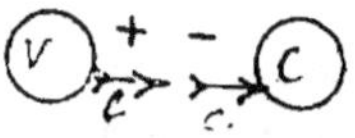

Fig. 13

vitalité, dynamogénie si l'on veut, c'est-à-dire un dédoublement plus considérable de sucre et une multiplication plus grande du microbe.

Si j'admets que les deux éléments V et C sont de même signe (fig. 14), le résultat contraire se manifestera. Les deux polarités

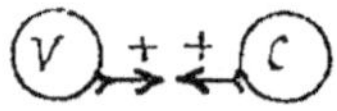

Fig. 14

se contrariant amèneront nécessairement une inhibition, c'est-à-dire une diminution de ces dernières actions vitales.

J'ai dit que j'avais observé une action activatrice lorsque je faisais intervenir deux solutions de polarité contraire. Dans ce cas, l'instabilité des atomes instables s'accroît par ce fait que l'emboîtement des ions libérés est possible. Il y a par suite beaucoup plus d'ions libérés, d'où une plus grande mise en liberté d'énergie, que si je considère deux atomes de même polarité; en effet, dans cette dernière hypothèse, l'instabilité de deux atomes instables reste relativement minime.

De ces constatations, je conclus :

1° Qu'il est possible de déterminer la polarité de l'élément vital;

2° Que l'on peut activer ou diminuer l'intensité de l'élément vital en le mettant en présence d'une solution particulaire de signe contraire ou de même signe que la sienne;

3° Que le mélange de deux solutions particulaires de polarité contraire entraîne une dynamogénie.

Je crois aussi, ainsi qu'on l'a dit, que l'action bienfaisante des eaux minérales est due à l'atome instable qu'elles renferment. Cet atome instable excite les ferments de la digestion, favorise donc la digestion et cause par conséquent un clivage plus prononcé de la molécule d'albumine, d'où diminution de poisons dans l'organisme.

Le long séjour des eaux minérales dans les bouteilles entraîne une diminution, voire une mort de l'activité de leurs atomes instables. Il est donc nécessaire, on le sait, de boire les eaux minérales à la source si l'on veut obtenir un maximum d'effet.

Il semble également que la stabilité des éléments de l'air varie; ce serait vraisemblablement le motif pour lequel les épileptiques souffrent à certaines périodes pour des raisons qui étaient inconnues auparavant.

J'ai ensuite examiné l'action de l'état particulaire sur le sérum du lapin. A cet effet, j'ai injecté à des lapins de même âge et de même origine des solutions particulaires de cuivre, d'étain, de magnésium et d'argent. Mes injections étaient de 10 centimètres cubes et répétées cinq fois à des intervalles de quatre à cinq jours. Quelques jours après la cinquième injection, je coupais la tête à ces lapins, je les saignais à blanc, puis je recueillais le sérum.

A chaque essai, un lapin ne recevait pas d'injection. Le sérum de ce lapin servait de témoin.

Avec ces deux espèces de sérum (l'un préparé, l'autre non préparé), j'ai fait les remarques suivantes :

a) Le mélange du sérum de lapin préparé avec la solution particulaire qui avait servi à l'injection présentait, après un temps plus ou moins long, un louche qui se dissolvait dans un excès de précipitant;

b) Le passage d'un courant de même intensité (comme pour un montage en tension), dans les sérums préparés et non préparés, déterminait un souffle anodique dans les deux sérums; seulement le souffle anodique était beaucoup plus intense dans le sérum préparé. Dans ce dernier, il se formait presque immédiatement une véritable ampoule limitée par une substance albumineuse, ampoule qui gagnait rapidement tous les liquides et tombait après cinq ou six jours. Dans le sérum non préparé, ces phénomènes étaient beaucoup plus lents à se manifester.

J'ai observé que les solutions particulaires d'argent isotoniques et stables (1) donnaient des résultats plus positifs que les mêmes solutions particulaires pures. Voici comment j'interprète ces faits :

Lorsqu'on injecte à un lapin une solution particulaire pure (non isotonique), il se produit, à l'endroit injecté, une tendance à l'isotonie entre le liquide de l'organisme et la solution particulaire.

Cette tendance à l'isotonie engendre un courant électrique (pile de concentration), qui diminue l'activité particulaire. Il en résulte qu'il est nécessaire d'utiliser des solutions particulaires isotoniques dans les injections.

D'après ces résultats, je puis admettre :

1° Que le sérum préparé précipite avec la solution particulaire qui a servi à l'injection;

2° Que sous l'action du courant électrique, le sérum préparé précipite beaucoup plus rapidement que le sérum non préparé. Le premier est donc plus actif.

J'ai étudié, après cela, l'action du sérum de lapin préparé comme je l'ai dit plus haut, avec une solution particulaire de cuivre, sur le microbe de la tuberculose.

La solution particulaire de cuivre est positive.

Le microbe de Koch est négatif, puisqu'il se multiplie très bien *in vitro*, en milieu particulaire cuivre.

Le sérum du lapin qui reçoit cinq injections de solution particulaire de cuivre, faites à cinq jours d'intervalle, devient simplement plus actif. Sa polarité négative a augmenté.

L'action inévitable de la solution particulaire métallique a

---

(1) Solutions qui m'avaient été fournies par la maison Clin, de Paris.

toujours une action excitatrice, quelle que soit sa polarité, *par suite de l'induction oscillante qui en résulte.*

La polarité négative du sérum, étant accentuée, exerce une action successive et répétée sur l'élément positif cuivre et finit par renverser la polarité de celui-ci. Si, à ce moment, je prends ce sérum ainsi transformé et si je le mets en présence du microbe de Koch, ce microbe se développera très difficilement; sa multiplication s'arrêtera si le potentiel du sérum est égal à celui de l'élément microbien.

J'ai fait des essais de ce genre et j'ai obtenu les résultats que la théorie m'avait fait prévoir.

Si les injections avaient dépassé le nombre cinq, elles auraient renversé la polarité du sérum, il serait devenu positif. Dans ce cas le sérum serait, au contraire, favorisant vis-à-vis du mivrobe de Koch. C'est pour le même motif, d'ailleurs, qu'il ne donne plus de précipité avec la solution cuivre.

On comprend maintenant le mécanisme des précipitines et des agglutinines. Leur action biologique est le résultat de la combinaison de deux états particulaires, instables, de polarité contraire.

D'après ce premier essai, je crois qu'il serait possible de combattre toutes les maladies microbiennes. Toutefois, pour arriver à un résultat positif, il est indispensable de connaître deux choses :

1° Le potentiel et la polarité du sérum préparé;

2° Le potentiel et la polarité du microbe à combattre.

Aussi longtemps que le sérum ne présentera pas un même potentiel et une polarité identique à celle du microbe, le résultat à obtenir ne sera pas décisif. Il faut donc examiner à l'ultramicroscope les potentiels du sérum et de l'élément microbien. C'est la connaissance de ces deux potentiels qui doit déterminer le choix de la solution particulaire à injecter. En procédant de cette façon, le travail est vraiment scientifique. Il devient facile maintenant de se rendre compte de ce que les résultats donnés par la même injection sont différents suivant les individus.

Une solution particulaire unique ne peut pas être préconisée, pour guérir la tuberculose, par exemple.

La polarité de la solution à injecter doit être positive, seulement le potentiel doit varier selon les individus. Or, il est possible de constater, avec l'ultramicroscope (1), les potentiels des solutions particulaires et du sérum de chaque individu.

Le procédé est le même dans les deux cas.

Toutes ces conceptions sont confirmées par l'expérience.

Des médecins ont traité des tuberculeux avec des solutions particulaires de cuivre. L'un d'eux me déclare avoir obtenu des guérisons rapides, des guérisons lentes, enfin des améliorations chancelantes.

Pour obtenir une guérison certaine dans tous les cas il faut, ainsi que l'indique la théorie :

1° Connaître le potentiel de l'élément tuberculeux à combattre;

2° Etablir, d'après cette notion (valeur), le potentiel de la solution positive à injecter;

3° Maintenir, au moyen de l'injection, jusqu'à complet anéantissement de l'action microbienne.

Cette nouvelle conception montre qu'il paraît possible de combattre les effets du cancer et de la syphilis. Il suffirait de déterminer les potentiels et les polarités de leurs milieux (sérums); peu importe d'ailleurs que leurs microbes soient connus.

* * *

Reprenons l'élément instable : lorsqu'il se dématérialise, il met en liberté une très grande quantité d'énergie intra-atomique. Cette énergie libérée a sa répercussion dans l'ambiance.

En effet, elle modifie l'équilibre dynamique des éléments voisins. Chez les animaux et chez les végétaux, la destruction de l'atome instable produit des phénomènes vitaux.

La vie est le résultat :

1° Du maintien constant de l'état instable de l'atome;

2° Du décalage continuel d'ions élémentaires constituant l'atome instable;

3° De l'impossibilité, dans laquelle se trouvent les ions libérés de former une combinaison neutre cristalloïde.

---

(1) Le potentiel de l'élément particulaire est en rapport avec l'intensité du mouvement brownien.

Tous les corps sont radioactifs; ils sont donc plus ou moins instables. Mais si nous ne réalisons pas les conditions précédentes, l'acte vital ne pourra pas se produire. En effet, supposons un désembrayage d'ions dans deux atomes de polarité inverse, si rien ne peut empêcher la combinaison instantanée de ces deux ions libérés, de signe contraire, il y aura neutralisation immédiate. C'est ce qui arrive dans les solutions parcourues normalement par un courant; après son passage, les éléments qui restent en solution reviennent à leur état primitif.

Si deux ions de polarité inverse se trouvent dans des solutions non électrolytiques, comme c'est le cas chez les êtres vivants, ils vont rencontrer une grande résistance à leur combinaison, contrairement à ce que l'on pourrait penser; les végétations de Stéphane Leduc ne sont pas la conséquence des phénomènes vitaux. Ces végétations artificielles, que l'on regarde comme dues à l'osmose, présentent des manifestations qui, à un examen superficiel, paraissent être les mêmes que celles de la cellule vivante.

Il n'en est pas ainsi. Nous constatons bien les différentes figures de la karyokinèse, par exemple, mais nous n'observons ni respiration, ni sécrétion, etc.

A cette question de l'instabilité se rattachent :

1° L'assimilation et la désassimilation;

2° La dépense organique, l'anaphylaxie et l'immunité;

3° La sexualité.

Les ferments organiques doivent leur activité à la dématérialisation de leurs atomes instables. Mélangées avec les éléments, ils les scindent. Les particules alimentaires qui proviennent de ce scindage sont devenus instables à leur tour. Elles cherchent un équilibre dynamique. Absorbées, elles vont se combiner avec des éléments du corps dont la polarité est opposée à la leur, et parmi ceux-là elles choisiront ceux, dont la polarité correspondra le mieux avec leur angle polaire.

Telle nous semble être l'explication de la propriété élective de l'organisme. La désassimilation résulte de la destruction des éléments instables qui forment partie intégrante de l'organisme.

La reconstitution de ces particules à l'état stable, état caractéristique de la mort, entraîne la production de corps dangereux pour l'organisme qui doivent s'éliminer.

Passons maintenant au phénomène de l'anaphylaxie : Nous avons décrit précédemment les phénomènes qui se produisent lorsque nous injectons un sérum à un animal. Si huit ou dix jours après cette première injection, non nocive, nous faisons une deuxième injection du même sérum, et que nous employons dans cette deuxième injection une quantité de liquide beaucoup moindre, nous observons chez l'animal les phénomènes les plus variés : fièvre, urticaire, etc.

Le sérum injecté se trouve dans un milieu non électrolytique, donc formé d'éléments dont le relâchement des chaînes ioniques se fait difficilement. Ainsi la réaction entre le sérum injecté et le sérum de l'animal ne s'opère qu'après un temps plus ou moins long, suivant l'aptitude iodynamique du milieu.

Supposons positif le sérum injecté, négatif celui de l'animal. Ces deux polarités s'exciteront. Elles produiront lentement l'io-

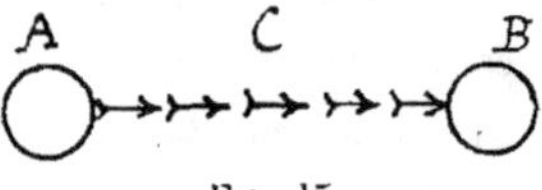

FIG. 15

dynamisme du milieu. L'iodynamisme établi, la combinaison du sérum positif injecté et du sérum négatif de l'animal s'effectuera. Cette combinaison est représentée dans la fig. 15 ci-contre.

On y voit deux éléments A, B, réunis par une chaîne ionique relâchée C. Tel est l'état résultant de la première injection et correspondant à la période d'incubation anaphylactique. Faisons une deuxième injection : l'iodynamisme préexiste. Les réactions s'opèrent donc immédiatement. Elles sont en rapport avec le nombre de chaînes ioniques relâchées. Ce sont ces réactions qui engendrent les phénomènes anaphylactiques.

Les deux éléments A et B, réunis par une chaîne ionique in-

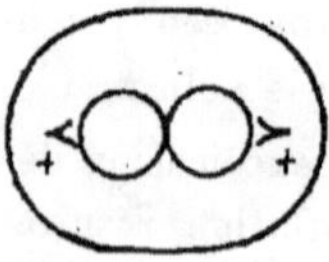

FIG. 16

termédiaire agissant l'un sur l'autre, vont, sous la tension de cette chaîne, se rapprocher, se combiner ensuite. La combinaison aura la forme indiquée dans la figure 16. La polarité de cette combinaison sera celle de l'élément dont le potentiel quantitatif sera le plus élevé. Nous avons à ce moment l'état correspondant à l'immunité.

Pour l'explication de ces phénomènes anaphylactiques, on a proposé la présence de deux corps : la sensibilisatrice et l'alexine. La sensibilisatrice est stable, l'alexine est labile.

Nous allons voir qu'il n'est pas nécessaire d'imaginer d'intervention de ces deux corps pour arriver à la compréhension de ces faits.

Reprenons notre figure 15.

La température de 55° détruit la chaîne C. Il y a formation de brins libres qui sont, l'un positif, l'autre négatif. Le brin positif semble être restitué à l'atome; le négatif reste libre. Dans les phénomènes de la lumière et de la chaleur, il se produit un fait identique.

Si nous élevons la température à 70°, les ions de la chaîne cathodique sont eux-même libérés. Il n'y a plus de crochets réactionnels, la réaction devient impossible.

Abordons la sexualité :

Dans les phénomènes de la karyokinèse, les centrosomes C et C' de la figure 17 sont de même polarité. Qu'une influence étran-

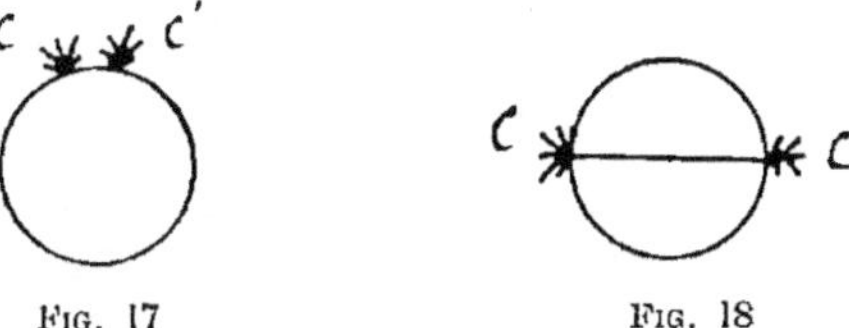

Fig. 17   Fig. 18

gère excite cette polarité, les centrosomes se repoussent jusqu'au moment où leurs actions sont égales et contraires. Ce qui revient à dire que dans la figure 18 ils occupent les extrémités d'un même diamètre.

Ces centrosomes, dont la polarité est excitée, s'entourent d'éléments de polarité inverse. Ils créeront un champ d'action : il sera la cause du développement ultérieur.

Admettons que le sexe soit sous la dépendance de la polarité; alors la sexualité ne serait plus due au hasard. La polarité positive semble appartenir à la femelle. Voulons-nous obtenir une combinaison de l'élément mâle avec l'élément femelle dont la résultante soit négative, ce qui signifie résultante mâle ?

Au moyen de solution colloïdale négative, nous allons activer le potentiel qualitatif et quantitatif de l'élément mâle Nous opèrerons de même sur l'élément femelle. Toutefois, nous ferons en sorte que le potentiel quantitatif de l'élément mâle soit supérieur au potentiel quantitatif de l'élément femelle ou positif.

Partant de là, j'ai expérimenté sur des lapins et des cobayes; sur sept essais, six ont été concluants. Une observation faite incidemment au cours de mon travail : les femelles soumises à sept ou huit injections négatives se montraient rebelles à l'approche du mâle. La polarité qui préside aux phénomènes de la sexualité a été renversée et doit par conséquent modifier le besoin sexuel.

ACTION DU RADIUM SUR LES TOXINES

par les Drs FABRE et OSTROWSKY

--

NOTE PRELIMINAIRE

--

Nous avons entrepris à l'Institut Pasteur, dans le laboratoire de notre maître M. le professeur Metchnikoff, d'étudier l'action du sulfate de radium sur la toxine diphtérique de l'Institut Pasteur et sur la nécrotuberculine.

Le Dr Ostrowsky prépare son endotoxine bacillaire avec des bacilles morts qui ont servi déjà à l'extraction de la tuberculine de l'Institut Pasteur.

Cette endotoxine présente la totalité des poisons des bacilles de la tuberculose humaine, tués à la température de 100°, solubles dans de l'eau distillée.

Elle est titrée de façon à tuer, à la dose de 1 centimètre cube, un hecto de cobaye neuf en vingt-quatre ou quarante-huit heures.

Quelquefois, l'intoxication est plus lente, le cobaye ne meurt qu'au bout de quatre à sept jours.

Cette endotoxine possède toutes les propriétés des bacilles humains morts, elle est *nécrosante* (escharre au point d'inoculation), *caséifiante* (dépôts fibrino-caséeux), *anaphylactisante* (sur le cobaye tuberculeux), *hyperplasique* (exagère le processus lymphocytaire dans le follicule lymphatique) et, enfin, *cachectisante* (provoque une mort rapide ou une intoxication lente par phtisie).

Nous avons employé deux méthodes :

La première *(méthode des toxines radifères)* consiste à mélanger à la toxine une dose connue de sérum Dominici-Jaboin (sulfate de radium insoluble en émulsion injectable), à laisser ce mélange dans une éprouvette scellée pendant des temps variant de huit à trente jours et à l'injecter ensuite à des cobayes sains.

La deuxième méthode *(méthode des toxines irradiées)* consiste à exposer la toxine étudiée (renfermée dans une éprouvette à parois minces) au rayonnement d'appareils à sels collés nus pendant des temps variant de huit à trente jours et au delà.

Nos recherches n'étant pas terminées, nous en publierons plus tard les résultats complets en ce qui concerne l'action du radium sur la toxicité.

Mais dès maintenant, nous voulons attirer l'attention sur les effets retardants des toxines radifères ou irradiées sur l'intoxication des animaux injectés soit avec la toxine diphtérique de l'Institut Pasteur, soit avec la nécrotuberculine du Dr Ostrowosky.

Dans notre dernière expérience sur les effets de la toxine diphtérique, nous avons constaté la mort très rapide de tous les témoins (huit sur huit) et la survie de trois sur huit des animaux inoculés avec la toxine diphtérique radifère dosée au centième de centimètre cube.

La moyenne de vie pour les témoins était de deux jours. Pour les animaux injectés de toxines radifères, la moyenne de vie des cinq animaux morts a été de quatre jours, avec trois survivants au neuvième jour.

D'autre part, un autre résultat nous paraît suffisamment net et acquis.

L'endotoxine bacillaire d'Ostrowosky provoque très rapidement une escharre assez étendue et profonde à l'emplacement de l'injection.

Cette escharre met habituellement de huit à douze jours pour se cicatriser ,quand l'animal survit, et laisse une cicatrice dure sur laquelle les poils ne repoussent que longtemps après (vingt à trente jours).

Chez les animaux injectés, soit d'endotoxine bacillaire radifère, soit d'endotoxine bacillaire irradiée, l'escharre est beaucoup plus petite, suppure très peu, a un aspect beaucoup plus sec et opère sa cicatrisation du sixième au huitieme jour.

La cicatrice est souple et lisse et se recouvre rapidement de poils (du quinzième au vingtième jour).

Nous pouvons rapprocher ces faits des résultats que nous obtenons par le radium sur les cicatrices vicieuses.

ACTION INVERSE DU RADIUM

SUR DIFFÉRENTES ESPÈCES MICROBIENNES

par Mme Dr FABRE et G. FABRE

—

NOTE PRÉLIMINAIRE

—

L'action retardatrice des rayons α, β, γ et des émanations radioactives sur l'évolution des cultures microbiennes est connue.

Dans le laboratoire de notre maître, M. le professeur Metchnikoff, nous avons cherché à préciser si cette action était homogène et si tous les éléments d'une culture la subissaient également.

Nous avons employé deux méthodes dont nous avons comparé les résultats au cours d'une vingtaine d'expériences.

La première méthode était basée sur l'irradiation d'une boîte de Pétri par des sels de baryum-radium d'activité 10,000 collés au vernis de Danne sur une toile ronde fixée à l'intérieur du couvercle à 1 cm. 5 de la culture.

Cette dernière recevait donc le rayonnement global du radium sans en recevoir l'émanation.

La seconde méthode consistait à enduire l'intérieur du couvercle d'une mince couche de boues radioactives actinifères et plaçait la culture dans l'émanation d'actinium sans cesse renouvelée.

Ces expériences ont porté sur plusieurs espèces microbiennes ; nous retiendrons seulement les résultats plus complets obtenus sur le charbon et le gonocoque.

Ces résultats sont analogues en ce qui concerne les deux méthodes employées et l'action retardatrice de la première culture irradiée.

Ils diffèrent diamétralement en ce qui concerne l'évolution de cultures successives de l'une ou de l'autre espèce microbienne, par repiquages de colonies irradiées.

1° *Charbon.* — Trois boîtes étant ensemencées dans les mêmes conditions, la première témoin, la seconde avec boues d'actinium, la troisième avec toile radifère, donnent au bout de quinze à vingt heures des numérations de colonies très différentes, toujours à l'avantage du témoin.

Ces nombres furent respectivement, pour quelques-unes de nos expériences :

TÉMOIN	BOUES	TOILES
105	71	30
81	28	21
20	8	10
200	100	40

Si nous recommencions l'expérience en ensemençant trois nouvelles plaques avec des colonies s'étant développées dans le milieu irradié, nous ne trouvions plus de différence entre les trois numérations, et cela indistinctement pour les cultures développées à l'émanation et pour celles irradiées.

TÉMOIN	BOUES	TOILES
60	58	61
45	45	47
100	95	94

Nous pensons que nous pouvons expliquer ces faits; soit par une sélection des éléments ayant donné les colonies de la première culture où se seraient développées seulement les bacilles indifférents à l'action des agents radioactifs. Cette indifférence aurait ainsi persisté au repiquage de ces colonies pour donner le résultat négatif obtenu; soit par une accoutumance des éléments les plus résistants qui subiraient une sorte d'acclimatation.

Ces faits peuvent être rapprochés de l'indifférence au radium observée par Mlle Zuelzer chez les Paramecies contenant des Zoochlorelles, alors que les mêmes infusoires qui en sont dépourvus sont rapidement détruits par les radiations.

2° *Gonocoque*. — Le gonocoque sur gélose ascite nous donne un résultat analogue à la première culture.

TÉMOIN	BOUES	TOILES
50	10	15
200	45	30

En revanche, par réensemencement des éléments irradiés, nous n'obtenons aucune colonie — dans aucun cas — alors que l'ensemencement des éléments développés sur le témoin donne des cultures normales.

Ce résultat est d'autant plus intéressant qu'il est d'accord avec les résutats obtenus par le radium et les boues radioactives dans le traitement des diverses affections d'origine gonococcique.

THE HIGH CANDLE POWER INCANDESCENT LIGHT
AS A THERAPEUTIC AGENT
by HOWARD HUMPHRIS

—

INTRODUCTION

In the treatment of cases by the newer-varieties of therapeutic agents very little is heard in Europe of the High Candle Power Incandescent Light being used as a curative measure. And yet it holds a high place with those who are accustomed to use it in the course of their practice.

Light is, as we know, of universal neccessity to the life and well-being of cell development and sustenance. Without it proper metabolism is impossible, and when scientifically applied in properly selected cases will do more than any other one thing to restore normal physiological conditions.

DESCRIPTION OF APPARATUS

The light which I have been in the habit of using is a very simple affair, being nothing more than a 500 candle power incandescent électric globe, with a carbon filament, which carries about 12 amperes of current.

One point must be noted in the description of the apparatus. The lamp must be a single carbon filament, capable of carrying 12 amperes and not several smaller lamps which in the aggregate give the same candle power. The quality of the heat emitted is always the same, varying only in amount, but the quality of the light varies with the current strength as this increases so is there an increase in the luminous rays as well as in the blue-indigo-violet frequencies. And, and this is a point of practical experience, a cluster of light that it amounts to 500 candle power and even more, will not produce the effect of the single filament carrying the larger amperage.

The globe carrying the incandescent filament is surrounded by a brightly polished metal hood, the whole on an iron trolly and having a counterweight, so that easy movement in any direction is readily obtained.

The method of applying the lamp is to sway it slowly backwards and forwards over the affected part for about 30 minutes to half an hour. The distance between the skin of the patient and the lamp depends a great deal upon the toleration of the patient, and this toleration in its turn will vary with the severity of the pain which causes the patient to seek relief and with other varying conditions. The light must in all cases be applied directly to the skin, no good can be accomplished if the light pass through any clothing, however diaphanous.

The application is not painful, but the heat from the lamp is apt to become unpleasant, this may be obviated by immediately swaying away the light on the first complaint of the patient and by brushing with the hand that part of the surface which is being treated.

The number of applications, their frequency and the duration of the whole treatment depends so much upon the amount of pathological change present in each individual case that no time limit can be laid down. The physician must be guided by the result obtained.

In cases of pain — if this can be relieved and held in check by one daily application until it disappear entirely — then daily applications are indicated.

In some cases, however, at the beginning, the applications have to be twice daily, but on the other hand sometimes thrice weekly will suffice. A case of simple acute lumbago may be expected to clear up in a few days, while a case of sciatica of years standing may take several weeks. As a general rule the longer has been the duration of the complaint the longer it will be necessary to continue the treatment, i. e., the longer it will be before the pathological condition which is causing the trouble will be replaced by the physiological healthy state.

There should be no sense of fatigue or depression following an exhibition of the rays. For this reason the first application should be of less power, i. e., the lamp farther away, and should be of shorter duration than the full therapeutic dose.

In general the sort sharp application of the light is better than the longer application at greater distance.

PHYSIOLOGICAL ACTION

The theory of the curative power of sunlight or, of concentrated artificial light is not thoroughly understood. Some effects are obvious such as the dilation of the cutaneous vessels and the stimulation of the sweat glands. The deeper action may be due partly to this (for with the filling of the capillaries a depletion of other vessels must follow) and partly due to resistance to the light energy. It is well known that whenever energy meets resistance, heat is generated at that point. Now the skin is a poor conductor of heat but it readily transmits light, this light in the deeper tissues moets resistance, otherwise it should be transmitted through the whole body, and it is, I think, that at the various points of absorption, the light rays are transformed into heat energy.

The physiological effects of this form of photo-therapy may be summariged thus :

1. Dilatation of superficial vessels and glands ;

2. Removal of venous stasis and promotion of normal circulation ;

3. A bactericidal action on superficial germs.

And as practical result of these principles we get :

1. Relief of pain ;

2. Restoration to functional activity both in the skin and in the deeper glands.

It will be easily seen how broad a field there is for the clinical application of the High Candle Power Lamp and how many indications there are for its use.

CLINICAL INDICATIONS

In the treatment of some skin disease, notably acne, eczema, psoriasis, tinea sycosis, syphilitic and other ulcers I have found this succeed where other treatment has only yielded disappointing results.

In the relief of pain I think this form of treatment stands preeminent in the armamentarium of the modern electro-therapeutist. I venture to assert that where after scientifically applied exposure to this light no relief is obtained, it may be taken the case may be properly referred to the Surgeon. And there are some cases where the light will cause the pain to become more acute, this differentiates those cases of retained, walled in pus, which have gone beyond the power of phagocytes and opsonins and which call for immediate operative interference.

The cases of pain which are more particularly benefited, are rheumatic and rheumatoid disease, sciatica and other forms of neuritis, lumbago (and the varying conditions which are classed under the generic term), certain functional diseases of the digestive system, especially gastric irritability and pain.

In certain classes of neurasthenia and insomnia the light passed up and down the spine for 10 or 12 minutes and then applied for similar period for the abdomen, will produce a marked relief and eventually a cessation of all symptoms.

In addition to its power of curing obstinate acne the light will, in many cases, abort a bubo or carbuncle before the pus has formed in any great quantity. In those cases it is a great aid as a diagnostic agent, for if the pain be relieved within 10 or 20 minutes it is certain that repeated applications will effect a cure, whereas if the pain become worse and this occurs in the first few minutes it is certain nothing but the Surgeons knife will relieve the condition.

There are many other cases that will suggest themselves as being suitable for this method of treatment into which, at this present, time forbids to enter.

But I would like to mention and with much diffidence two classes of case other than those above mentioned, in which I have obtained definitive and satisfactory results, the first of these comprise certain abdominal pains, sometimes ill defined and indefinite and sometimes more distinct and localized pain over the region of the appendix.

These I have known to yield in a most surprising manner when

this lamp is carefully used, and I believe that there are certain
cases of incipient appendicitis which I have aborted by the
early use of this light. And also sub-acute, long standing cases
in which pain tho' not severe is more or less constant which can
be relieved and the patient be put into a condition of safety.
These cases, depending, as some of them do, on a chronic congestion which is relieved by the dilatation of the cutaneous vessels and thus the way is prepared for the establishment of the
restoration of a better circulation.

The second class of cases of which I speak with even more
hesitation is that of either the early or recurrent pleurisy of
phtisis. Of these I have only had five cases, but in each of
these five the improvement was most marked and the breathing
become easier in the first half hour, and in all five cases, the
trouble entirely cleared up without the patient having to go
to bed, and as far as I now there has been no relapse. I freely
admit that five cases are an insufficient basis on which to form
a definite opinion, but with new therapeutic agencies I think
one is justified in mentioning results, even if only to stimulate
forther research an the same lines.

Other physicians have reported extraordinary success in buil-
ding up of tuberculosis patients by means of the light, who du-
ring the course of its administration have obtained relief from
cough, night-sweats and raised temperature.

Fresh uses for the use of the high candle power lamp are
being discovered from time to time. As on adjunct to other
forms of treatment it is proved most useful. As a prelude to the
Static Wave current it would seem that it not only adds to the
comfort of the patient, but enables the physician to administer
a stronger current without discomfort and to obtain a more satisfactory and longer lasting result.

Used in conjunction with the vacuum tubes it seems to greatly
enhance their value in skin affections.

And only as recently in the last week of July a paper was
read before the Annual meeting of the British Medical Association held in London, by Dr Bailey of the Sussex County Hos-
pital, Brighton, of the use that he had made with this lamp in
conjunction with classic ionization and the very successful results he had obtained, in cases of fibrotic deposits, thickening

in or around joints, chronic rheumatism and rheumatoid Arthritis.

I feel that I have not done justice to the subject or sufficiently dilated of the therapeutic value of the high candle power lamp, that many points relative to my subject I have omitted, and many more that are lightly touched upon which deserved fuller mention, but if I have said enough to lead others to study the subject and to afford relief to their patients by means of this therapeutic agent, I shall feel that I have not written in vain.

LES
Radiations Calorifiques
EN THÉRAPEUTIQUE
(RADIOTHÉRAPIE INFRA-ROUGE)

par le Dr H. BORDIER

Agrégé de la Faculté de Médecine de Lyon

—

Depuis deux ans je possède et j'étudie un appareil de Dowsing destiné à l'emploi thérapeutique des radiations les moins réfrangibles du spectre, de ces radiations ayant la propriété, non pas d'impressionner un sel d'argent, ni d'augmenter notre acuité visuelle, mais de produire des effets caloriques dans les corps capables de les absorber. Avant de faire connaître les résultats très heureux obtenus sur les malades traités par cette récente radiothérapie, je crois utile de développer certaines considérations destinées à bien établir la différence qui existe entre cette nouvelle méthode et les procédés anciens désignés sous des noms divers : bains de lumière, bains de chaleur, bains thermo-résineux, etc.

Ce qui caractérise la méthode que je vais décrire, c'est qu'elle utilise les rayons calorifiques du spectre dont l'étude constitue en physique la *chaleur rayonnante*. La chaleur, depuis la source jusqu'au corps absorbant, se propage par *rayonnement*; celui-ci est dû aux ondulations de l'éther. Dans les procédés énoncés plus haut (bains de chaleur, etc.), la propagation de la chaleur a lieu par convection surtout et aussi par conductibilité.

GÉNÉRALITÉS SUR LES RADIATIONS CALORIFIQUES

Lorsqu'on élève progressivement la température d'un corps tel qu'un fil de platine, ce corps émet des radiations dont la longueur d'onde, d'abord relativement grande, va en diminuant de plus en plus ; autrement dit la vitesse de vibration de l'éther, d'abord relativement petite, va en augmentant progressivement ; or, ce corps émet tout d'abord, lorsque sa température a atteint quelques centaines de degrés centigrades seulement, des radiations, non encore lumineuses, non encore capables d'exciter notre rétine, et dues à des vibrations relativement lentes dont le nombre par seconde croît peu à peu pour arriver à atteindre 400 trillions au moment où le corps, source de ces radiations, commence à devenir visible. En dessous de ce nombre, le corps chaud n'émet que des radiations invisibles ou obscures qui ont la propriété d'agir sur certains réactifs appropriés, tels que la pile thermo-électrique.

Ce sont ces radiations obscures, douées d'effets calorifiques, qui agissent dans la méthode thérapeutique dont je vais m'occuper.

Ces mêmes radiations existent dans les rayons solaires et si l'on disperse un faisceau de lumière solaire par le prisme, on trouve ces radiations à grandes longueurs d'onde depuis la raie O jusqu'à la raie A de Frauenhofer : c'est la partie *infra-rouge* du spectre solaire, caractérisée par ses propriétés calorifiques. Les actions calorifiques continuent aussi dans la partie visible du spectre, surtout dans le rouge, mais leur intensité est bien moindre que celles de la région obscure, infra-rouge : c'est encore pour cette raison que j'appellerai *radiothérapie infra-rouge* l'emploi thérapeutique de ces rayons (1).

Ce qui caractérise avant tout le mode de propagation de la chaleur par rayonnement, c'est que celle-ci se transmet aux corps absorbants, comme nos tissus, à travers l'air *qui reste froid;* de même, on sait que la chaleur solaire nous arrive à travers le vide des espaces célestes dont la température est inférieure à — 60° et à travers l'air qui est d'autant plus froid qu'on monte plus haut.

L'air conserve sa température initiale parce qu'il n'absorbe pas les radiations calorifiques qui le traversent et pour lesquelles

---

(1) Il y aurait donc en réalité, comme je l'ai déjà fait remarquer (Soc. de Rad. méd. de Paris, mars 1910) trois espèces de radiothérapies, suivant la catégorie des rayons employés : la *radiothérapie röntgénienne,* la *radiothérapie ultra-violette* et la *radiothérapie infra-rouge.*

Le préfixe *radio* signifiant *rayons* ou *emploi de rayons,* il me semble que la terminologie gagnerait en brièveté, en clarté et en simplicité si l'on désignait il est transparent. Je ferai remarquer tout de suite que si l'air renferme des particules en suspension, comme cela arrive au dessus et autour des grands centres d'agglomérations dont l'atmosphère a une composition colloïdale, cet air absorbe, grâce à ses poussières et particules, une certaine quantité des radiations infra-rouges solaires; c'est ainsi que j'explique le sentiment de malaise qu'on éprouve dans les villes peu aérées, l'été, et qu'on traduit par le terme « chaleur lourde », malaise qu'on n'éprouve pas à la campagne, où l'on trouve « l'air plus léger qu'en ville ».

Quoi qu'il en soit, la propagation de la chaleur par rayonnement diffère absolument de la propagation par conductibilité ou par convection; dans ces deux derniers modes, le milieu interposé entre la source et le corps échauffé participe fortement à l'élévation de température : c'est pour cela que, dans ces deux cas, un thermomètre ordinaire renseigne exactement sur la façon dont se fait la propagation. Il n'en est plus du tout de même lorsqu'on veut avoir une évaluation des effets calorifiques produits par les radiations infra-rouges : un thermomètre ordinaire à mercure ne manifeste pour ainsi dire aucune élévation, c'est donc un réactif qui ne peut pas être employé en radiothérapie infra-rouge.

La pile thermo-électrique, le bolomètre sont bien impressionnés par les rayons calorifiques, mais ils ne peuvent guère servir en clinique; on peut obtenir de bons renseignements avec le thermomètre à condition de rendre le réservoir absorbant en le recouvrant de noir de fumée et en le plaçant, à la façon de Rumford, à l'intérieur d'une ampoule de verre où on a fait le vide. Un tel thermomètre est capable d'indiquer, par l'élévation de température qu'il présente, l'effet thermique produit par

---

ces différentes radiothérapies en supprimant le préfixe *radio* et en lui substituant les initiales des rayons utilisés dans chacune d'elles. On obtiendrait ainsi les trois radiothérapies :

X-thérapie;

UV-thérapie;

IR-thérapie.

Ces appellations auraient le grand avantage d'être brèves, très claires et de supprimer toute confusion.

les radiations infra-rouges et les renseignements qu'il fournit en radiothérapie infra-rouge sont précieux pour connaître l'élévation de température en un point situé près des tissus irradiés. C'est ainsi, par exemple, qu'avec l'appareil muni d'ampoules Dowsing que je possède, je constate couramment une élévation de température de 160 degrés centigrades, le thermomètre étant placé tout près de la peau du malade. C'est un renseignement qu'on a ainsi, mais ce qui manque, jusqu'à présent tout au moins, c'est un procédé permettant de mesurer la quantité d'énergie radiante infra-rouge. Pour les autres catégories de radiations, on peut mesurer cette énergie radiante : pour les rayons lumineux, la lumière proprement dite, on possède les photomètres, les lucimètres; pour les rayons ultra-violets, on a les actinomètres; je rappelle que j'ai pu graduer en unités de quantité les teintes de virage du ferro-cyanure de potassium de mon chromo-actinomètre (1).

Pour les rayons X enfin, on a des quantitomètres, des radiomètres, permettant d'apprécier les doses d'énergie radiante absorbée par les tissus. Eh bien, pour les rayons infra-rouges, rien de pareil n'existe et il doit être possible de trouver une méthode capable de renseigner le médecin sur la *quantité* d'énergie radiante absorbée par la région irradiée. J'ai déjà commencé d'ailleurs des recherches dans ce sens et j'espère arriver à trouver un procédé qui rendra dans cette nouvelle radiothérapie les mêmes services que le chromo-actinomètre et le chromo-radiomètre que j'ai fait connaître; les indications étant traduites en unités de quantité, unités qu'il reste à définir encore. Ce serait le *thermo-chromomètre*.

En outre des services que rendra en thérapeutique l'établissement d'un procédé de mesure de la quantité d'énergie infra-rouge, il permettra d'étudier probablement les spectres d'absorption de ces radiations peu réfrangibles par les différentes substances et en particulier par les liquides de l'organisme, sang, bile, milieu de l'œil, etc. On pourra aussi étudier la transparence des corps pour ces radiations et leur pénétration dans les différents tissus.

———————

( ) Quantitométrie des rayons ultra-violets. (Soc. de Radiol. médic. de Paris, mars 1910.)

Effets physiologiques

Lorsqu'un faisceau de rayons infra-rouges tombe sur une région du corps, certains phénomènes physiologiques apparaissent. On constate en premier lieu de la *vasodilatation :* la peau rougit et en même temps la température de la région irradiée s'élève fortement; cet *érythème* se produit, contrairement aux érythèmes ultra-violet et röntgénien, instantanément, c'est-à-dire dès que les rayons sont absorbés. A la vasodilatation succède la *sudation :* les glandes sudoripares sécrètent abondamment, mais la vaporisation se faisant aussitôt, la sueur se voit difficilement sur la peau; la vaporisation de l'eau de la sueur a lieu, en effet, dans l'air libre ambiant au fur et à mesure de la sécrétion sudorale. L'absorption de chaleur qui accompagne cette évaporation permet de comprendre qu'un malade puisse supporter assez longtemps une irradiation prolongée sans être brûlé, quoique le thermomètre de Rumford placé sur le même plan indique souvent une température supérieure à 100°.

Je rappelle encore que l'air interposé entre la source de radiations calorifiques, ampoule Dowsing par exemple, et les tissus, ne s'échauffe pas, car il laisse passer les rayons sans les absorber; en outre, si l'on interpose entre la source et la peau un écran d'une substance athermane, tel qu'un carton ou un simple morceau d'étoffe, l'effet calorifique ne se produit plus sur les parties irradiées.

Si l'on interpose une substance non plus opaque, mais simplement translucide, on pourra atténuer les effets dus aux rayons : on aura ainsi une véritable filtration du faisceau incident et une diminution dans l'action physiologique ou thérapeutique. C'est cette remarque qu'on utilise quelquefois en radiothérapie infra-rouge lorsqu'on recouvre le malade, étendu nu sur le lit portant les ampoules Dowsing, avec une vaste étoffe blanche qui a été préalablement imbibée d'une solution de tungstate de sodium, puis séchée; il y a aussi une atténuation, une diminution de la quantité d'énergie radiante et la sensation devenant moins cuisante, les malades arrivent à supporter beaucoup plus facilement le traitement.

Quoique ne possédant pas encore de moyen radiométrique, il est permis de se demander quelle est la proportion de rayons incidents absorbée par la peau irradiée. Je rappellerai que le pouvoir absorbant d'un corps a pour valeur :

$$a = 1 - (r + d)$$

r étant le pouvoir réflecteur et d le pouvoir diffusif. Lorsque, comme c'est le cas pour la peau, r est négligeable, il reste :

$$a = 1 - d$$

Or, d doit être vraisemblablement voisin pour la peau rougie de la valeur du pouvoir diffusif du cinabre, qui est égal à 0.48. Il resterait pour le pouvoir absorbant 0.52.

Il est donc très probable, jusqu'à des recherches directes, que la proportion d'énergie infra-rouge absorbée par notre revêtement cutané est la moitié de la quantité incidente : c'est là un premier pas vers les évaluations radiométriques dont je parlais plus haut.

Je veux maintenant faire une remarque qui me servira bientôt quand je parlerai des bains dits de lumière : les ampoules qui me servent de sources de radiations calorifiques sont en verre ; elles contiennent un filament très long et gros ; le vide est fait à leur intérieur. Le courant, en traversant le filament qui a une faible résistance, arrive à avoir un grand ampérage, mais l'élévation de température n'est pas très grande, pas aussi élevée que si l'on voulait produire des rayons lumineux, comme avec une lampe à incandescence par exemple. Une telle ampoule émet ainsi beaucoup de rayons rouges et infra-rouges et très peu de rayons bleus, violets ou ultra-violets. D'ailleurs on peut arrêter complètement les rayons éclairants, la lumière proprement dite, en employant du verre noir ou du verre rouge pour la construction des ampoules : les effets sur le thermomètre de Rumford et sur les tissus restant absolument les mêmes. Ce n'est donc pas à la lumière qu'il faut attribuer les actions constatées : ce n'est pas de la *photo*thérapie qu'on fait (le préfixe photo signifie lumière), mais bien de la *radio*thérapie infra-rouge, lorsqu'on soumet une ou plusieurs régions du corps d'un malade aux rariations émises par une ampoule Dowsing (ou même par une ampoule de lampe à incandescence ordinaire). Quand ces ampoules sont utilisées, ce n'est pas à un bain de lumière qu'est exposé le malade, mais à un faisceau de radiations calorifiques ;

la lumière qui peut accompagner ces radiations étant dépourvue de rayons ultra-violets, puisqu'elle a à traverser une ampoule en verre assez épaisse, ne sert absolument à rien sur le malade, et c'est à mon avis à tort qu'on a désigné sous le nom de *bains de lumière* l'utilisation des radiations émises par les ampoules à incandescence. Le bain véritable de lumière serait celui qu'on obtiendrait en plaçant le malade dans une enceinte qui serait capitonnée de vers luisants : le rendement lumineux de ces insectes est presque égal à l'unité ; les rayons émis ne sont constitués que par des vibrations de l'éther dont la longueur d'onde est comprise entre 0 μ 687 et 0 μ 392. Les effets physiologiques et thérapeutiques obtenus dans ces conditions permettraient de connaître exactement l'action de la lumière (des rayons lumineux), sans addition d'aucune autre catégorie de radiations : on comprend que ces effets seraient nuls... probablement.

APPLICATIONS THÉRAPEUTIQUES DES RAYONS CALORIFIQUES

Cela étant dit, je vais décrire la méthode thérapeutique résultant de l'emploi des ampoules Dowsing ; je mettrai ensuite en parallèle les méthodes qui s'en rapprochent pour montrer la grande différence qui sépare celles-ci de celle-là.

On peut utiliser les radiations infra-rouges soit en applications locales, soit en applications générales.

Les *applications locales* s'obtiennent à l'aide d'une grosse ampoule contenant un filament peu résistant qui permet le passage d'un courant de plusieurs ampères ; cette ampoule en verre dépoli occupe l'axe d'un réflecteur en forme de paraboloïde et parfaitement poli ; de cette façon, l'irradiation est faite avec les rayons directs d'une part et avec les rayons réfléchis d'autre part. Le rendement se trouve ainsi fortement augmenté et l'effet est beaucoup plus intense que si l'ampoule était seule en face de la peau. Le faisceau total est dirigé sur la région malade, trapèze (torticolis), lombes (lumbago), etc., et la distance de la source à la peau peut être réglée convenablement au moyen d'un support spécial et modifiée pendant la séance suivant la sensibilité du malade et suivant les effets calorifiques produits. Il est bon de placer pendant la séance le thermomètre de Rumford sur le même plan que la région irradiée pour être renseigné sur l'élévation de température.

La durée de chaque séance est de vingt à trente minutes.

Les *applications générales* se font au moyen d'un lit spécial dont le matelas est en amiante, sur lequel s'étend le malade ; de chaque côté et au pied du lit se trouvent dix ampoules cylindriques, ayant 30 centimètres de longueur, placées horizontalement suivant l'axe de réflecteurs nickelés ayant pour effet de renvoyer vers le malade les radiations qui se propageraient dans les autres directions en pure perte. Du côté de la tête du lit et en dehors se trouve un tableau de distribution et un rhéostat permettant de régler l'intensité du courant, qui peut atteindre et même dépasser 30 ampères. La tête du malade, appuyée sur un coussin d'amiante, reste en dehors des radiations infra-rouges : pour cela on place autour du cou une serviette qui sert d'écran athermane.

Enfin, de chaque côté du lit se trouve une couverture de laine doublée d'amiante sur sa face interne et qu'on relève par dessus les réflecteurs, mais sans que ces deux couvertures se rejoignent ; elles portent en outre deux valves qui se trouvent, quand tout est en place, dans le plan supérieur. De cette façon, et ceci est très important à noter, l'air qui s'échauffe par conductibilité et surtout par convection trouve des issues nombreuses pour s'échapper. Cet air, chargé d'humidité, s'élève à mesure qu'il tend à s'échauffer et est remplacé par de nouvelles couches qui pénètrent facilement en dessous du lit sur toute la périphérie.

La malade est ainsi soumis sur toute la surface de son corps, moins la tête, à l'action des radiations infra-rouges qui produisent les effets décrits plus haut ; un thermomètre de Rumford, suspendu au milieu du lit à une tringle transversale, permet de suivre la marche de l'irradiation, la lecture du thermomètre se faisant par l'une des valves latérales ouverte des couvertures.

Il faut bien remarquer que c'est l'action des rayons calorifiques qui s'exerce sur le malade, et non pas l'action de l'air chaud, celui-ci, je le répète, s'échappant grâce à sa plus faible densité, par les larges issues du haut.

Dans les applications générales on peut, lorsque le malade sent trop vivement, atténuer les effets cuisants des radiations en recouvrant le patient d'une grande étoffe blanche trempée préalablement dans une solution de tungstate de sodium : ce n'est pas un écran opaque qui est ainsi interposé, mais un véritable filtre qui permet d'atténuer les effets sensitifs.

Si l'on veut préserver tout à fait une région du corps contre l'action des radiations, il suffit de recouvrir cette région avec un morceau d'étoffe épaisse; une serviette pliée en deux est suffisante.

CARACTÈRES DIFFÉRENTIELS DE LA RADIOTHÉRAPIE INFRA-ROUGE ET DES AUTRES MÉTHODES THERMIQUES

Il est utile maintenant d'examiner les autres moyens employés pour agir à peu près dans le même sens sur l'homme malade, c'est-à-dire pour provoquer la sudation. Je diviserai ces moyens thermiques en deux catégories : *des bains* dits *de lumière* et les *fours d'air chaud.*

I. Les *bains de lumière,* tels qu'on les applique généralement, sont de véritables *bains d'air chaud et humide* : en effet, les malades sont placés à l'intérieur d'une caisse d'où émerge la tête, et cette caisse est hermétiquement fermée. Dans ces conditions l'air s'échauffe au contact des lampes, par convection, et au bout d'un certain temps sa température, facile alors à évaluer à l'aide d'un thermomètre ordinaire, atteint une valeur telle que le malade entre en transpiration : la sueur s'évapore dans les premiers temps du bain et vient augmenter progressivement l'état hygrométrique de l'air contenu dans l'enceinte close. Cet air arrive rapidement à être saturé de vapeur d'eau et alors l'évaporation de la sueur ne peut plus se faire; il en résulte une élévation de température centrale du malade, des malaises, qui doivent être surveillés de près. A l'action de l'air chaud vient s'ajouter évidemment celle des radiations calorifiques, mais elles sont absorbées en plus ou moins grande proportion par la vapeur d'eau qui se trouve dans l'air de la caisse, ce qui est encore une autre cause d'élévation de température du milieu de l'enceinte. Quant à l'action de la lumière proprement dite, on peut la considérer comme nulle, car les radiations vraiment utiles sur l'organisme, les radiations ultra-violettes, sont absentes du faisceau lumineux qui émerge de chaque ampoule de verre : on ne peut alors guère soutenir que les rayons lumineux, ceux qui se mesurent en lux, en violles, ou en carcels, ceux qui donnent à la surface irradiée par eux tel ou tel éclairement et qui ne peuvent qu'agir sur notre rétine en augmentant ou en diminuant notre acuité visuelle, aient une certaine influence quelconque sur les échanges cellulaires ou sur les glandes de la peau ! Je l'ai déjà dit : si l'on tient à faire réellement des bains de lumière, il n'y a qu'à remplacer les lampes à incandescence par des vers luisants.

On le voit, les bains dits de lumière ne constituent pas, dans les conditions où on les applique, un traitement radiothérapique, mais seulement une thermothérapie analogue, à peu de chose près, à ce qu'on obtient par les fours d'air chaud et dont je vais dire quelques mots maintenant.

II. Les *fours d'air chaud*, que l'air soit seul ou chargé d'essences résineuses, comme dans certaines stations, aboutissent aussi à une sudation très comparable à celle des bains de caisse dont l'air est chauffé par des lampes à incandescence. Ces fours sont constitués en général par des salles au-dessous desquelles sont des fours que l'on chauffe au bois comme les fours de boulangers. Entre le dôme du four et le plancher de la salle à transpiration, on introduit dans certains établissements des copeaux de pin qui sont chauffés fortement par conductibilité et qui, en plus d'essences se dégageant dans la salle, répandent une quantité de vapeur d'eau pendant leur dissociation. Les malades sont placés dans la salle ainsi préparée, enveloppés habituellement d'une couverture de laine qui recouvre la tête : les pieds sont dans des espadrilles qui les garantissent contre la chaleur brûlante du plancher. Voici comment le Dr Carry (de Lyon) (1) décrit les phases d'une séance :

« Plié dans sa couverture, le patient défend sa température de 37° contre la température extérieure, qui varie entre 75° et 80°. La première fois qu'il séjourne dans cette atmosphère, il lui semble que l'air va lui manquer et qu'il va être asphyxié, puis peu à peu il s'aperçoit qu'il respire assez librement... Sous l'influence de l'air chaud qui le baigne *et qui envahit ses poumons*, il ne tarde pas à entrer en transpiration. Son organisme se défend en amenant à la surface de la peau une sueur de plus en

---

(1) Sur le mode d'action des bains thermo-résineux de Valence (Drôme). (*Journ des Prat. de Lyon*, 15 juillet 1905.)

plus abondante. La chaleur *(sic)* du sang s'élève peu à peu et le cœur s'accélère légèrement : au bout de vingt minutes, quelquefois plus tard, le cœur s'accélère davantage, les oreilles bourdonnent quelquefois, *il y a des sensations de vertige, il semble qu'on va tomber de son siège...* Après cette séance, le patient se sent brisé... »

Cette citation suffit pour montrer combien grande est la différence entre la radiothérapie infra-rouge et ces procédés, qui sont, on le comprend, plutôt dangereux.

Comme dans le bain de lumière, l'air ambiant est échauffé et peu à peu se sature de vapeur d'eau ; celle-ci provenant du bois qui se dessèche sur la voûte du four et de l'expiration des malades, car il y en a toujours huit, dix, ou plus, ensemble dans la même salle. C'est donc, comme dans les bains de caisse chauffés par lampes à incandescence, de l'air chaud humide qui entoure les patients. Mais, en outre, la tête étant placée dans cet air, il en résulte une aggravation qui peut amener des troubles et des malaises encore plus grands, surtout du côté du cœur. La température centrale des malades s'élève en effet et le docteur Carry a constaté sur lui-même, mais vingt minutes après être sorti du four, une élévation de 11 dixièmes de degré ; il faut ensuite trois heures pour que la température soit revenue à sa valeur normale.

Ces descriptions et considérations suffisent à montrer qu'il existe une différence considérable entre le rayonnement calorifique et ces bains d'air chaud et humide. On peut d'ailleurs résumer ces différences par le tableau suivant :

Radiations infra-rouges émises par les ampoules Dowsing	*Bains d'air chaud et humide (bains de lumière, bains de caisse, fours à air chaud, etc.).*
I. Air interposé entre la source et le corps ne s'échauffe pas.	I. Air interposé : chaud, par convection et conductibilité.
II. Peu d'action sur le thermomètre ordinaire.	II. Action constante sur le thermomètre ordinaire.
III. Ecran placé entre source et corps arrête toute action calorifique.	III. Ecran placé en avant d'une région du corps n'empêche pas l'effet calorifique.
IV. Température due aux radiations atteint 160° et plus.	IV. Température ne peut guère dépasser 80°.

V. Température rectale du malade ne s'élève pas.

V. Température rectale du malade s'élève de 1 degré et plus.

VI. Vasodilatation intense des régions irradiées.

VI. Pas de vasodilatation bien marquée.

VII. Transpiration à peu près invisible, sueur se vaporisant immédiatement.

VII. Transpiration très visible (la sueur ruisselle), et s'arrêtant après saturation de l'air ambiant.

On comprend ainsi combien la radiothérapie infra-rouge est plus rationnelle, plus douce, plus réglable et plus scientifique que les procédés thermiques anciens, sans compter que l'organisme malade est autrement moins maltraité.

INDICATIONS ET RÉSULTATS THÉRAPEUTIQUES

Les indications de la radiothérapie par l'ampoule Dowsing correspondent à toutes celles des bains d'air chaud administrés par les moyens décrits. Comme applications locales, je citerai les cas suivants où j'ai eu des succès très nets : torticolis, myalgie deltoïdienne, lumbago, arthrites, douleurs gastriques. Comme applications générales : vieilles sciatiques, douleurs lombaires et sciatiques, rhumatisme plantaire, rhumatisme goutteux ; diathèse urique, surtout comme moyen préventif.

Dans ce dernier cas, je puis fournir quelques chiffres qui montrent combien l'élimination de la sueur est rapide et active :

M. R..., de Cours (Rhône). Vieilles douleurs lombaires, raideurs dans les cuisses et les jambes. Couvertures presque tangentes.

DATE	POIDS DU MALADE		DIFFÉRENCE
	AVANT	APRÈS	
31 juillet 1909	88.460	87.470	0.990
1er août 1909	88.400	87.600	0.800
2 août 1909	87.000	86.060	0.940
3 août 1909	86.870	86.150	0.720

On voit qu'après quatre séances de radiothérapie infra-rouge, ce malade a éliminé 3,450 grammes de sueur (près de 7 livres) et l'on comprend facilement qu'en plus de l'action des radiations sur le système nerveux, ily a eu élimination d'une quantité non négligeable de déchets uriques pendant la transpiration et la vasodilatation.

Voici un autre malade, M. G. de Pradines (Loire), atteint de manifestations goutteuses dans plusieurs articulations. Couvertures tangentes; valves ouvertes.

DATE	POIDS DU MALADE		DIFFÉRENCE
	AVANT	APRÈS	
5 juillet 1909	93.120	92.630	0.490
6 juillet 1909	93.550	93.040	0.510
7 juillet 1909	92.820	92.610	0.210
9 juillet 1909	93.600	92.970	0.630
10 juillet 1909	93.140	92.540	0.600
11 juillet 1909	93.260	92.660	0.600
12 juillet 1909	93.440	92.760	0.680
13 juillet 1909	93.580	92.730	0.850
17 juillet 1909	92.560	92.110	0.450
18 juillet 1909	93.400	92.700	0.700
19 juillet 1909	92.850	92.350	0.500
29 juillet 1909	94.220	93.550	0.670

En faisant la somme des quantités de sueur éliminée à chaque séance d'environ trois quarts d'heure, on trouve 6,890 grammes, soit près de 14 livres, en douze séances.

Dans ce traitement de la diathèse urique, ce n'est pas une diminution de poids qu'il importe d'obtenir, mais une quantité aussi grande que possible de sueur sécrétée et, par conséquent, de déchets solubles éliminés en même temps que la sueur. Ainsi, chez ce dernier malade, le poids était, après la dernière séance, de 93 k. 550, et il était de 93 k. 120 avant le commencement du traitement.

Depuis deux ans que j'applique ces radiations calorifiques, j'ai eu la satisfaction d'obtenir chez tous ces malades dont l'organisme est pour ainsi dire encrassé par les urates et l'acide urique, chez tous les arthritiques goutteux, non seulement des guérisons, mais, ce qui vaut peut-être mieux, l'absence complète de rechutes goutteuses chez des malades qui étaient arrêtés auparavant deux à trois fois tous les ans et obligés de garder la chambre des mois entiers pendant leurs crises de goutte.

Il serait à souhaiter que l'usage de cette nouvelle radiothérapie se répande de plus en plus dans l'intérêt même des malades et que, pour cela, les procédés modernes de la physiothérapie pénètrent plus complètement parmi les médecins praticiens en général.

NOUVEAU RADIOCHROMOMÈTRE

GRADUÉ EN DEGRÈS B
par le Dr H. BORDIER

Professeur agrégé de la Faculté de Médecine de Lyon

—

Il n'est guère besoin de rappeler ici que les radiochromomètres sont des appareils destinés à évaluer le degré de pénétration
des rayons X émis par une ampoule. Ils permettent la comparaison de l'ombre radioscopique d'une masse d'aluminium d'épaisseur variable avec celle d'une lame d'argent d'épaisseur fine et
qui, dans l'échelle Benoist, est de $0^{mm}11$.

Le principe sur lequel repose l'appareil que je présente est
tout à fait différent de celui des autres radiochromomètres. En
effet, la lame d'aluminium a une épaisseur constante et ce qui
en fait l'originalité c'est que la variation d'épaisseur est obtenue
par la rotation de cette lame qui, se présentant au faisceau de
rayons X sous des inclinaisons variables, absorbe une quantité
de rayons d'autant plus grande que l'angle de la lame avec le
rayon normal à l'écran fluorescent est plus petit.

L'appareil se compose essentiellement d'une lame carrée en
argent de $0^{mm}11$ d'épaisseur et d'une lame rectangulaire d'aluminium de 4 millimètres d'épaisseur; celle-ci peut tourner autour
d'une de ses extrémités, petit côté du rectangle; un écran au
platino-cyanure de baryum correspondant à la lame d'argent et
à une égale surface, située sous la lame d'aluminium, du côté
de son axe de rotation, permet de comparer facilement les intensités de fluorescence de ces deux plaques pendant que l'on imprime une rotation à la lame mobile. Enfin, une petite aiguille
d'acier fixée perpendiculairement sur un petit disque d'aluminium est placée sur le fond de la boîte, et à ce disque est collée
une rondelle de platino-cyanure sur laquelle l'ombre radioscopique de l'aiguille d'acier peut être vue. Dans les différentes manipulations, les mains et la face de l'opérateur sont protégés par

une lame opaque au milieu de laquelle se trouve le radio-chro-
momètre. Avant de commencer une mesure, il faut orienter l'appareil par rapport à la direction du faisceau incident de manière
à ce que *l'ombre de l'aiguille se forme sur le platino-cyanure suivant un point :* on est sûr alors de l'incidence normale. Dans ces
conditions, lorsque la lame d'aluminium est juxtaposée à la lame
d'argent sur le fond de la boîte, elle se comporte avec son épaisseur réelle de 4 millimètres, et l'on voit sur la plaque fluorescente
une moitié éclairée par les rayons qui ont traversé la lame d'argent et l'autre moitié éclairée par les rayons qui ont traversé
4 millimètres d'aluminium. Si la luminescence de cette dernière
moitié est plus vive, ce qui est le cas habituel, que celle de la
première, on imprime à la lame d'aluminium, grâce à la tige
qui sort de la rainure latérale, un mouvement de rotation vers
l'ampoule : l'épaisseur de l'aluminium traversée n'est plus alors
4 millimètres, mais x millimètres.

Si l'on appelle e l'épaisseur réelle de la lame et α l'angle que
fait la lame avec sa position primitive, on a :

$$x = \frac{e}{\text{Cos } \alpha}.$$

A mesure que l'angle α augmente, l'épaisseur x que les rayons
ont à traverser va en augmentant (puisque Cos. α va en diminuant) et il arrive un moment où l'ombre de l'aluminium est
égale en intensité à celle de la lame d'argent; cette ombre augmente si l'on continue la rotation. Il est donc facile, en impri-
mant à la lame d'aluminium des mouvements convenables, d'arriver à obtenir l'égalité de teinte des deux moitiés du platino-
cyanure. La graduation, placée sur le bord de la rainure dans
laquelle se déplace la tige de commande de la lame mobile, a été
faite par des divisions correspondant aux angles (1) sous lesquels

---

(1) Les angles correspondant aux épaisseurs présentées par la lame d'aluminium et notées sur l'arc gradué sont :

Epaisseurs d'Al.	Angles	Cosinus
4 m/m.	0°	1
5 »	37°	0.8
6 »	48°30'	0.666
7 »	55°30'	0.57
8 »	60°	0.5
9 »	63°30'	0.444
10 »	66°30'	0.4
11 »	68°30'	0.363
12 »	70°30'	0.333
13 »	72°30'	0.3

la lame se présente avec les épaisseurs 5, 6, 7, 8, 9, 10, 11, 12. Par exemple, pour l'angle $a = 68° 30'$, le cosinus est de 0.363 et l'on a :

$$x = \frac{4}{0.363} = 11.$$

Il faut remarquer que, contrairement à ce qui se passerait avec une lame en forme de coin qu'on ferait avancer de sa pointe vers sa base, l'épaisseur offerte par la lame d'aluminium pendant sa rotation est, pour une position donnée, la même dans toute son étendue et forme par conséquent sur l'écran fluorescent une *ombre homogène*. C'est une condition importante pour l'appréciation de l'égalité des teintes par l'œil.

La graduation pourrait être faite plus loin que l'épaisseur 12, mais elle servirait peu souvent; quant au degré inférieur de la graduation, j'estime que le n° 4 est suffisamment bas, car une ampoule doit, pour fonctionner dans de bonnes conditions, aussi bien en radioscopie et radiographie qu'en radiothérapie surtout, émettre des rayons d'un degré radiochromométrique supérieur à 4.

Les degrés supérieurs, de 9 à 12, pour la radiothérapie des tumeurs profondes, sont utiles, je dirai même indispensables à obtenir, si l'on veut appliquer la bonne technique, la technique efficace, par exemple dans le traitement des fibromes.

UEBER DIE MIT DER RŒNTGEN-UNTERSUCHUNG

DES

MAGEN-DARMKANALS ERZIELTEN RESULTATE IN ANATOMISCHER PHYSIOLOGISCHER UND PATHOLOGISCHER BEZIEHUNG

von Prof. D JOLASSE (Hamburg)

—

Sehr geehrte Herren,

Nachdem die Untersuchung des Magen-Darm-Kanals mit X-Strahlen nach Rieder sich das Bürgerrecht erworben hat, neben den klinischen Untersuchungsmethoden, lohnt es sich wohl, dieses Thema in dieser Versammlung zur Discussion zu stellen, und ich bin daher gern dem ehrenvollen Auftrage unseres verehrten Comités gefolgt, Ihnen eine einleitende Darstellung des bisher Enreichten zu geben.

Ohne mich nun bei der Ihnen bekannten Technik im allgemeinen aufzuhalten, gehe ich gleich in medias res meines Themas und beginne mit den Oesophagus.

Die Untersuchung des Oesophagus nehmen wir am besten in aufrechter Köperstellung vor und natürlich in schräger Durchleuchtungsrichtung, bei der wir das zwischen Aortenbogen und Wirbelsäule liegende Mittelfeld, in dem der Oesophagus verläuft, schön zu Gesichte bekommen. — Beim Oesophagus sind es nun hauptsächlich die pathologischen Verhältnisse, die wir studieren können. Zunächst ist der Nachweis von Fremdkörpern natürlich von grosser praktischer Wichtigkeit. In erster Linie kommen natürlich die specifisch schweren Körper in Betracht; aber auch die für X-Strahlen durchlässigen können wir uns sichtbar machen, indem man den Patienten etwas Bismuthbrei

trinken lässt und so an dem oberhalb des Fremdkörpers haften-
den Schatten Sitz und Stellung des ersteren erkennen können.

Am häufigsten sind es wohl die Stenosen des Oesophagus, die
Veranlassung zur Untersuchung mit X-Strahlen geben, und es
ist ja bekannt, wie zuverlässing und instruktiv unsere Methode
in der Beziehung ist, um Sitz und Ausdehnung der Stenose festzustellen. Ob aber die Stenose bedingt ist durch eine Narbe, eine
Geschwulst oder einen Druck von aussen, können die X-Strahlen
allein nicht unterscheiden; dazu müssen die klinischen Symptome mit herangezogen werden.

Recht schwierig kann die Differentialdiagnose sein zwischen
einem Pulsionsdivertikel und der oberhalb einer Stenose sich
bildenden Erweiterung. Die Form des Schattens ist nicht ausschlaggebend. Sehen wir aber nach einigen Stunden vom *unteren*
Pole des Schattens einen feinen Strahl nach unten ziehen, so
spricht dies für eine Stenoss. Der Beweis für das Vorhandensein
eines Divertikels ist aber erst erbracht, wie Holzknecht richtig
behauptet, wenn es gelingt, eine Strahlenrichtung zu finden, bei
der man sieht, dass eine eingeführte Sonde neben dem verdäch-
tigen Schatten in die Tiefe gleitet.

Ueber den Nachweis der idiopatischen Ectopie des Oesophagus
fehlen mir eigene Beobachtungen.

Wenn ich nun auf das Hauptkapitel meines Themas, die Ma-
genuntersuchung, zu sprechen komme, so mögen mir zunächst
ganz kurze technische Bemerkungen erlaubt sein. Ich verwende
ausschliesslich das Bism. carb.,, und zwar meist 40.0 auf 400.0
Brei. Ich untersuche fast stets in aufrechter Körperstellung in
verschiedener Strahlenrichtung. Dabei will ich natürlich nicht
gesagt haben, dass wir nicht auch in anderen Lagen, speziell in
horizontales Rückenlage, vieles gelernt haben, allein für prak-
tische Zwecke genügt fast immer die Untersuchung in verticaler
Stellung, und vornehmlich bei dorsoventraler Durchleuchtung.
Ganz zu verwerfen ist m. E. die Untersuchung (Aufnahme) in
horizontaler Bauchlage, wie es von mancher Seite geschehen ist.
Auf diese Weise erhalten wir zwar conzentrische Bilder, aber
durch die veränderten Druckverhältnisse erscheinen Form und
Lage des Magens doch leicht erheblich verändert.

Gehen wir nun zunächst an das Untersuchungsresultat in
anatomischer Beziehung.

Sie wissen, m. H., dass die Angelhakenform Rieders, fast ganz links von der Median liegend und mit nach aufwärts gerichtetem Pylorus allgemein als normale Magenform anerkannt ist, dass aber die Rinderhornform Holzknechts ohne Hubhöhe als seltene Ausnahme angesehen wird. Ueber diese oft ventilierte Frage will ich nicht näher eingehen. Wichtiger scheint mir und von fundamentaler Bedeutung die Tatsache, dass die Kliniker den radiologischen Magen ihre Zustimmung noch nicht durchweg gegeben haben. Mit Holzknecht und Faulhaber bin ich nun der Meinung, dass der Widerspruch sich zumteil erklären lässt durch den Umstand, dass die Radiologen im Gegensatze zu den Klinikern in aufrechter Stellung untersuchen. In horizontaler Lage des Patienten finden wir ja auch den Magen mehr quer liegend und mehr nach rechts reichend. Aber alles ist damit noch nicht geklärt, mit der Schlauchform des Magens können sich Kliniker und Anatomen nicht befreunden. Und da dürfen wir m. E. nicht an einer jüngst erschienenen Arbeit von Stiller vorbeigehen, der sich in energischer und temperamentvoller Weise gegen die Schlauchform des Magens wendet.

In seinen klinischen Randglossen bezeichnet Stiller das radiologische Magenbild nur als ein Zerrbild « seines guten Freundes, des alten, ehrlichen Magens ».

Stiller ist der Meinung, dass es sich bei dem radiologisch sichtbaren Magen, d. h. also, der vertical gestellten Schlauchform mit aufwärts gerichtetem Pylorus nur um ein Kunstprodukt handelt, hervorgerufen durch eine spez. Wirkung des Bismuts, welches einen Reiz auf die Magenwand ausübe, « deren peristaltische Zusammenziehung um den Inhalt eine weit über das Physiologische hinausgehende ist ». So füllt sich der Magen bei der Bismuthmahlzeit viel langsamer, und daher soll die Röhrenform im Röntgenbilde entstehen und bis zum Schlusse anhalten. « Der Haken oder das Röhrenknie its nichts anderes als der stark kontrahierte untere Magensack. » Als Beweis für seine Anschauung führt St. dann die Tatsache an, dass bei dem ectat. Magen die Schlauch- oder Röhrenform bereits 2 Stunden p. c. geschwunden zu sein pflegt und einem breiten Magensack mit horizontaler oberer Grenzlinie Platz macht, da hier eben die tonische Zusammenziehung eher aufhört als beim normalen Magen.

Wir sehen also, dass die Kliniker und Radiologen über die normale Magenform noch nicht einig sind. Ich für meine Person muss bekennen, dass die Deductionen Stillers gewiss noch nicht bewiesene Hypothesen darstellen aber für mich doch entscieden viel Bestechendes haben.

Das anatomische Bild des Magens kann ich nicht verlassen, ohne der Magenblase Erwähnung zu tun. Diese, unter dem Zwerchfell gelegen, besteht meist aus verschluckter Luft und pflegt bei Neurasthenikern am grössten zu sein. Hoffmann hab direkt ein Krankheitsbild aus der Anwesenheit einer zu grossen Luftmengen konstruiert.

Gehen wir jetzt über zu den physiologischen Phaenomenen, so haben wir zunächst die sichtbare Peristaltik des Magens zu erwähnen, welche wohl zu unterscheiden ist von der Peristole, deren wir oben schon gedacht haben. Die Peristaltik ist am lebhaftesten, d. h., die Wellen beginnen der Magenblase am nächsten, sind am tiefsten und folgen sich am schnellsten bei einer Stenose des Pylorus. Die im ganzen selten zu beobachtende Antiperistaltik ist gewiss ein sicheres Zeichen von Pylorusstenose, ist aber nur zu beobachten bei hochgradigen Stenosen, wenn die Sache klinisch sicher klar liegt, daher kommt sie als diagnostisches Frühsymptom für Stenose kaum in Betracht.

Zu trennen von der Peristaltik des Körpers ist bekanntermassen die Peristaltik des Antrum, die uns in lehrreicher und interessanter Weise zeigt, wie nicht die Körperperistaltik, sondern allein das Antrum den wahren Motor für den Magen darstellt.

Wichtig ist es sodann, dass wir die Motilität des Magens, und zwar die normale wie gestörte, mit dem Röntgenverfahren studieren können. Ich habe in dieser Richtung schon vor 4 Jahren ausgedehnte Versuche angestellt und kam dabei zu folgenden Resultaten : Ein motorisch normaler Magen entleert sich seines Inhaltes von 200,0 g. Griesbrei mit 30,0 g. Bismuth in 2-3 Stunden. Sehen wir nach 3 Stunden noch einen deutlichen Schatten, so handelt es sich um eine gestörte Motilität. Bei rechter Seitenlage geht die Entleerung zuweilen schneller vor sich, jedoch nicht regelmässig. Ferner constatierte ich, dass im ganzen bei Männern der Magen sich etwas schneller entleert als bei

Frauen; bei jenen war der Magen des öfteren schon nach 2 Stunden leer.

In neuester Zeit glauben dann Marcovié und Perussia nachgewiesen zu haben, dass in jedem Falle von rechter Seitenlage eine Beschleunigung und bei linker Seitenlage eine Verlangsamung vor sich geht. Sie benutzten diese Tatsache zur Differentialdiagnose zwischen Ventilstörung bei Atonie und solcher bei Pylorusstenose. Bei ersterer ist die Differenz zwischen rechter und linker Seitenlage besonders gross, da die Muskelschwäche hinzu kommt, bei der Stenose nur gering, da die hypertrophische Muskulatur einen Ausgleich schafft.

Ebenso wie die motorische können wir nun auch die sekretorische Tätigkeit des Magens prüfen, und zwar nach dem sinnreichen Vorgehen von Schwarz, der Kapseln von Goldschlägerhäutchen mit Bismuth füllt und eine Viertelstunde nach einem Frühstück verschlucken lässt. Die HCl löst nur das Goldschlägerhäutchn auf, und während zunächts die Kapsel auf dem Schirm sich als kreisrunder Schatten präsentiert, sehen wir, je nach dem Konzentrationsgrade, bald früher, bald später, anstatt des Kreises einen unregelmässigen Schatten. Ist nach 5 Stunden das Goldschlägerhäutchen noch nicht aufgelöst, so handelt es sich mit Sicherkeit um ein völliges Fehlen der freien HCl. Durch zahlreiche Versuche habe ich die Richtigkeit der Schwarz'schen Angaben bestätigen können.

In neuester Zeit hat nun Schlesinger zur Sekretionsprüfung Angaben gemacht, die geeignet sind, unser Interesse zu erregen. Er behauptet dass zwischen Magenblase und Brei eine dritte intermediäre Schicht meistens sichtbar sei, die an Dichtigkeit die Mitte halte zwischen der hellen Magenblase und dem dunklen Bismuthschatten. Diese Schicht soll nicht hervorgerufen werden durch restierenden Chymus oder durch eine aus dem Brei ausgetretene Flüssigkeit, sondern stelle das abgesonderte Magensekret dar. Diese Schicht soll bei Hyperaciden und der Hypersekretion am grössten sein und am schnellsten auftreten, bei Anaciden hingegen am geringsten. Ein eigenes Urteil über diese praktisch wichtige Beobachtung sowie Nachprüfungen anderer stehen mir noch nicht zur Verfügung.

Hier habe ich schon das *pathologische Gebiet* berührt, wie ja auch schon bei der motorischen Prüfung der Nachweis der *gestörten* Motilität besprochen wurde.

Wenn wir jetzt bei der Pathologie bleiben, so will ich zunächst die Lageveränderungen des Magens erwähnen, die sich röntgenologisch besonders exact nachweisen lassen. Hier ist unsere Methode der klinischen entschieden überlegen. Zunächst ist es die Ptosis ventriculi, die sich in einwandsfreier Weise darstellen lässt. Während nun die Tatsache einer Magensenkung leicht zu demonstrieren ist, so sind die Entstehung und das Wesen der Ptosis doch sehr verschiedene.

Während Groedel nur von einer Polyroptose spricht, nimmt Holzknecht eine wahre Ptosis des ganzen Magens an mit Senkung des Diaphragma. Er denkt sich das Zustandekommen der Ptosis so, dass zunächst eine Erschlaffung der Bauchwand besteht und dann durch ein Sinken des Darmconvolutes der Magen seine natürliche Stütze verliert.

Im Gegensatz zu Beiden stehen dann die meisten Kliniker mit Stiller. Dieser sieht bekanntlich in der Ptosis ventriculi einen Folgezustand der Atonie, welche wiederum hervorgerufen wird durch eine Asthenia universal. congenita.

Ein wesentlich anderes Bild bieten die Mägen, welche infolge von Pylorusstenose erweitert sind. Auch diese können natürlich zu gleicher Zeit ptotisch sein, aber die Form des gefüllten Magens ist eine andere. Hier sehen wir nicht ein vertical stehendes Rohr, sondern einen plumpen, halkreisförmigen Sack mit horizontaler oberer Grenzlinie. Dabei reicht der Magen mehr nach rechts als unter normalen Verhältnissen. Die höchsten Grade von Ektasie sehen wir übrigens bei gutartigen Pylorusstenosen.

Sehr schön lassen sich dann die Form- und Lageveränderungen nachweisen, die durch extraventriculäre Tumoren — sowohl intra- wie retroperitoneale — zustande kommen; wir sehen hierbei die bizarrsten Bilder. Es liegt auf der Hand, wie wichtig in differential-diagnostischer Beziehung, wenn es sich darum handelt, einen zweifelhaften Tumor zu lokalisieren, diese Tatsache ist.

Ebenso lässt sich ein Schmerzpunkt, dessen Organzugehörigheit nicht klar ist, lokalisieren.

Eine weitere Formveränderung, zu deren Erkenntnis die X-Strahlen uns dann grosse Dienste leisten, betrifft den sogenannten Sanduhrmagen. Es ist ja bekannt, welche grossen Schwierigkeiten sich dessen Diagnose oft entgegenstellen, während wir durch die X-Strahlen in einwandsfreier Weise den Sanduhrmagen nachweisen können. Schon vor 4 Jahren habe ich übrigens darauf aufmerksam gemacht, dass u. A. partielle tonische Contractionen des Magenwand einen Sanduhrmagen vortäuschen können. Es ist also Vorsicht nötig (Baucheinziehen, Massage etc.), und in zweifelhaften Fällen eine wiederholte Untersuchung, zumal, wenn die klinischen Symptome nicht unterstützend hinzutreten.

Wen ich in der Betrachtung der diagnostischen Verwertung der X-Strahlen fortfahre, so muss ich einige Worte über die Versuche machen, das Ulcus ventriculi röntgenologisch zu erkennen. Nachdem Hemeter glaubte, in dieser Richtung Erfolge erzielt zu haben, stellte ich vor 4 Jahren ausgedehnte Versuche nach dieser Richtung hin an. Aber es gelang mir nur *einmal* bei einem klinisch sicher gestellten Ulcus ein *positives* Resultat zu erzielen. Aber da dies vorher und nachher der einzige Fall blieb, gab ich weitere Versuche auf. Inzwischen hat Dr F. Reiche einen Fall beschrieben, bei dem ein aus dem Rahmen der Silhouette hervorragender Schatten bei der Autopsie dadurch erklärt wurde, dass der Grund des Ulcus infolge starken intraventriculären Druckes handschuhfingerartig hervorgetrieben wurde. Heute bin ich der Ansicht, dass mein vereinzelt gebliebener positiv ausgefallener Fall wohl in analoger Weise zu deuten ist, und zwar durch besondere Verhältnisse, die das Bismut länger haften lissen, wie es Handel in jüngste Zeit auch für penetrierende Ulcere mit Nischenbildung beschrieben hat.

Jedenfalls müssen wir sagen, dass heutzutage bei unserer jetzigen Technik die X-Strahlen noch nicht geeignet sind, die zweifelhafte Diagnose eines einfachen Ulcus ventriculi zu stützen oder zu verwerfen.

Jetzt einige Worte zur Röntgendiagnose des Carcinoms. Gerade für die Erkenntnis dieser traurigen Erkrankung des Magens hat man in ärztlichen und Laienkreisen sehr viel von unserer Methode erhofft. Dafür sprechen die zahlreichen Arbeiten auf diesem Gebiete. Aber trotz der vielen und geistreichen Bemühungen müssen wir uns eingestehen, dass bis heute dasjenige, worauf es *ankommt*, eine Frühdiagnose des Magenkrebses, noch nicht geschaffen ist. Wohl können wir auch bei nicht palpablen Tumoren oft in interessanter Weise Sitz und Ausdehnung des Krebses röntgenologisch bestimmen, aber immer handelt es sich dann bereits um grössere Geschwülste. Und das ist ja in der Natur unseres Verfahrens begründet : nur ein grösserer Tumor bewirkt einen Schattenausfall, der die Diagnose ermöglicht. Daran wird auch noch nicht geändert durch die gemeinsam ausgebildete Methode Holzknechts, die Untersuchung in verschiedener Lage des Patienten durch die Palpationswirkung, Beobachtung der gehinderten Peristaltik, etc. So interessant das alles ist, wir dürfen vielleicht von der Zukunft etwas erwarten, aber heute müssen wir gestehen, wenn wir uns keiner Selbsttäuschung hingeben wollen : eine *Frühdiagnose* des Magencarcinoms, im Sinne einer Operation, die allein Heilung bringen kann, hat auch das Röntgenverfahren noch nicht ermöglicht.

Jetzt noch einige Worte über die Untersuchen des *Darmes* mit X-Strahlen.

Die Untersuchung des Dünndarmes hat mit unseren jetzigen Methode zu praktischen Resultaten noch nicht geführt.

In jüngster Zeit hat jedoch Holzknecht in einer bedeutsamen Arbeit 4 Fälle mitgeteilt, in denen es ihm gelungen war, eine Duodenalstenose mittels der X-Strahlen festzustellen. Nur in einem Falle war klinisch an eine solche vermutungsweise gedacht worden, in den drei übrigen hat *ausschliesslich* das Röntgenverfahren allein zur sicheren Diagnose geführt. Diese soll gegebenenfalles nicht schwer sein, und die charakteristischen Symptome bestehen :

1. In einem einer prall gefüllten Duodenumpartie entsprechenden, scharf konturierten Schatten ;

2. Einer sichtbaren Peristaltik :

3. In der Fruchtlosigkeit dieser Peristaltik.

Das Dickdarm hingegen bietet in mancher Beziehung ein dankbares Objekt.

Die Füllung des Darmes mit Bismut kann erfolgen per os oder durch Clysmata.

In anatomischer Beziehung können wir seinen Verlauf genau kontrollieren: Wir erkennen, dass in der Regel die Flexura hepat. weit tiefer liegt als die Flexura lienalis, und dass auch bei Darmgesunden das Colon transversum einen durchaus nicht constanten Verlauf hat.

In physiologischer Hinsicht ist dann der zeitliche Ablauf der Dickdarmverdauung erforscht.

3-4 Stunden post coen. ist das Bismuth im Coecum sichtbar, nach 18 Stunden das Colon transversum, und nach 24 Stunden ist dann auch das S. R. deutlich mit Faecalmassen gefüllt.

Zu erwähnen wäre dann noch die intressante Beobachtung von Holzknecht, der einige Male beobachtete, wie die Darmcontenta nicht etwa langsam fortbewegt wurden, sondern schubweise auf grosse Strecken, bei gleichzeitigem Verstreichen der Haustren. Schwarz hält diese Art der Dislokation aber nicht für die einzige Funktion des Dickdarms, in dem er auch langsamer verlaufende Formveränderungen der Haustren boebachtete.

Zum Schlusse sind dann die pathologischen Verhältnisse des Dickdarms zu besprechen. Da sind zunächst die Lageveränderungen bei Enteroptose zu erwähnen; wir sehen da häufig das Colon transvers. Wie eine tief ins Becken reichende Guirlande verlaufen, aber auch Schlingenbildung wurde beobachtet, und event. Verwachsungen können nachgewiesen werden.

Das wichtigste bei der Röntgen-Diagnositk des Darmes bleibt aber der Nachweis und die Lokalisierung von Stenosen im Dickdarm. Es liegen schon viele Fälle von, bei denen durch die X-Strahlen eine Diagnose gestellt, resp. bestätigt wurde, und da es sich meisten um Krebs handelt, leuchtet ein, wie segenbringend auch für diese Erkrankung u. U. die Röntgenuntersuchung werden kann, bei denen die Diagnose nicht früzeitig gestellt werden kann.

Zu erwähnen wäre dann noch kurz die Behauptung Schwarz, dass es ihm mehrfach gelungen sei, ein Coecum mobile, das von Wilms als Ursache von chron. perityphlitischen Beschwerden bezeichnet wurde, bei denen der Processus aber gesund befunden wurde, nachzuweisen, und zwar durch orthod. Aufnahmen:

1. In aufrechter Körperstellung und

2. In linker Seitenlage.

Beim Vorhandensein eines Coecum mobile soll ein bedeutendes Ausweichen nach der linken Seite stattfinden.

Der Vollständigkeit halber will ich dann nicht unterlassen, den Proc. vermiform. und seinen Verlauf in 50 % aller untersuchten Fälle nachgewiesen zu haben, und zwar durch Serienaufnahmen, nachdem der Pat. 4 Studen vor der ersten Aufnahme einen Essl-Bismut in Milch geniesst. Diese Befunde bedürfen noch dringend der Bestätigung.

Damit, m. H., bin ich am Ende meiner Ausführungen, und ich möchte mir gestatten, an der Hand einiger Lichtbilder das Geschilderte zu resumieren.

Nun, ich hoffe, dass es mir gelungen ist, in grossen Zügen Ihnen ein Bild gegeben zu haben von dem, was die Röntgen-Diagnostic zu leisten vermag. Schliessen möchte ich aber mit folgender Bemerkung :

In der Röntgenuntersuchung haben wir ein sehr wichtiges Hilfsmittel gefunden zur Erforschung des in mancher Beziehung noch dunklen Gebietes der Magen- Darmkrankheiten, aber nur als ein *Hilfsmittel* neben allen anderen bewährten klinischen Untersuchungsmethoden hat *diese* Methode einen Wert. Sie kann neben diesen ergänzend, orientierend und u. U. auch wohl mal ausschlaggebend in Frage kommen, aber ich halte es für falsch, überhaupt eine Röntgenuntersuchung vorzunehmen (d. h., zu diagnostichen Zwecken), ohne dass der betreffende Fall klinisch voll und ganz untersucht wurde. Das habe ich schon vor 4 Jahren in einem Vortrage dringend betont, und auch heute stehe ich mit Stiller auf demselben Standpunkte In *diesen* Sinne möchte ich die Röntgenuntersuchung bei Magen- und Darmkrankheiten allen Beteiligten aufs wärmste empfehlen.

NOTIONS NOUVELLES

INTRODUITES EN MÉDECINE

PAR L'EXPLORATION RADIOLOGIQUE DE L'ESTOMAC

par le Dr G. LEVEN

Ancien interne des Hôpitaux de Paris

et le Dr G. BARRET

Chef du Laboratoire de Radiologie de l'Hospice des Enfants assistés
de Paris

—

Le rapport que vous nous avez fait l'honneur de nous confier
ne sera pas une revue générale.

Les livres, les communications aux Sociétés savantes, les journaux médicaux nous mettent tous au courant des recherches dues
aux savants de tous les pays. Il serait donc sans intérêt de
donner ici un résumé de travaux, qui serait fatalement imparfait.

Il nous semble plus utile d'attirer votre attention sur quelques questions relativement nouvelles, qui pourront prêter à des
discussions fructueuses, qui ont, d'après nous, une portée plus
grande que quelques autres, et à l'étude desquelles nous avons
depuis huit ans consacré de nombreuses recherches (1).

La technique, qui est actuellement bien connue, ne nous arrêtera pas; nous en rappellerons seulement quelques points essentiels.

Des deux modes d'exploration radiologique, radioscopie et
radiographie, la radioscopie est, pour l'étude de l'estomac, la

_____

(1) Les clichés utilisés pour ce travail ont servi pour notre livre *Radioscopie
gastrique et maladies de l'estomac* et nous ont été aimablement prêtés par notre
éditeur O. Doin. Quelques autres sont dus à l'obligeance de l'éditeur G. Masson.

méthode de choix : seule, elle permet d'observer le fonctionnement de l'organe et d'en effectuer la mensuration.

La radiographie rapide, exécutée pendant une pause respiratoire, peut être un complément utile de l'examen ; elle est rarement indispensable.

L'appareillage doit être adapté essentiellement à la pratique de la radioscopie.

Pour distinguer sur l'écran fluorescent l'estomac des viscères qui l'entourent, il faut le rendre plus transparent ou plus opaque que ceux-ci. L'insufflation répond à la première condition : critiquable s'il est employé exclusivement, ce procédé peut être utilisé accessoirement dans certains cas.

C'est en remplissant l'estomac avec une substance fortement opaque aux rayons X, que l'on obtient les meilleurs résultats. Les sels de bismuth (carbonate ou sous-nitrate neutre) se prêtent parfaitement à cet usage. Les substances qu'on a songé à leur substituer (oxyde de fer magnétique, sels de zirconium) ou bien se sont montrées inférieures, ou bien n'ont pas encore fait la preuve d'avantages évidents.

Deux préparations bismuthées sont à recommander pour la commodité de leur emploi : le *lait de bismuth gommé*, dont le véhicule est une solution de gomme arabique, qui maintient la substance opaque en suspension parfaitement homogène ; le *bismuth lycopodé*, mélange de bismuth et de poudre de lycopode, qui flotte sur l'eau et fait apparaître sur l'écran, sous l'aspect d'une ligne sombre, le niveau du liquide contenu dans l'estomac, décelant ainsi les stases les plus réduites.

I. — ANATOMIE

L'estomac de l'adulte normal présente, en général, les caractères suivants que nous résumons très brièvement.

Avant l'introduction du bismuth, seule la grosse tubérosité, lorsqu'elle contient du gaz (air dégluti le plus souvent), apparaît sous l'aspect d'une zone claire sous-jacente au diaphragme : c'est la *chambre à air*.

Après l'ingestion du bismuth lycopodé, qui s'insinue entre les parois de l'estomac vide, puis après ingestion de lait de bismuth, l'organe apparaît visible en son entier. Il se présente sous l'aspect d'un tube vertical, surmonté par l'ampoule gazeuse de la chambre à air et terminé inférieurement par un court segment horizontal, qui correspond à la région pylorique. L'estomac est

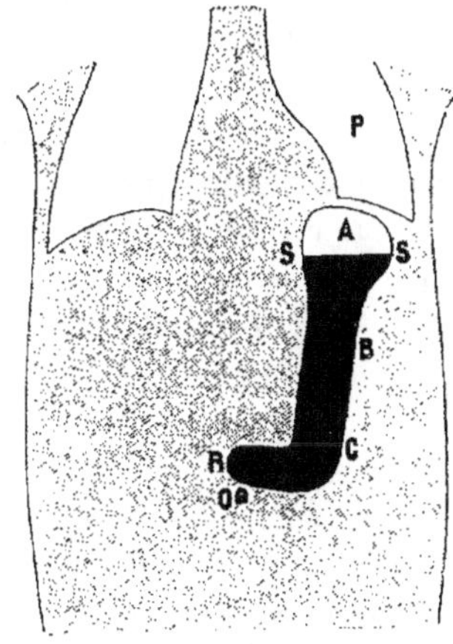

FIG. 1

Estomac d'adulte contenant 200 gram. de lait de bismuth gommé.
A. Chambre à air. — B C. portion tubulaire. — O. Ombilic.

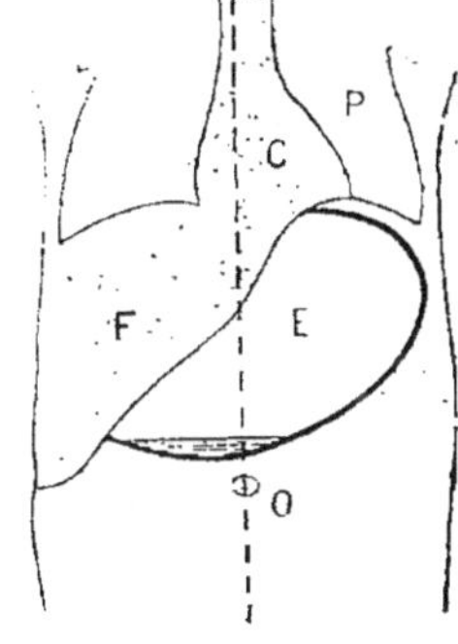

FIG. 2

Estomac de nourrisson après ingestion de 15 grammes de lait.
C. Cœur. — E. Estomac. — F. Foie. O. Ombilic.

contenu tout entier dans l'hypocondre gauche, son bord droit restant habituellement loin de la ligne médiane qu'il n'atteint pas, même dans la région dénommée à tort creux épigastrique. Seul, le segment pylorique peut atteindre ou dépasser plus ou moins la ligne mdéiane.

La limite inférieure se trouve en général au voisinage de l'ombilic. Exceptionnellement, on trouve un type d'estomac normal oblique.

L'estomac du nourrisson, que l'on peut examiner sans bismuth, diffère totalement, par sa forme et sa situation, de celui de l'adulte. La cavité gastrique est nettement transversale, et présente la forme dite « en cornemuse » attribuée par les classiques à l'estomac de l'adulte. L'organe occupe l'hypocondre gauche et s'étend très loin dans l'hypocondre droit (fig. 1 et 2).

Pour nous conformer au plan que nous avons adopté, nous ne

traiterons pas plus longuement la question de l'anatomie radioscopique normale de l'estomac; les divergences d'opinion ne portent que sur quelques points sans grand intérêt.

Il ressort de nos recherches que pour arriver à une conception complète et scientifique de l'estomac normal, il faut s'appuyer plus encore sur les propriétés physiologiques et les fonctions motrices de l'organe que sur l'étude des conditions statiques.

Ces conclusions nous sont dictées par l'observation de sujets nombreux, normaux, à digestion normale, dont le fonctionnement gastro-intestinal était physiologique malgré les dimensions considérables de l'estomac, et bien que le pylore fut situé à plusieurs centimètres au dessus du point le plus déclive de la cavité gastrique.

Nous avons observé des femmes ne présentant aucun trouble digestif, dont l'estomac, avec son cul-de-sac très abaissé et son extrémité pylorique relevée, se recourbait en crosse. Nous avons d'autre part fait disparaître tous les symptômes morbides gastriques, sans que la statique de l'estomac se soit modifiée. Il n'est pas inutile de souligner ces faits : ils sont de nature à décourager le chirurgien qui songerait à raccourcir de semblables estomacs. Lorsque des tentatives opératoires ont été faites dans ce but, les résultats se sont toujours montrés des plus décevants.

II. — PHYSIOLOGIE, THÉRAPEUTIQUE

Parmi les observations les plus intéressantes révélées par l'examen radioscopique, il faut citer celles qui concernent le mode de remplissage et le mode d'évacuation de l'estomac normal.

Le mode de remplissage de l'estomac normal est caractéristique. Sa cavité, virtuelle à l'état de vacuité, s'adapte exactement au volume de son contenu : il en résulte qu'elle apparaît toujours complètement remplie (sauf l'espace libre de la chambre à air), quel que soit le volume du liquide ingéré : lorsque celui-ci augmente, les dimensions transversales s'accroissent en proportion; mais la hauteur du niveau liquide reste à peu près invariable; du moins tant que le volume du contenu gastrique ne dépasse pas 300 centimètres cubes environ. La limite inférieure reste sensiblement fixe.

Ce mode de remplissage est l'expression de la tonicité des parois gastriques.

Nous avons également étudié l'évacuation des liquides qui est graduelle et non pas instantanée, comme on l'a cru longtemps, en invoquant l'utilisation de la cravate de Suisse. L'estomac, plein d'eau, se vide « comme un vase qui fuit ». La durée de l'évacuation varie selon la quantité des liquides, leur température, leur nature.

Nous avons constaté avec quelle lenteur le lait s'évacue, qu'il soit pur ou coupé d'eau, qu'il s'agisse de l'adulte ou du nourrisson.

Cette évacuation si lente, même pour des doses minimes, nous a conduits à conseiller un intervalle de trois heures entre les prises de lait, aussi bien pour l'adulte que pour le nourrisson.

Nous avons vu que l'évacuation de l'eau est très retardée, lorsque l'estomac renferme des aliments solides. Il est donc opportun de prescrire l'usage des boissons quinze à trente minutes avant les repas, s'il y a intérêt à ne pas compromettre la digestion gastrique par la présence de l'eau dans l'estomac.

Nous agissons ainsi avec les obèses auxquels on conseille de boire deux à trois heures après les repas. Cette pratique classique est tout au moins inutile, puisque la radioscopie montre la très longue durée du séjour des aliments dans l'estomac (quatre, cinq heures et plus), alors même qu'il s'agit d'aliments réputés de digestion facile.

D'ailleurs, nos recherches expérimentales et radioscopiques nous ont prouvé que la digestibilité d'un aliment ne peut être appréciée d'après la durée du séjour dans l'estomac. Nos observations confirment les notions établies autrefois sur ce sujet par Leven père.

Le mode d'administration des médicaments peut être précisé de façon plus rationnelle, grâce à ces données diverses. On fixe l'heure de l'ingestion du remède, selon que l'on désire qu'il demeure ou non dans l'estomac. La formule « avant, pendant ou après le repas » n'est plus ainsi soumise, comme elle l'est restée trop souvent, à la fantaisie individuelle.

III. PATHOLOGIE

1° LOCALISATION RADIOSCOPIQUE DE LA DOULEUR. — L'observation radioscopique de l'estomac permet, comme nous venons de le rappeler, d'étudier la forme de l'organe, la situation, les dimensions et le fonctionnement même de l'organe. Elle permet aussi de pratiquer une palpation directe en quelque sorte, et contrôlée par la vue, donnant ainsi le moyen de localiser, d'une façon précise, la douleur ressentie par le malade à tel ou tel organe ou telle portion d'organe.

Sans la radioscopie, cette localisation est vague, imprécise et souvent fausse. Grâce à elle, la localisation prend une précision remarquable parfois et souvent imprévue : la radioscopie dévoile les erreurs de la clinique. Nous avons souvent montré, par exemple, que l'on considérait à tort comme douleur appendiculaire une douleur siégeant sur le pylore. Cette erreur funeste au malade que l'on opère sans nécessité et sans succès tient à ce que le pylore abaissé et dévié correspond souvent au point de Mac Burney (1).

La radioscopie nous a permis de confirmer l'existence de *deux douleurs gastriques*, essentiellement distinctes : la *douleur solaire* d'une part, la *douleur viscérale* d'autre part.

Cette division, d'apparence schématique, est cependant réelle, essentiellement vraie et facile à vérifier.

Rien n'est plus simple que de dissocier la douleur solaire et la douleur viscérale, et rien n'est plus important, parce que le diagnostic, le pronostic et le traitement varieront, suivant que l'on constatera chez le sujet la présence simultanée des deux douleurs où l'existence isolée de la douleur solaire.

La douleur solaire est due à l'hyperesthésie du plexus solaire. Elle est caractérisée par des accès douloureux dont l'intensité, la durée et le retour sont variables à l'infini et qui prêtent mal, par cela même, à une brève description.

Ces manifestations répondent aux crises mal dénommées crises gastriques, puisqu'il s'agit d'une douleur localisée au plexus solaire, comme Leven père, puis J.-Ch. Roux l'ont démontré avec une grande netteté.

Le siège de ces douleurs est échelonné sur la ligne médiane, du sommet de l'appendice xyphoïde à l'ombilic, avec prédominance au creux épigastrique. Ces douleurs sont spontanées ou

___

(1) Soc. de Rad. méd. de Paris, 12 oct. 1909, et *Presse méd.*, 1ᵉʳ déc. 1909.

provoquées, ou encore exagérées par la pression. Mais, lorsqu'on veut les localiser par la pression, on devra, au préalable, pincer superficiellement la peau pour ne pas confondre l'hyperesthésie cutanée avec la douleur solaire profonde, vraie.

Il faut oublier la description de Cruveilhier et la « douleur en broche », si longtemps considérée comme pathognomonique de l'ulcère gastrique.

En effet, la douleur en broche peut exister chez un dyspeptique sans ulcère et faire défaut chez un ulcéreux.

La douleur en broche n'est qu'une manifestation suraiguë de l'hyperesthésie solaire.

L'hyperesthésie solaire, la *douleur solaire* est la *première variété de douleur gastrique*. Elle démontre la dyspepsie et rien de plus.

Lorsqu'elle existe seule, on est autorisé à admettre la dyspepsie simple, non accompagnée d'une lésion viscérale, ulcère, cancer, syphilis, tuberculose gastrique.

Lorsqu'il existe une lésion gastrique, à la douleur solaire vient s'ajouter la douleur viscérale localisée au niveau de la lésion, comme nous le prouvent nos nombreuses recherches radioscopiques.

La *deuxième variété de douleur gastrique est la douleur viscérale*, dénonciatrice de la lésion gastrique; douleur qui est toujours localisée en un point fixe de l'estomac, douleur abdominale latérale, par conséquent plus ou moins éloignée de la ligne médiane.

La forme et la situation de l'estomac qui nous révèle la radioscopie expliquent le siège latéral de la douleur viscérale, de celle qui mériterait seule le nom de gastralgie. Il est intéressant de constater avec quelle précision le malade indique constamment le point douloureux viscéral, point fixe comme le mal lui-même, et qui correspond toujours exactement au siège de la lésion révélée et localisée par l'examen radioscopique.

Nous avons constaté et étudié cette dissociation des douleurs solaire et viscérale chez de nombreux malades soumis à l'exploration radioscopique. Nous ne citerons qu'une observation. Le sujet avait des troubles gastriques très graves et l'image radioscopique montrait une déformation très nette de l'estomac, présentant un aspect biloculaire.

L'état cachectique de la malade et la gravité des accidents laissaient supposer une lésion organique cancéreuse. Une thérapeutique gastrique convenable nous avait permis de l'améliorer, de faire disparaître la *douleur solaire*. La malade maigrissait cependant peu à peu et conservait une douleur viscérale fixe, violente, au point rétréci constaté à l'écran.

Avant de la confier au chirurgien, nous avions voulu la soumettre à un traitement mercuriel et ioduré intensif. La *douleur viscérale* a diminué dès la deuxième injection pour disparaître définitivement. La malade est actuellement guérie; elle a engraissé, sa mine, ses digestions excellentes surprennent tous ceux qui ont pu suivre l'évolution de son mal. Cette guérison prouve, d'autre part, que nous étions en présence d'une syphilis gastrique (1).

Cette observation, très résumée, montre mieux qu'une longue argumentation comment la douleur solaire guérie par un traitement antidyspeptique est une douleur distincte de la douleur viscérale, qui n'a disparu que sous l'influence du traitement spécifique.

Ces deux douleurs sont donc, comme nous l'avons dit plus haut, différenciées par leur valeur séméiologique, par leurs conséquences pronostiques et les moyens thérapeutiques qu'elles peuvent suggérer.

Ces données sont d'une application pratique fréquente. Il est des états dyspeptiques très graves dont la symptomatologie est de tous points semblable à celle du cancer gastrique, si l'on ne considère que la cachexie, l'amaigrissement, la persistance et l'ancienneté des accidents gastriques. En pareil cas, si la radioscopie montre que la douleur est simplement une douleur solaire, sans aucune participation de douleur viscérale, nous pouvons presque toujours affirmer la bénignité de la cause et la curabilité de l'affection.

Il ne peut exister d'incertitude que s'il existe un spasme pylorique douloureux (1); incertitude qui prend fin au bout de

---

(1) Soc. de Rad. méd. de Paris, 11 janv. 1910, et Soc. méd. des Hôpit. de Paris, 25 févr. 1910.

1) Voir : *Chorée de l'estomac.*

quelques jours, lorsque le spasme cède à une thérapeutique convenable.

2° DILATATION DE L'ESTOMAC. - La radioscopie nous oblige à renouveler la définition de la dilatation gastrique, adoptée en France depuis vingt-cinq ans.

Le clapotage, le siège du clapotage, ne sont des éléments suffisants pour entraîner un diagnostic de dilatation que si l'ectasie est considérable. Il est des estomacs dilatés qui ne clapotent pas, et des estomacs non dilatés qui clapotent.

Les données radiologiques sur la forme de l'estomac et ses rapports avec la paroi abdominale nous amènent à abandonner les procédés anciens d'exploration, trop imprécis et basés sur des notions d'anatomie qui, exactes sur le cadavre, ne sont plus applicables sur le vivant.

Pour diagnostiquer une dilatation d'estomac, il est indispensable d'étudier le mode de remplissage du viscère. L'estomac normal a un mode de remplissage immédiat caractéristique (voir physiologie). L'estomac dilaté se remplit comme un vase à parois inertes et flasques. Le liquide s'accumule au fond, distendant passivement la portion qu'il occupe. Son niveau s'élève en proportion de la quantité ingérée. Les parois s'accolent dans la région vide de liquides et de gaz, simulant une fausse biloculation.

Chaque fois que nous observons ce mode de remplissage graduel, nous disons qu'il y a dilatation, alors même que le clapotage fait défaut et que les dimensions de l'estomac ne sont pas considérables.

Un estomac dont la limite inférieure est peu éloignée du pubis peut ne pas être dilaté.

Un estomac dont la limite inférieure est voisine de l'ombilic peut être dilaté.

3° ULCÈRE DE L'ESTOMAC. — Nous passerons sous silence le cancer gastrique dont l'étude a été mise au point par de nombreux et excellents travaux ils ont tous démontré l'importance de la méthode radioscopique dans le diagnostic de cette affection; ils ont tous prouvé l'intérêt des renseignements radiologiques qu'elle fournit.

En ce qui concerne le diagnostic de l'ulcère, les observations radiologiques ont moins souvent une égale précision. C'est par des signes indirects, en étudiant la contractilité de l'estomac, le péristaltisme, le siège viscéral de la douleur, etc., que l'existence de l'ulcère peut être prouvée avec une certitude plus ou moins grande.

Il ne faut pas compter pour assurer son diagnostic sur l'existence d'une ombre fixe, correspondant à l'arrêt du bismuth au niveau de l'ulcération.

La plupart des auteurs concluent, comme nous, que le diagnostic direct de l'ulcère gastrique n'est pas possible. La majorité des radiologues n'a pas été convaincue par la lecture des rares observations où ce diagnostic semble avoir été posé et confirmé.

4° CONTRACTURES ET SPASMES GASTRIQUES ESSENTIELS; CHORÉE DE L'ESTOMAC. — Depuis plusieurs années, les pathologistes essayent de prouver que les contractures et les spasmes gastriques ont toujours un substratum anatomique dans une lésion de la muqueuse, si minime soit-elle. Ils se refusent à admettre l'existence des contractures et des spasmes essentiels, c'est-à-dire apparaissant quand la muqueuse est entièrement normale.

Nos recherches radioscopiques, la clinique, les résultats de la thérapeutique nous conduisent à remettre en discussion ces diverses questions, en apportant des preuves qui démontreront avec certitude l'existence des troubles moteurs essentiels.

Ces mêmes recherches radioscopiques et cliniques nous permettent d'étudier sous le nom de *chorée de l'estomac* une maladie non décrite, fréquente cependant, définie par une excitabilité motrice de l'estomac, par une tendance aux spasmes et aux contractures du muscle gastrique et de ses sphincters cardiaque et pylorique, définie par des aspects radioscopiques spéciaux caractérisant cette excitabilité, se manifestant enfin par des symptômes généralement très graves, habituellement rebelles à toute thérapeutique autre que celle que nous avons adoptée.

OBSERVATION I. — Un malade (1), âgé de 51 ans, est traité depuis dix ans, sans succès, par de nombreux médecins, tous

____

(1) Ce malade a été présenté par nous à la Soc. de Radiol. méd. de Paris, à la séance du 10 mai 1910.

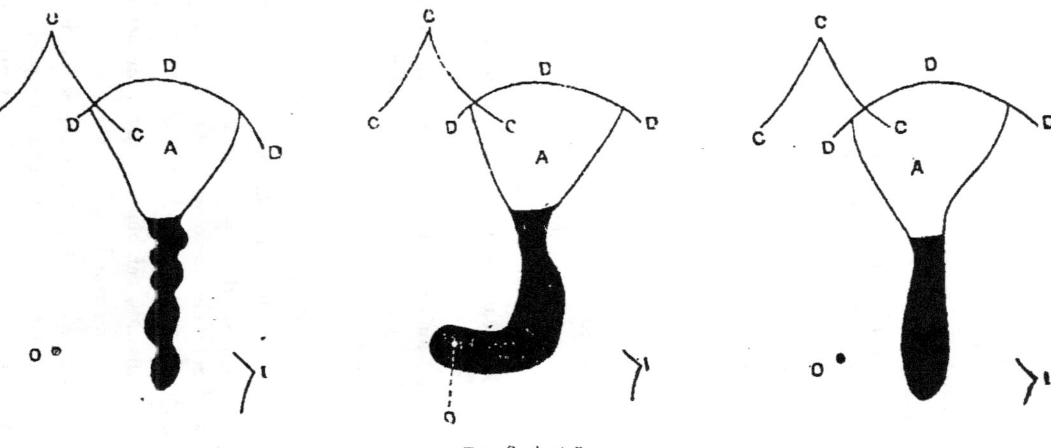

Fig. 3, 4 et 5

Chorée de l'estomac.

Trois aspects successifs du même estomac.
Mouvements incessants.

A. Chambre à air. — C C C. Rebord costal. — D D D. Diaphragme. — O. Ombilic. — I. Epine iliaque antéro supérieure.

également réputés. Pendant ces dix ans, malgré tous les traitements, malgré l'ablation de l'appendice, il a des crises gastriques extrêmement douloureuses, avec vomissements bilieux et alimentaires; après les crises, il reste incapable de s'alimenter durant dix à quinze jours.

Lorsqu'il nous fut confié, les accès ne lui laissaient plus aucun répit et il avait recours aux injections de morphine pour diminuer ses souffrances.

Tous les diagnostics avaient été posés à propos de son cas, y compris ceux de lithiase biliaire et de crises tabétiques.

Examen radioscopique. — L'examen radioscopique nous révéla une agitation continuelle de l'estomac, des mouvements péristaltiques et antipéristaltiques désordonnés, choréiques, étendus à toute la hauteur du viscère, déterminant des changements incessants de calibre et de forme.

C'est cet aspect radioscopique si spécial que nous proposons de désigner sous le nom de *chorée de l'estomac.*

À l'état normal, les ondes motrices sont limitées à une étendue restreinte, au niveau de la région pylorique. Lorsqu'il y a sténose du pylore, ces ondes s'étendent beaucoup plus haut; mais les contractions sont inefficaces et ne vident pas ou vident mal l'estomac.

L'estomac choréique, au contraire, se vide assez facilement, car le lait de bismuth gommé franchit le pylore alors même qu'il est le siège de spasmes ou de contractures.

Preuve thérapeutique.— Dès que ce malade commença à suivre nos conseils, son état s'améliora. Les crises douloureuses et les vomissements cessèrent aussitôt; dans le premier mois, il n'eut qu'une seule crise, légère, de quelques heures de durée, après laquelle il put aussitôt se réalimenter.

En moins de six semaines, cet homme, souffrant depuis dix ans, pouvait prendre et supporter les aliments les plus variés.

Tous les symptômes accessoires non gastriques, mais de nature spasmodique, dont il se plaignait, avaient également pris fin : la constipation opiniâtre, les accès de rétention d'urine fréquents au cours de sa maladie, etc.

Ajoutons qu'un deuxième examen radioscopique fait un mois

après le premier, avait révélé un estomac calme, normal, à contractions localisées dans la région pylorique.

Notre traitement avait été, dans ses indications essentielles, semblable à celui que nous avons exposé, avec détails (1), à propos des crises spasmodiques pyloriques qui simulent l'appendicite, lorsque le pylore abaissé et dévié correspond au point de Mac Burney. Nous avions ajouté à ce traitement l'emploi quotidien de 3 grammes de bromure de sodium, *per os*, pour agir plus directement encore sur l'hyperesthésie de la muqueuse gastrique.

OBSERVATION II. — Un autre malade, âgé de 50 ans, était soigné depuis dix ans par des spécialistes éminents (2). Le diagnostic de nos confrères était : sténose du pylore avec ulcère. Le malade était resté durant cinq ans au régime lacté, sans aucun profit. Depuis dix-huit mois, un spasme du cardia avait aggravé la situation ; ce malheureux ne pouvait absorber un aliment solide sans qu'il se produise une crise douloureuse, angoissante le plus souvent, qui ne cessait qu'après le rejet des aliments.

Examen radioscopique. — L'examen radioscopique révéla un spasme du cardia, un spasme du pylore et de l'aérophagie ; il démontra que la région pylorique n'était pas sténosée.

Preuve thérapeutique. — Ce malade, traité comme le précédent, guérit en quelques jours. Nous avions institué en même temps le traitement de l'aérophagie indispensable en ce cas, puisque la radioscopie nous en avait indiqué l'existence. La guérison se maintient intégrale depuis trois ans.

OBSERVATION III. — Un malade est soigné dans un service spécialisé pour les maladies du tube digestif. Le diagnostic porté est : sténose du pylore consécutive à un ulcère gastrique ; les symptômes (vomissements et douleurs tardives), leur évolu-

---

(1) *Presse méd..* 1ᵉʳ déc. 1909.
(2) Ce sujet guéri a été présenté par l'un de nous à l'occasion d'une leçon faite à l'Hôpital Tenon, dans le service du Dʳ Caussade, en mars 1909.

tion, leur durée, le chimisme gastrique paraissent devoir confirmer le diagnostic.

Preuve thérapeutique. — Nous convoquons ce malade à l'Hospice des Enfants-Assistés pour un examen radioscopique.

Nous le plaçons derrière l'écran; un incident survient et l'examen ne peut avoir lieu... Le malade rentre à l'hôpital où il était en traitement; il était guéri; dès cet instant, il n'a plus souffert, il n'a plus vomi ! Cette guérison, due à l'influence psychothérapique favorable d'un examen radioscopique manqué, se maintient depuis dix mois.

Si nous présentons cette observation, étrangère en apparence à l'objet de ce rapport, c'est qu'elle montre, comme les autres, l'erreur de diagnostic que peut entraîner la symptomatologie qu'elle rapporte, erreur que l'examen nous eût permis sans doute de rectifier.

CONCLUSIONS

De ces diverses observations, extraites d'un ensemble de faits non moins concluants, nous voudrions faire ressortir la concordance constante qu'offrent, au point de vue du diagnostic des affections que nous venons d'étudier, les résultats de l'examen radioscopiques et l'évolution ultérieure de la maladie.

Chez les sujets dont nous rapportons le cas, l'espect radioscopique de l'estomac présentait l'une ou l'autre des particularités suivantes :

1° Le spasme ou la contracture du cardia, démontrés par la pénétration plus ou moins lente du bismuth dans l'estomac;

2° La contracture ou le spasme de la région pylorique, indiqués par la disparition plus ou moins complète, mais passagère, de cette région sur l'écran.

Cette image disparaît souvent comme si la région était obstruée par un cancer. Lorsqu'il n'y a pas de lésion, mais un simple spasme, après un temps assez court ce spasme cesse, et la région pylorique, perméable à nouveau pour le lait de bismuth, redevient normale.

On conçoit qu'un examen hâtif, une radiographie instantanée fixant l'image au moment où le spasme s'oppose à la pénétration du bismuth dans la région pylorique, laissent croire à l'existence d'une lésion à ce niveau;

3° Le spasme ou la contracture du sommet de la zone tubulaire. La biloculation gastrique plus ou moins prolongée comme durée, passagère ou permanente, peut être ainsi réalisée;

4° Ces spasmes, généralisés à tout l'estomac, donnent naissance à de véritables mouvements choréiques. Ces spasmes varient constamment de siège et modifient à tout instant la forme ou le calibre du viscère;

5° A ces états spasmodiques se joint presque toujours l'aérophagie, tantôt cause ou tantôt effet, souvent cause et effet à la fois dans la production de ces aspects radioscopiques si remarquable à tant de point de vue.

Chez ces malades, la symptomatologie spasmodique avait égaré le diagnostic des cliniciens distingués et entraîné un traitement, ou même une intervention chirurgicale inutile et inefficace.

Le traitement que nous avons institué, en vue de la névrose motrice et sensitive de l'estomac, de l'hyperesthésie de la muqueuse, de l'aérophagie, de l'état général correspondant, etc., a toujours amené l'amélioration immédiate, puis la guérison persistante de ces sujets.

Nous avons soumis nos malades, au cours du traitement, à des examens radioscopiques de contrôle, et chaque fois, l'amélioration obtenue correspondait à un aspect nouveau de l'organe, à une diminution notable des contractures et des spasmes. A la fin, les contractions étaient physiologiques, normalement localisées à la région pylorique.

On est donc en droit de conclure à l'existence d'accidents graves liés à des spasmes essentiels en dehors de toute lésion organique. S'il en était autrement, des états comme ceux que nous rapportons, anciens et rebelles à tout essai de thérapeutique, auraient-ils cédé si rapidement au traitement institué d'après les données de l'examen radioscopique Si parfois de tels malades ont paru bénéficier de l'intervention chirurgicale, il est à présumer que, d'une part, le repos prolongé, d'autre part, l'alimentation sévère postopératoire, peut-être aussi l'effet moral qui s'attache à l'acte chirurgical, expliquent l'amélioration constatée.

Nous croyons avoir mis en valeur l'utilité de l'exploration

radiologique de l'estomac, et le parti que peut en tirer la clinique, principalement dans les cas où la symptomatologie que nous venons de décrire peut faire hésiter le diagnostic. Nous n'insisterons donc pas, ayant déjà retenu trop longtemps sur ce point l'attention de nos confrères congressistes.

5° Aérophagie. — La radioscopie nous a permis d'étendre très loin le domaine clinique de l'aérophagie et de lui attribuer

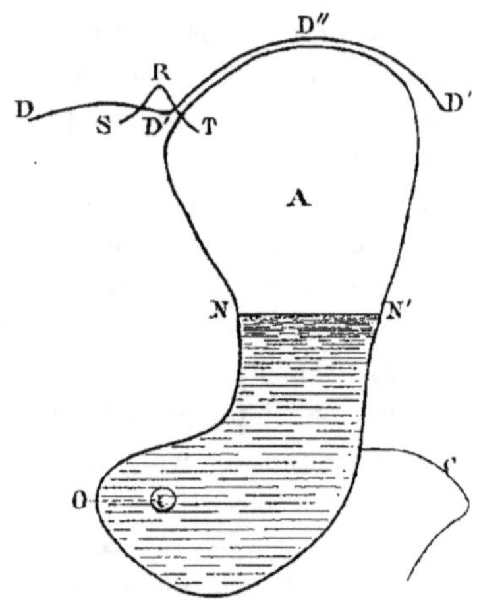

Fig. 6

Estomac d'aérophage.

C. Crête iliaque. — O. Ombilic. — D D' D" D'''. Diaphragme.
S R T. Rebord costal. — N N". Niveau du contenu gastrique.

des états pathologiques dont on n'aurait pas songé à la rendre responsable, les signes classiques connus de l'aérophagie faisant défaut (1).

En effet, l'aérophagie discrète, qui ne peut être diagnostiquée sans les rayons X, est certainement plus redoutable que l'aérophagie ordinaire. C'est elle qui détermine des accidents variés dont la symptomatologie est telle qu'elle expose à de nombreuses erreurs de diagnostic ; nous avons vu de nombreux malades trai

---

(1) _La Clinique_, 14 mai 1909 (Doin et fils, éditeurs, Paris).

tés pour de l'artério-sclérose, des troubles cardiaques, de l'an
gine de poitrine, des sténoses pyloriques ou des états névropathi-
ques indéterminés, qui n'étaient en réalité que des aérophages.
Le traitement du symptôme aérophagie a toujours eu comme
résultat la guérison du mal.

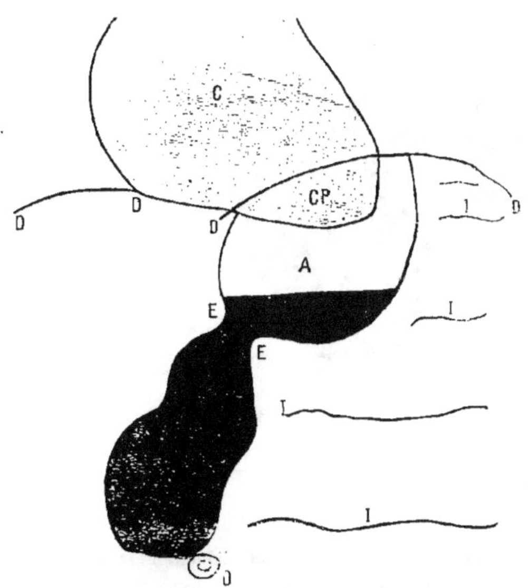

Fig. 7

Estomac d'aérophage ; biloculation spasmodique.

A. Chambre à air. — C. Cœur. — CP. Pointe du cœur.
D D D D. Diaphragme. — E E. Estomac. — I I. Côlon distendu par l'air.
O. Ombilic.

Les conséquences mécaniques ou réflexes de l'aérophagie expliquent la multiplicité et la variété des accidents qu'elle détermine parfois.

Les accidents peuvent apparaître sans que la quantité d'air
ingurgitée soit considérable. Il suffit que l'estomac soit irri-
table, aisément contracturé, ou présente de la tendance aux
spasmes, pour que le contenu gazeux se trouve sous forte tension,
sitôt que le cardia et le pylore ne se laissent pas traverser par
l'air ingurgité.

Il y aura donc des aérophages dont la chambre à air sera très distendue par l'air, et d'autres chez qui elle ne présentera qu'un volume relativement minime. Les aspects radioscopiques varieront évidemment dans les deux cas. Cette réserve faite, indiquons les caractères radioscopiques essentiels de l'aérophagie (1).

1° Augmentation de volume de la chambre à air gastrique;

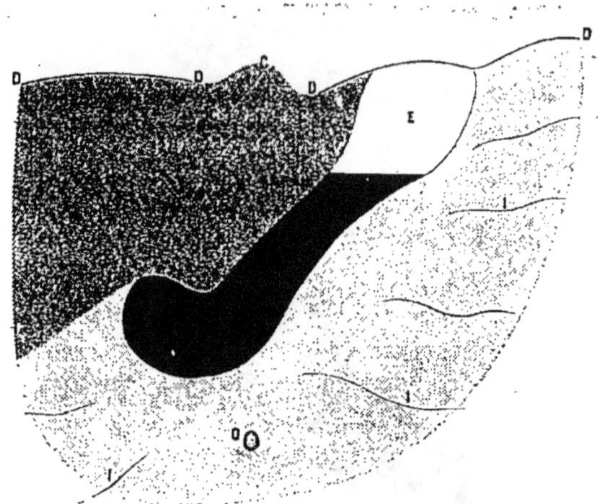

FIG. 8

Etape intestinale de l'aérophagie; orthodiagramme (réduction à 1/2).

C C C. Rebord costal. — D D. Diaphragme. — I I I. Côlon distendu par l'air.
E. Estomac. — O. Ombilic.

2° Surélévation parfois extraordinaire de la moitié gauche de la voûte diaphragmatique;

3° Transparence inusitée de tout l'abdomen;

4° Visibilité du bord inférieur du foie qui n'apparaît pas à l'écran normalement;

5° Présence possible de la pointe du cœur au-dessous de la voûte diaphragmatique (fig. 7).

L'estomac de l'aérophage peut présenter un volume normal, lorsque l'examen a lieu après évacuation du contenu gazeux dans l'intestin. A ce moment, le côlon distendu refoule en haut le diaphragme et repousse l'estomac vers la ligne médiane. Cette

____

(1) Soc. de Rad. méd. de Paris, juillet 1909.

distension intestinale prolonge les accidents dus à l'aérophagie
gastrique et les aggrave par conséquent (fig. 8).

***

L'estomac du nourrisson aérophage diffère essentiellement de
l'estomac du nourrisson normal. L'aérophagie provoque souvent

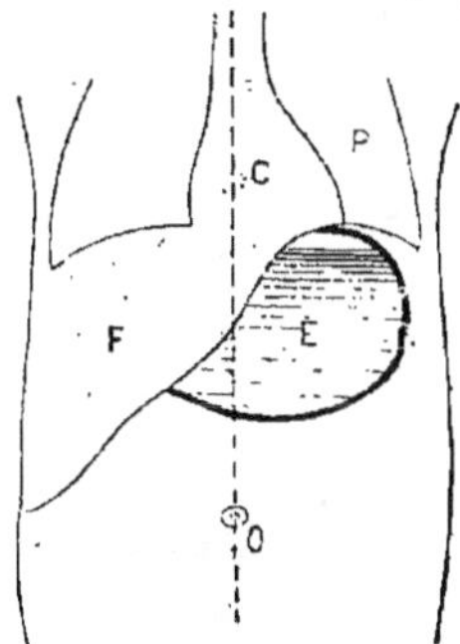

FIG. 9

Estomac de nourrisson en état de contraction.

les vomissement incoërcibles du premier âge. Seule une régle-
mentation du mode et de l'intervalle des tétées mettra fin à de
tels accidents.

Il n'est pas inutile de rappeler ici les faits que nous avons
mis en lumière avec A. Lesage (1) et qui montrent bien le mécanisme de l'aérophagie chez le nourrisson.

Quand un nourrisson normal achève de téter, l'estomac se
contracte brusquement et la chambre à air disparaît presque
entièrement (fig. 9).

La figure suivante représente l'estomac d'un nourrisson aérophage. On voit que l'air ingurgité en excès au cours de la tétée
ne s'est évacué, ni à mesure que le lait pénétrait dans l'estomac,
ni à la fin de la tétée. Une contraction brusque, se produisant
plus ou moins tardivement, déterminera l'expulsion de l'air,
mais entraînera fatalement un vomissement.

(1) Soc. de Thérap., 9 déc. 1908.

L'aérophagie du nourrisson peut être liée ou non à un spasme du cardia. Le mécanisme et le traitement du vomissement varient dans l'un et l'autre cas.

Lorsque le nourrisson a avalé une très grande quantité d'air (succion maladroite, bout de sein mal formé, etc.) et une faible quantité de lait, il suffira d'augmenter l'importance et la durée de la tétées, de la faciliter, pour que le lait absorbé chasse l'air de l'estomac. L'aérophagie est ainsi corrigée et les vomissements cessent.

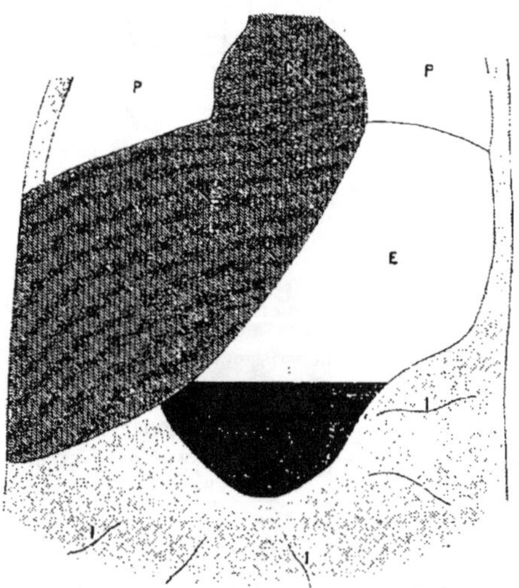

Fig. 10

Estomac de nourrisson aérophage à la fin de la tétée.

C. Cœur. — Estomac. — F. Foie. — I. Intestins. — P. Poumons.

Les choses se passent ainsi lorsque le cardia est perméable.

Il en est tout autrement, si une contracture du cardia s'oppose à la sortie de l'air ingurgité. Dans ce cas, une tétée courte introduira moins d'air qu'une tétée prolongée; on prescrira donc, pour combattre le vomissement, la diminution de la durée et de l'abondance de la tétée.

Telles sont les données que nous avons pu fixer, à l'aide de la radioscopie, sur l'aérophagie du nourrisson. La transparence des sujets facilite les recherches de l'opérateur et permet d'étudier avec beaucoup de précision le mécanisme de la maladie.

***

Les faits que nous venons d'exposer montrent assez les grands services que peut rendre à la médecine l'exploration radiologique de l'estomac.

Nous souhaitons, en terminant ce rapport, que nos collègues de l'étranger puissent les vérifier, comme nos collègues français l'ont déjà fait.

RADIOGRAPHIE DE L'INTESTIN GRÊLE

par Paul AUBOURG (Paris)

L'épreuve, que je présente au Congrès pour sa rareté, est l'image d'un intestin grêle sur le vivant.

Il s'agit d'une dame de 44 ans, entrée à l'hôpital Boucicaut dans le service de M. Letulle, pour des douleurs d'estomac principalement après l'ingestion des aliments et qui fut envoyée au laboratoire de rayons X de l'hôpital pour un examen radiologique de l'estomac.

La malade m'apprit que, dix années auparavant, elle avait été laparotomisée pour une gastro-entéro-anastomose. En l'absence du chirurgien, je n'ai pu jusqu'ici obtenir les détails de la raison anatomique de l'acte opératoire.

L'examen radioscopique, la malade debout, me montra une légère poche à air sous-diaphragmatique gauche, puis je lui fis prendre un lait de carbonate de bismuth et voici la note qui fut remise à M. Letulle :

« Le fonctionnement de la gastro-entéro-anastomose est parfait, trop parfait même. En effet, aussitôt après l'ingestion du lait de bismuth, le contenu de l'estomac s'évacue *en entier* dans le jéjunum en se dirigeant sur la fosse iliaque gauche. La palpation des anses grêles à ce niveau montre sur l'écran leur grande mobilité. Au dessous du lieu anastomosé, il n'y a plus trace de liquide bismuthé : il semble donc qu'il y ait encore à ce niveau une sténose maintenant encore complète. La bouche anastomotique est très à gauche. Le point qui frappe le plus est la très grande rapidité du passage immédiat de l'estomac dans l'intestin grêle et le liquide a passé directement comme si l'estomac n'était qu'une continuation de l'œsophage. »

En présence de ce remplissage immédiat de l'intestin grêle, j'ai fait la radiographie dont je vous présente l'épreuve. Malade couchée, la face antérieure de l'abdomen sur la plaque, tube Gun-

delach, 7 milliampères, rayons n° 7, à 65 centimètres, 22 se
condes, plaque Grieshaber.

Cette épreuve montre une notable partie des anses intestinales
grêles remplies par le lait de bismuth. Il s'agit bien entendu de
la partie du jéjuno-iléon en rapport direct avec la paroi abdominale antérieure et non de tout l'intestin grêle : en effet, la mensuration de ces anses donne une longueur de 1^{m}25 environ et
représente donc le quart ou le cinquième de la totalité de l'intestin.

Ces anses rappellent par leur siège, leur volume, leur enche-
vêtrement l'image classique des anses grêles. Le point important
de la radiographie, c'est que leurs bords ne sont pas rectilignes,
mais crénelés, incurvés, comme festonnés. Ces festonnages représentent les plis circulaires de Kerkring et la netteté avec laquelle ce plis sont visibles sur l'épreuve démontre qu'au moment
de la pose, ces plis étaient immobiles : il n'y a donc pas eu de
péristaltisme durant la pose relativement longue (22 secondes) :
cette constatation vient infirmer l'opinion du péristaltisme vermiculaire continu de l'intestin grêle. Cette continuité du péristaltisme n'existe pas plus au petit intestin qu'elle n'existe au
gros ou à l'estomac. Le péristaltisme intestinal n'est donc pas
régulier et continu, mais au contraire intermittent, par à coups,
avec des interruptions plus ou moins longues. Ce fait ne saurait
étonner, puisqu'il s'agit de muscles à fibres lisses dont la contraction est toujours interrompue.

En résumé, cette radiograhie partielle de l'intestin montre,
en plus de ces détails de physiologie, que dix années après son
établissement, une bouche stomacale fonctionne immédiatement
pour permettre à un lait de bismuth de passer directement dans
l'intestin grêle sans être mélangé aux sécrétions duodénale, hé-
patique, pancréatique : peut-être cette absence de mélange avec
les liquides duodénaux est-elle la cause des douleurs qui suivent
chez cette malade l'absorption des liquides et des aliments.

UN RADIOMÈTRE A INDICATIONS OBJECTIVES

par Heinz BAUER (Berlin)

—

Dans l'examen critique de toute science, on peut émettre le principe légitime suivant : une branche du savoir humain a d'autant plus de droits au titre de science qu'elle nous met à même de vérifier ses données avec plus d'exactitude. Ce qui revient à dire, en appliquant ce principe aux sciences expérimentales, que celles-ci méritent d'autant mieux ce titre que leurs méthodes métriques sont plus précises et plus complètes.

Mettons la radiologie à l'épreuve de la critique et nous arrivons à une constatation qui n'est précisément pas fort réconfortante. Non pas que ces méthodes y fassent défaut; bien au contraire, elles ne sont que trop nombreuses; nous pouvons même dire que tout radiologiste, quelque peu avancé dans la carrière, s'en est inventée une et qu'il s'y tient dans sa pratique personnelle. Mais cette abondance de méthodes n'est, en définitive, que la meilleure preuve que nous ne disposons pas encore de *la méthode*, de cette méthode dont les données, à l'abri de toute critique sont faciles pour tout radiologiste à reproduire et à vérifier. Et aussi longtemps que nous ne serons pas gratifiés de cette méthode, la radiologie restera — il est fâcheux de devoir le dire en termes clairs et nets — la radiologie restera une science tributaire de l'expérience personnelle de chacun.

Nous sommes le plus avancés, en ce qui concerne la source radiogène, c'est-à-dire l'ampoule, dans les mensurations de l'intensité du courant secondaire; nous avons en vue ici les indications quantitatives du milliampéremètre. Ce n'est pas à dire que ces mensurations soient parfaites; nous avons peine à croire que la physique pure s'en contente jamais, ou du moins s'en contente à l'exclusion de toute autre. Mais quoi qu'il en soit, les indications du milliampéremètre peuvent incontestablement servir de base internationale permettant un contrôle pratique suffisant, à la condition — condition essentielle — que le courant de fermeture soit complètement éliminé.

Autrement, bien autrement est l'état des choses en ce qui concerne les mensurations qualitatives : nous entendons parler de la détermination du pouvoir pénétrant des radiations. Nous disposons bien ici de trois radiomètres-types, qui ont conquis « droit de cité » dans la pratique radiologique : ce sont les radiomètres de Benoist, de Wehnelt et de Walter. Ces instruments reposent tous sur l'application d'une seule et même loi bien connue, à savoir l'absorption progressive des radiations par des épaisseurs de plus en plus fortes de métal. De ces trois instruments-types, tels que les inventeurs les ont fait construire, il existe encore toute une série de modifications, plus ou moins répandues : si bien qu'il est impossible de dire avec certitude que telle ou telle indication de tel ou tel appareil, même quand elle est formellement énoncée, correspond bien à tel ou tel degré de pénétration. Ce qu'il y a de plus fâcheux ici, c'est que toutes ces indications reposent sur des appréciations subjectives : aussi doit-il arriver et arrive-t-il — nous avons pu journellement nous en convaincre maintes fois dans notre laboratoire — il arrive, disons-nous, que les lectures, faites par différents observateurs, ne concordent nullement et sont même quelquefois fort discordantes, quand il s'agit de déterminer le pouvoir pénétrant des radiations émises par une même ampoule, au moyen d'un même radiomètre, dans les mêmes conditions d'expérimentation.

D'ailleurs cette divergence est corroborée à suffisance dans les diverses publications : c'est ainsi que 6 et 8 degrés Benoist correspondraient respectivement à 10 et 12 degrés Wehnelt d'après l'excellent *Traité de Radiologie* de Kienböck, et seulement à 8 et 9.6 degrés Wehnelt d'après le traité d'Albers-Schönberg. Entre les données de ces deux radiologistes si expérimentés, il y a donc une divergence de près de 25 p. c.

A cette erreur fondamentale dérivant de l'appréciation subjective, vient s'ajouter malheureusement encore une autre : la détermination du pouvoir pénétrant n'est juste que momentanément, au moment de la lecture : les variations qualitatives très notables qui se produisent au cours du fonctionnement de l'ampoule et qui dépendent de l'intensité du courant et du nombre des interruptions, échappent à toute appréciation : force est de renoncer au contrôle continu du tube durant toute sa mise en marche.

Enfin, faut-il ajouter que le radiologiste est obligé, le plus souvent, de s'exposer aux radiations pour en mesurer la pénétration ? Plus son mode opératoire et son contrôle seront donc méticuleux, plus menaçant sera le danger de radiodermite.

Aussi est-il facile de comprendre pourquoi, de différents côtés, des tentatives furent faites en vue de remédier à ces fâcheux inconvénients par la construction et l'emploi d'appareils à indications objectives. Villard, Bergonié et Klingelfuss eurent recours à des appareils de ce genre très ingénieux, mais soit que ceux-ci fussent trop coûteux ou trop délicats, soit qu'ils ne fussent applicables qu'à un certain type d'instrumentation, soit qu'il nécessitassent des modifications dispendieuses et ennuyantes à l'instrumentation existante, ces appareils n'ont malheureusement guère pu conquérir quelque place dans la pratique radiologique.

Depuis longtemps, nous nourrissions l'espoir de combler cette lacune et d'imaginer un appareil relativement peu coûteux, applicable à tout appareillage et capable de fournir des indications objectives suffisantes à la pratique. L'idée directrice, qui nous guida dans l'invention de notre radiomètre, fut la loi bien connue qui établit que la dureté de l'ampoule est fonction de la tension du courant secondaire ; déterminer cette tension, c'est donc déterminer en quelque sorte le degré de dureté des radiations. La première idée, qui se présente à l'esprit, est de recourir, dans ce but, au voltmètre à connexion bipolaire : mais cet instrument n'est guère pratique en raison des difficultés et du coût qu'entraînent ces tensions si extraordinairement élevées.

Nous eûmes l'idée de recourir à l'électromètre statique, instrument simple, peu coûteux, auquel on s'adresse dans tous les laboratoires de physique quand il s'agit de mesurer ces hautes tensions. Toutefois sa portée ne va guère au delà de 10,000 volts : aussi bien, ne pouvait-il être question de l'employer tel quel pour mesurer des tensions dépassant les 100,000 volts, mais heureusement il nous fut possible de l'utiliser dans ce but, grâce à un artifice et notamment en tirant profit du phénomène de la chute de potentiel dans le condensateur. Un tel condensateur, sous la forme imaginée par Kohlrausch, est un appareil des plus simple : il consiste simplement en deux plateaux, en deux disques métalliques, se faisant face et séparés l'un de l'autre par une couche d'air : il s'adapte, sans difficulté aucune, à l'électromètre même.

Il fallut pourtant apporter des modifications notables à cet électromètre tel qu'il est construit et cela en vue de la destination que nous lui assignions. La description de tous les détails de construction entraînerait de trop longs développements : bor-

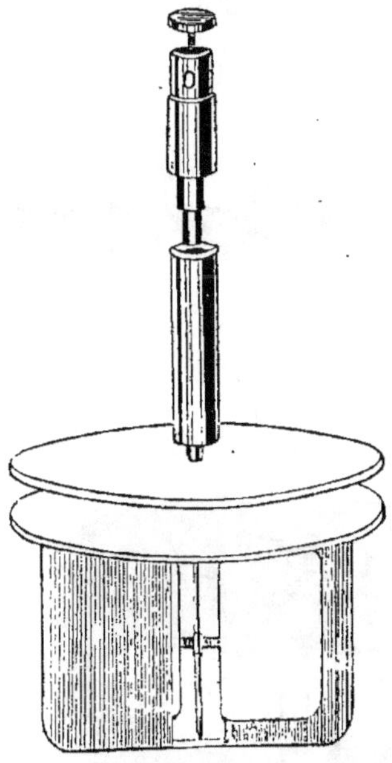

Fig. 1

nons-nous ici à indiquer les particularités nécessaires à la facile compréhension du principe qui nous inspira (v. fig. 1).

Entre deux lames métalliques fixes, pivote un axe mobile pourvu de deux ailerons : la connexion avec un courant de haute tension fait que les ailerons mobiles et les lames fixes se chargent d'électricité de même nom, qu'elles se repoussent par conséquent. Or, cette répulsion est directement proportionnelle à la tension en jeu. Cette répulsion, c'est-à-dire cette tension est indiquée à tout moment et d'une manière très visible, par une aiguille que porte un des deux ailerons et qui se déplace le long d'une échelle graduée.

Ces différents organes sont logés dans une boîte d'ébonite suspendue librement à une tige horizontale qui permet de fixer aisément l'appareil à toute cabine de protection ou sur tout châssis radiographique (v. fig. 2). La connexion, nous l'avons déjà dit, est seulement unipolaire : il suffit donc de relier l'appareil au conducteur négatif, soit à la cathode de l'ampoule, soit au pôle négatif de la bobine. Il n'est pas recommandable de le relier à l'anode, en raison des variations de capacité qui se produisent à cette électrode de l'ampoule.

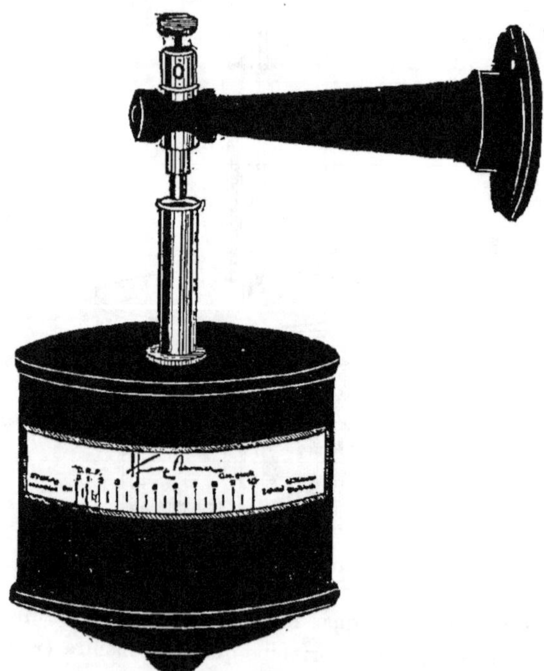

Fig. 2

Les essais qui furent faits avec les ampoules et les instrumentations les plus diverses, montrèrent un fonctionnement absolument irréprochable : l'appareil tout entier était donc là.

Mais comment fallait-il étalonner ? Ce problème ne laissa pas de nous embarrasser beaucoup : en fin de compte, nous nous décidâmes à étalonner l'appareil suivant les degrés d'absorption que les radiations de Röntgen subissent dans leur passage à travers le métal le plus employé dans la technique radiologie, c'est-à-dire à travers le plomb. L'échelle porte l'indication suivante : *Les radiations sont absorbées par une épaisseur de 0, 1, 2, 3, 4... 10 dixièmes de millimètre de plomb;* les déplacements de l'aiguille indiquent donc simplement ces degrés d'absorption. Dans toutes les parties du monde, il est aisé de reconstituer cette échelle; quelques lames de plomb, d'un dixième de millimètre d'épaisseur, disposées en escalier, forment tout le matériel nécessaire; partout du plomb est du plomb, partout un dixième de millimètre reste un dixième de millimètre. Il est donc facile de reproduire ou de vérifier les données de ce radiomètre au moyen de la plaque photographique, partout où on ne disposerait pas de cet appareil. Sa graduation peut être complétée d'une façon indéfinie dans les deux sens de l'échelle : au surplus, sa simplicité est telle qu'il se recommande en radiologie à titre d'instrument international.

En somme, nous avons là un instrument qui, par les déplacements de son index, donne des renseignements absolument objectifs sur la dureté de l'ampoule. Ses indications sont facilement reproductibles dans toutes les parties du monde : elles permettent à l'opérateur, placé en dehors de la zone des radiations. de surveiller, d'une façon minutieuse et continue, l'ampoule pendant toute sa mise en activité.

Je n'ose prétendre que cet instrument, que nous pourrions appeler *qualimètre,* constitue bien le radiomètre par excellence, ainsi que l'ont bien voulu qualifier déjà quelques radiologistes autorisés. L'avenir nous le dira. Quoi qu'il en soit, il m'est sans doute permis de croire que l'introduction de cet instrument dans la pratique radiologique sera de nature à atténuer, dans une certaine mesure, ce dangereux travail de Sisyphe que constitue la détermination du pouvoir pénétrant des radiations.

UEBER DIE BEHANDLUNG SCHMERZHAFTER AFFEKTIONEN MITTELST DES RADIUMS

von Prof. K. MIURA, Tokio

Jedes Mittel in der Therapie, mag es physikalischer oder chemischer Natur sein, ist mit Freude zu begrüssen, wenn es sich darum handelt, den Schmerz der leidenden Menschheit zu lindern. Unter den zahlreichen Mitteln dieser Art könnte man auch eine Eigenschaft des Radiums hervorheben, welche darin besteht, Schmerzen von verschiedener Herkunft in beruhigender Weise zu beeinflussen. Schon die Joachimthaler Bewohner wussten seit Alters her die Anwendung der Pechblende als schermzstillendes Mittel gegen Kopfweh und sonstiges Leiden und die neueren Versuche mit Radium und dessen Emanation haben diese alte Erfahrung nur bestätigt.

Mein erster Versuch am 21. Januar 1904 bei einem 54 jährigem Mann mit Rippensarcom, bei dem ich mit dem Radium auf den Tumor selbst einwirken wollte, zeigte mir gleich einen anderen Weg; denn der Patient, welcher Tag und Nacht von heftigen Schmerzen gequält wurde, war nach der Radiumapplikation eine Zeit lang davon befreit, sodass er später selbst den Wunsch äusserte, die kleine Kapsel nochmals auf die Stelle zu setzen (vgl. *Deutsche med. Woch.*, N° 43, S. 1600, 1904). Diese Hartgummikapsel in der bekannten Form, welche 25 mg. Radiumbromid enthielt, und mit einer dünner Glimmerplatte bedeckt war, bezog ich von der Chininfabrik Buchler und Co. in Braunschweig.

Seit dieser kleinen Beobachtung habe ich das Radium bei verschiedenen Neuralgien mit und ohne anatomische Grundlage, bei Mamma- und constigen Karcinomen, bei rheumatischen Affectionen und sonstigen mit Schmerz einhergehenden Krankheiten, ferner bei hysterischen und neurasthenischen Schmerzen vielfach angewandt, deren einzelne Beschreibung ich hier übergehe.

Je nach der Lokalität und der Art der Krankheit pflege ich verschieden vorzugehen. Entweder packe ich die Radiumkapsel in ein Gazestückchen mit oder ohne Watte und streiche damit sanft die betreffende Stelle, so z. B. das Gesicht, oder ich lege erst einen dünnen Aluminiumfilter darauf und binde sie mit gewissem Druck auf die schmerzhafte Stelle, wie z. B. bei Ischias oder sie wird eine Zeit lang von der einen und dann von der anderen Seite usw. abwechselnd appliciert mit gleichzeitigem Druck, um das Blut möglichst zurückzudrängen und die Haut weniger gegen Radium empfindlich zu machen, wie es G. Schwarz empfiehlt. Ueber die neueren Apparate mit aufgeklebten Salz auf Hanf, Hartgummi oder Metall habe ich keine eigene Erfahrung. Die Dauer der Applikation beträgt je nachdem es mit Filter bedeckt ist oder nicht, 5 bis 15 Minuten an einer Stelle. Nur darf man bei Patienten mit zarter Haut dieselbe nicht zu lange ausdehnen, weil man dadurch ein schwer heilbares Geschwür erzeugen kann, besonders wenn man ohne Filter manipuliert. In solchen Fällen soll man fractionsweise und tastend vorgehen.

Schon 1902 und 1903 hatte Foveau de Courmelles auf die schmerzlindernde Wirkung des Radiums hingewiesen und Darier hat damit Iritis und Orbitalneuralgie behandelt. Im Monat Juli 1904 berichteten Raymond und Zimmern in der Pariser Academie de Médecine über schmerzstillende Wirkung des Radiums bei Tabes dorsalis. Es folgen dann die Arbeiten von Soupault, Dominici, Bongiovanni, etc. Touchard und Fabre behandelten Lumbartschmerzen der Siringomyelie sowie Ischias mit Radium und sah rasche Besserung derselben. Barcat und Delamarre halten die scherzlindernde Wirkung des Radiums bei Neuralgien und Neuritiden für bewiesen, nur sei sie keine konstante. Erwähnen will ich nur, dass man fast mit grösserem Erfolge Pruritus und jukkende Ausschläge behandelt hat (Treves, Butcher, Wickham, u. a.).

Wenn wir nun unsere Erfahrungen zusammenfassen, so können wir im Allgemeinen sagen, dass das Radium bei Schmerzen, welchem die Arteriosklerose zu Grunde lag, keinen Erfolg zu verzeichnen hatte. Bei der Tabes dorsalis konnten wir durch Radium die lanzinierenden Schmerzen zwar beruhigen, doch kamen sie leicht wieder zum Vorschein, sodass die Application immer wiederholt werden musste. Aehnlich ging est bei den Gürtelschmerzen anderer Rückenmarkskrankheiten, bei den Neuralgien mit Herpes zoster oder bei denjenigen, welche durch Tumoren verursacht wurden. Besseren Erfolg hatten wir bei Neuralgien oberflächlich gelegener Nerven, so des N. peroneus, radialis, ulnaris, occipitalis, femoris lateralis u. dgl. Nur bei der Trigeminusneuralgie ziehe ich den Franklinschen Wind allen anderen Mitteln vor, besonders wenn der Schmerz in der Schleimhaut des Mundes sitzt. Leicht beeinflussbar sind ferner hysterische und neurasthenische Schmerzen.

Bei dieser Gelegenheit möchte ich noch eine merkwürdige Beobachtung erwähnen, welche ich zur Zeit des russisch-japanischen Kriegs im Toyama-Lazarete zu Tokio bei einem 26 jährigen Soldat machte. Dieser Mann bekam einen Schuss am rechten Oberschenkel mit Verletzung des N. ischiadicus (Einschuss lateral oberhalb des Knies ; Ausschuss an der medialen Seite des Oberschenkels mit gleichzeitiger Verletzung des Scrotums und des linken Oberschenkels). Patient war fortwährend von unerträglichen Schmerzen gepeinigt, sobald die Haut des Unterschenkels und des Fusses trocken wurde. Er musste infolgedessen die genannten Stellen immer feucht halten; doch einen feuchtwarmen Umschlag vertrug er nicht, weil auch die Haut nicht erwärmt werden durfte. Ein Zugwind, eine kleine Erschütterung, der Rauch von Salz- oder Salpetersäure, von Ammoniak, alle riefen bei ihm immer schmerzhafte Sensationen hervor. Bei diesem Kranken konnte ich nun zu wiederholten Malen bei verdeckten Augen und vorgehaltenem Schirm konstatieren, dass er die Annäherung des Radiums schon aus einer Entfernung von mehreren Centimetern als intensiv scherzhaft erkannte. Diese Empfindung trat jedoch nicht sofort auf, sondern nach einer Latenzzeit von einigen Sekunden und dauerte noch über eine halbe Minute nach der Entfernung desselben fort. Der Versuch konnte bei aller Vorsicht immer mit gleichem Resultat wiederholt werden. Die Röntgenstrahlen hatten hier fast den gleichen Effekt wie die Radiumstrahlen. Auch dieser Patient verspürte aber nachher eine Erleichterung seiner spontanen Schmerzen.

LA STÉRÉORADIOGRAPHIE RAPIDE

DU THORAX ET DE L'ABDOMEN

par Charles Lester LEONARD (Philadelphie)

—

De l'application d'une technique appropriée résulte toute la valeur diagnostique du radiogramme. Cette technique varie avec chaque cas, suivant la région à explorer et suivant les propriétés des tissus qui hébergent la lésion. Les progrès réalisés en radiodiagnostic ne sont que la résultante du perfectionnement de la technique et de son application judicieuse.

Les longues expositions du début de l'ère radiologique exigeaient une immobilisation avec fixation parfaite de l'organe à à explorer : elles durent céder la place aux expositions rapides qui ne demandent d'autre immobilisation que la simple mise au repos de l'organe. Le choix du pouvoir pénétrant des radiations et la rapidité de la pose gouvernent à l'heure actuelle toute la technique du radiodiagnostic des structures osseuses et musculaires. Les expositions rapides ou instantanées n'ont pas à compter avec les mouvements, même involontaires : elles donnent des images fouillées jusque dans les détails des tissus mous.

Les progrès techniques accomplis dans cette voie ont montré toute la valeur de la radiographie rapide, non seulement pour l'exploration des organes doués de motilité involontaire, mais encore pour l'examen de ceux qui sont mobilisés par voisinage.

Les avantages précieux de la stéréoradiographie furent appréciés à leur juste valeur bien avant que les expositions rapides nous eussent permis de mettre en relief la fine structure des organes mous animés de mouvements. Des résultats remarquables ont été obtenus par l'application de cette méthode en médecine et en chirurgie. La plasticité que donnent ces images stéréoscopiques est particulièrement de grande valeur quand il s'agit de localiser un corps étranger ou de se rendre compte des rapports que présentent entre eux les fragments osseux en cas de fracture ou les surfaces articulaires en cas de luxation.

En général, les épreuves stéréoscopiques corrigent les déformations inséparables du caractère divergent des radiations émises par le foyer anticathodique; elles nous donnent une perspective fidèle; elles mettent en œuvre cette faculté, inhérente aux yeux et à l'esprit, de reconstituer la forme de l'objet, d'en apprécier la grandeur et de le situer dans les trois dimensions de l'espace. Les deux images, projetées sur une surface plane par deux points de vue différents, donnent, par une opération inverse, une plasticité et une perspective exactes : elles permettent à l'observateur d'apprécier la distance qui sépare deux points déterminés de l'objet rendu semi-transparent par la radiographie et de reconstruire en perspective la forme de cet objet.

Les organes thoraciques et abdominaux sont animés de mouvements involontaires, mais la radiographie instantanée élimine les effets fâcheux qui résultent de cette motilité : comparée à la stéréoradiographie sans changement rapide de plaques, elle donne des images plus définies, plus nettes.

Heureusement, la technique est arrivée dans ces derniers temps à réaliser, en une demi-seconde, à la fois le changement des plaques et le déplacement de l'ampoule : les deux épreuves stéréoscopiques obtenues ainsi en ce court espace de temps ne montrent plus les défectuosités inhérentes à la stéréographie lente des organes doués de motilité involontaire; elles révèlent une grande richesse de détails et de contraste. D'une part, la rapidité de la pose assure plus de structure dans les tissus mous; la vision stéréoscopique, d'autre part, donne un relief plus opaque aux petits foyers pathologiques et permet de les localiser les uns par rapport aux autres et par rapport aux organes circonvoisins.

Les principales applications, que nous avons faites jusqu'ici de la stéréoradiographie rapide, se rapportent à l'exploration du tube digestif et à l'étude de la tuberculose pulmonaire. Les lésions pulmonaires et les changements de rapports qui en résultent montrent surtout bien tout le profit que le diagnostic peut retirer de cette méthode. Celle-ci nous permettra bientôt d'aborder d'étude du cœur et des différents temps de la révolution cardiaque : mieux que toute autre en usage jusqu'ici, elle constituera un procédé objectif pour étudier la morphologie variable du cœur au cours des différentes affections.

En cas de tuberculose pulmonaire, cette stéréoradiographie rapide nous révèle des foyers morbides qu'un simple négatif n'arrive jamais à mettre en valeur; le poumon, gorgé d'air, se montre bourré de petits agglomérats de tubercules et traversé de bandelettes radiées d'infiltration, bandelettes nettement différenciables d'avec les bronches et les vaisseaux. Nous voyons non seulement les altérations de minime importance ,mais encore la texture des organes thoraciques et les rapports qu'ils affectent avec le médiastin et la paroi thoracique. Nous reconnaissons isolément les bandelettes d'infiltration; nous les voyons, sous forme de petites traînées isolées, partir d'un centre de consolidation, plonger en rayonnant en tous sens dans la masse pulmonaire et donner ainsi l'apparence d'une fine toile d'araignée.

Les foyers de consolidation ne se présentent plus sous forme de zones opaques entourées de tissu pulmonaire sain; ils se présentent tels qu'ils sont, avec leur forme, leur grandeur, leur relief et dans leurs rapports avec les poumons et les organes normaux circonvoisins. Les cavernes n'apparaissent plus comme des zones peu denses au milieu d'un tissu plus dense; elles offrent à nos yeux leur forme réelle, avec des contours concaves et convexes d'épaisseur variable et appréciable. Les ganglions péribronchiques sont visibles à l'état isolé, souvent comme des baies sur leur grappe, dans un ordre déterminé les uns par rapport aux autres, tandis que dans les cas chroniques nous voyons en outre les foyers de calcification intra-ganglionnaire.

Cette méthode nous permet donc, mieux que toute autre, d'étudier les rapports que ces ganglions affectent entre eux et avec les vaisseaux sanguins importants : mieux que toute autre, elle nous permet d'étudier la plèvre épaissie avec ses adhérences à la paroi thoracique ou au diaphragme et les rétractions qui se produisent dans les foyers de consolidation : car nous pouvons voir et mesurer les déplacements qu'éprouvent de ce fait le cœur et les gros vaisseaux sanguins. Si le sommet droit, par exemple, après consolidation, arrive à se rétracter, cette rétraction entraîne souvent le cœur et les gros vaisseaux, en haut, en arrière et à droite ; cette anomalie pathologique est nettement visible sur les photographies qui en ont été prises : ici l'aorte ascendante et la crosse sont attirées vers le haut et leur image est dissociée d'avec celle de l'aorte descendante, formant ainsi un arc à rayon plus considérable qu'à l'état normal. Le cœur doit suivre l'aorte dans son ascension, si bien que sa pointe arrive à battre sur la ligne médiane. Mais toute consolidation ou toute rétraction pulmonaire exige une compensation à cette rupture d'équilibre intrathoracique ; en fait, le déplacement anormal du diaphragme fut un des premiers symptômes que les radiologistes relevèrent au cours de ces modifications du volume pulmonaire. Mais on s'aperçut bientôt, il est vrai, que ce n'était là qu'un mode de compensation et des études ultérieures montrèrent que la nature dispose de moyens plus fréquents pour réassurer cet équilibre.

La guérison des lésions de tuberculose se produit par formation de tissu cicatriciel, soit au centre des foyers de consolidation, soit entre les parois collabées et adossées de la caverne. Cette sclérose, qui n'est qu'une réduction du volume pulmonaire, ne peut s'accomplir qu'à la faveur d'un déplacement du diaphragme ou des organes médiastinaux, ou de la plèvre viscérale par rapport à la plèvre pariétale, car la cage thoracique, rigide, ne peut s'affaisser. En fait, nous voyons intervenir ici la production de l'emphysème compensateur dans le poumon sain, la formation de pneumothorax superficiels et l'ascension du diaphragme. Tous ces modes de compensation changent, il est vrai, la capacité primitive des deux poumons, mais cependant ils maintiennent un équilibre stable. L'élévation de la foliole diaphragmatique du côté affecté n'est pas de nature à assurer l'équilibre aussi bien que les deux autres facteurs ; aussi intervient-elle le moins souvent dans les premiers stades de la maladie, quand le poumon ne présente que des lésions minimes. La formation de l'emphysème compensateur a été observée depuis bien longtemps par les cliniciens. Mais la radiologie montra les suites bienfaisantes qui en résultent : déplacement des organes médiastinaux qui favorisent la diminution du volume et la rétraction du poumon lésé, qui assurent le drainage des cavernes, l'adossement des parois de celles-ci et leur réunion par tissu cicatriciel. La radiologie découvrit encore ces pneumothorax superficiels qui se forment au voisinage des lésions et elle en indiqua la portée.

La méthode stéréoscopique montre clairement que les déplacements viscéraux ne sont que la résultante de l'emphysème compensateur qui se produit dans le poumon sain et de la sclérose cicatricielle qui se produit dans le poumon affecté, tandis que le pneumothorax superficiel n'est que la suite directe de la rétraction de la cicatrice pulmonaire.

La valeur diagnostique et pratique de la stéréoradiographie rapide résulte de la plasticité de l'image et de la richesse des détails. Cette méthode révèle avec précision la présence et la position relative des petits foyers de maladie, la grosseur et les caractéres des ganglions péribronchiques, la grandeur et l'extension des grosses lésions, les bandes d'infiltration, la présence et le volume des pneumothorax superficiels; elle nous aide à différencier le normal d'avec le pathologique : elle nous rend compte du déplacement des organes médiastinaux et de son degré.

A l'heure actuelle, nous pouvons dire qu'il est possible de dinstinguer les lésions aiguës, chroniques et guéries; par l'observation répétée, nous pouvons surveiller le processus de guérison et en surprendre le mode de production.

Dans les autres affections pulmonaires à marche plus rapide, dans la pneumonie, dans les affections suppuratives et kystiques, cette méthode nous révèle l'extension et la localisation des lésions bien mieux que la radiographie ordinaire : sa valeur est particulièrement péremptoire dans la localisation exacte intrabronchique ou intrapulmonaire des corps étrangers.

L'application de la stéréoradiographie rapide à l'étude du cœur et des modifications qu'impriment à cet organe les différents processus pathologiques, nous donnera incontestablement un aperçu plus exact et plus complet que tout autre procédé d'exploration. Les expositions, faites à la même phase de la révolution cardiaque, donneront une image plastique de la plus grande fidélité et une série de stéréoscopies faites successivement aux différents temps de cette révolution montrera les modifications de rapports entre le cœur et le diaphragme.

Si nous passons à l'étude des organes abdominaux, nous voyons que l'ombre projetée par le repas de bismuth ne se présente plus sous forme de surface dense et opaque ; la vision stéréoscopique montre, au contraire, le relief arrondi de l'organe rempli de bismuth, ainsi que les rapports que présente cet organe avec le squelette, les parois abdominales et les autres viscères. Sans conteste ,grâce à cette méthode, nous déterminerons dorénavant avec une exactitude plus grande la forme, la grandeur et la localisation des néoplasmes et les suites qui résultent d'une rétraction cicatricielle. Les photographies prises prouvent que les prises stéréoscopiques sont les plus aptes à fixer la forme de l'onde péristaltique et que l'escamotage des plaques est suffisamment rapide pour photographier deux fois la même onde dans la même position.

L'aspect de l'intestin grêle est des plus remarquables; ici, les petites ondes péristaltiques se déplacent avec une rapidité suffisante à les rendre invisibles la plupart du temps sur l'écran fluoroscopique. Mais la stéréoradiographie rapide les révèle jusque dans leurs plus petits détails et donne à leurs projections le relief qui nous permet d'en poursuivre l'étude à travers les différents segments du tube digestif; grâce à elle, nous pouvons encore reconnaître les sténoses produites par différents processus pathologiques.

Les photographies montrent encore une sténose immédiatement au-dessus de la valvule iléocœcale. L'importance de cette plasticité et des renseignements qu'elle donne est de toute évidence quand il s'agit de reconnaître l'oblitération du canal intestinal : ainsi le diagnostic des tumeurs malignes devient facile.

Les stéréoradiogrammes rapides ne sont pas nécessaires pour le diagnostic des lésions rénales; pourtant ils nous fournissent des renseignements importants; ils nous renseignent sur la topographie du rein et sur le siège intrarénal ou intra-urétéral des calculs. L'image de l'intestin rempli de gaz n'est plus confuse : le rein montre ses rapports exacts avec l'intestin, vide ou rempli; les phlébolithes enfin sont bien différenciables d'avec les calculs urétéraux.

La technique à laquelle nous avons eu recours est la suivante : pour faire de la stéréoradiographie rapide, il était de toute nécessité de disposer d'un escamotage permettant de changer automatiquement et rapidement de grandes plaques. Ce dispositif a été réalisé par la Röntgen Manufacturing Company, de Philadelphie. Sur un cadre métallique est fortement tendue une feuille peu épaisse d'aluminium; sous celle-ci peut glisser rapidement la cassette contenant les plaques photographiques. Le glissement rapide de la cassette, qui se fait en une demi-seconde, est assuré par un ressort à boudin ; un amortisseur pneumatique garantit les plaques contre tout bris. Un dispositif mécanique déplace le tube de Röntgen à la distance requise, juste au moment où le changement de plaque s'opère. La commande de ces deux changements automatiquès se fait du tableau de l'appareil Snook qui sert à la confection de tous nos clichés : nous nous sommes servi d'un tube Green et Bauer, à travers lequel nous envoyons 35 à 50 milliampères : plaques lumière Σ, développateur pyro-acétone.

L'exposition de toutes les plaques fut de moins d'une demi-seconde, beaucoup moins qu'une demi-seconde dans la plupart des cas, si pas dans tous, ainsi qu'en témoigne la finesse des contours de la silhouette gastrique, intestinale et cardiaque. Le tube se trouvait à moins de 22 pouces de la plaque : les patients étaient tous des adultes bien développés.

NOTIONS GÉNÉRALES

SUR LA

PHARMACOLOGIE DU RADIUM

par A. JABOIN, docteur en pharmacie

Communication au Congrès International de Radiologie
de Bruxelles, septembre 1910

Il nous a paru utile, à l'occasion du Congrès de Radiologie, de réunir et de mettre au point, en de courtes notions d'un caractère général, les principes fondamentaux de la Pharmacologie du radium, que nous avons eu en quelque sorte à créer depuis que nous en avons commencé l'étude, il y a près de six années (1).

La fréquence de l'emploi de ces nouveaux adjuvants de la thérapeutique indique la nécessité d'éclairer le médecin sur ces médicaments, leurs préparations, leurs dosages, leurs effets biologiques généraux.

Un tel programme nécessiterait un long mémoire, mais nous nous contenterons d'exposer ici succinctement ces divers principes.

Substances radioactives

De nombreuses substances peuvent être chargées d'émanation et acquérir de ce fait la radioactivité *induite;* ce sont les *substances radioactivées.*

L'eau radioactive en est l'exemple le plus typique. D'autres corps, comme la vaseline, les graisses, les substances chimiques

---

(1) Nous devons à l'obligeance de M. Armet de Lisle le Radium qui nous a été nécessaire pour l'exécution de nos nombreuses expériences.

Notre première note de Pharmacologie a paru en novembre 1905 (Soc méd-Chir. de Paris, *Bull. des Doct. en Pharm. de France*).

peuvent être aussi chargées d'émanation, si bien que l'on peut dire, d'une manière générale, que toutes les substances peuvent être rendues radioactives par ce procédé. Mais ces substances perdent rapidement leur pouvoir, puisqu'elles obéissent à la loi exponentielle de Curie; un usage pratique en devient donc fort difficile.

En effet, quand on veut employer des médicaments fortement radioactivés, il faut souvent immobiliser des quantités de radium assez grandes pour que le produit devienne d'un prix souvent plus élevé que le *médicament radifère*. De plus, le dosage est incertain, puisqu'il varie suivant le temps, de sorte que la radioactivité devient très inconstante.

Il a été cependant pratiqué des absorptions et des injections d'eau radioactive, ainsi que des inhalations d'émanation, mais les résultats ont été beaucoup plus nets et plus certains avec les médicaments radifères.

Médicaments radifères

Les médicaments radifères *contiennent réellement du radium*, par suite ils possèdent une *radioactivité permanente*.

Supposons, en effet, que l'on place une quantité très petite de radium dans une substance quelconque, en un vase clos. D'abord. ce radium émettra de l'émanation et rendra radioactive par induction la substance à laquelle il est mélangé. Cette radioactivité s'augmentera, à chaque instant, d'une quantité nouvelle, mais, en même temps, elle perdra une certaine partie d'elle-même. On conçoit donc que cette radioactivité *baissera*, après être passée par un maximum constant, atteint pratiquement au bout d'un mois, elle sera alors *permanente*.

Les quantités de radium employées sont très faibles, mais nous pensons qu'il est indispensable de partir d'un produit bien déterminé, d'un sel de radium pur, *exempt de baryum et d'impuretés*. Le baryum, en particulier, a des effets physiologiques souvent pernicieux. D'autre part, le seul moyen de donner des dosages sérieux et compris par tous est de partir d'un produit lui-même bien dosé.

Il était nécessaire, au point de vue thérapeutique et pharmacologique, d'établir une unité donnant la teneur de sel de radium pur, évitant le plus possible les fractions, et parlant d'une façon très apparente à l'imagination du médecin ou du pharmacien. C'est pourquoi nous avons choisi une unité très petite, le *microgramme*, qui est la millième partie du milligramme ou la millionnième partie du gramme; il équivaut à la puissance — 6 (0,000001) des mathématiciens et des physiciens. La simplicité de cette dénomination est susceptible de saisir davantage l'esprit du praticien dont la science, toute d'observation, s'éloigne nécessairement de la précision mathématique : un médecin a mieux à faire, devant un malade dont la vie peut être en danger, que de se livrer à un calcul de haute arithmétique.

Le dosage se rapporte toujours au gramme ou au centimètre cube de cette substance (1).

Nous ne doutons donc pas que la Commission, nommée en vue de l'unification des mesures, adopte une unité pondérale internationale (2).

Les médicaments radifères peuvent se diviser en deux catégories :

1° *Ceux dans lesquels le radium agit exclusivement par son rayonnement et son émanation*, tels sont les injections à doses massives, les pommades, etc.;

2° *Ceux dans lesquels le radium agit pour communiquer les propriétés radioactives à d'autres produits médicamenteux.*

Dans le premier cas, les doses de radium sont plus élevées. Dans le second cas, la dose n'a pas besoin d'être aussi forte, elle est généralement de 1/10e à 1/100e de microgramme par gramme. Faisons observer que cette dose est encore très élevée, puisque cette quantité de radium est suffisante pour produire une quantité d'émanation plusieurs milliers de fois plus forte que celle d'une eau minérale des plus radioactives. En effet, considérons l'eau de Bussang, dans laquelle 1/100e de microgramme

---

(1) JABOIN et BAUDOIN.— *Société de Pharmacie de Paris* (29 Juillet 1908), Journal de Pharmacie et de Chimie (1er Janvier 1909); *Congrès de Physiothérapie* (Avril 1910); *Société de Pharmacie de Paris* (Mai 1910), Journal de Pharmacie et de Chimie. Sur les unités de mesure allemande et française de l'émanation radioactive (16 Mai 1910).

(2) Le Congrès de Radiologie a choisi en effet le *gramme* de Radium (élément) qui donne un *Curie* d'émanation, de même qu'un *milligramme* de Radium donne un *milli-Curie* d'émanation et un microgramme un *micro-Curie* d'émanation.

suffit pour communiquer une radioactivité initiale égale à celle du griffon. Si nous mettons cette eau de Bussang en parallèle avec un gramme d'une substance radifère, par exemple de ferments digestifs au 1/10ᵉ de microgramme, nous verrons que dix grammes de ces ferments contiennent un microgramme, si bien qu'un kilo contiendra dix mille fois plus de radium que l'eau minérale radioactive. Mais la substance que l'on ingère est très faible par rapport au corps humain, on peut donc admettre que les organes de la personne soumise au traitement seront placés dans les mêmes conditions de radioactivité que les substances naturelles.

MÉDICAMENTS PRÉPARÉS. — On a d'abord injecté des solutions radifères, telles que les *injections de radium solubles et insolubles*, les *ferments métalliques ou colloïdaux radifères*, la *quinine radifère*, les *huiles et préparations mercurielles radifères*.

Les *eaux radifères* peuvent servir à radioactiver les substances diverses, à des degrés différents, suivant le dosage.

On peut faire des *pommades* avec des quantités variables de radium ou de substances radifères.

Les sels de radium ont été ajoutés à la *quinine*, aux *ferments de la digestion*, à la *théobromine*, sur les indications de M. Huchard, au *mercure* et à l'*arsenic organique*, à l'*essence de Santal*, au *perborate de soude*, etc.

On pourrait aussi utiliser les *boues* naturelles voisines des sources d'eaux minérales, rendues ensuite radifères, mais on emploie surtout les boues qui proviennent des résidus de minerai riches en sels de radium qui, après traitement, contiennent encore des traces notables de substances radioactives.

CARACTÈRE DES MÉDICAMENTS RADIFÈRES. — Les médicaments radifères sont toujours caractérisés par les réactions habituelles des substances radioactives :

1° Ils impressionnent la plaque photographique;

2° Ils déchargent un électroscope sensible.

Ces caractères, faciles à mettre en évidence, permettent de juger de la sincérité ou de la fraude dans les produits radifères. Cette dernière hypothèse doit être envisagée. Il s'agit, en effet, avec le radium, d'un corps d'une haute valeur et d'une activité intense, dont les poids utilisables sont difficilement perceptibles à la balance et dont l'analyse chimique est impraticable par les moyens ordinaires. Seule la mesure physique donne des résultats précis pour le dosage du radium et de son émanation.

Conservation indéfinie de la radioactivité des eaux minérales

C'est le principe des médicaments radifères que nous avons appliqué à la *conservation indéfinie de la radioactivité des eaux minérales*, dont nous avons donné la méthode en collaboration avec M. Baudoin (1).

Nous nous sommes basés sur la formule de Rutherford qui conduit à ce résultat : la quantité d'émanation produite par un poids déterminé de radium, au bout d'un temps infini, est égale à environ 8000 fois la quantité formée pendant une minute. Inversement, on peut déterminer le poids de bromure de radium qui produira, à l'infini, cette quantité d'émanation.

C'est ce que nous avons fait pour l'eau de Bussang, dont la radioactivité moyenne aux sources est de 0.792 milligrammes minutes, c'est-à-dire que *10 litres d'eau contiennent une quantité d'émanation égale à celle que produisent 0.792 de bromure de radium pendant une minute*, sans tenir compte de la destruction spontanée. Pour obtenir 10 litres d'eau de Bussang, dont la radioactivité constante sera égale à 0.792, il faudra ajouter un poids de radium égal à

$$\frac{0.792}{8.286} = 0 \text{ mmgr. } 000095, \text{ soit } 0 \text{ microgr. } 95$$

soit près de 1/10e de microgramme pour 10 litres et près de 1/100e de microgramme par litre.

Par des mesures d'émanation, effectuées au moyen du quartz piezo-électrique de Curie, nous avons constaté l'accord entre la théorie et la pratique.

Le bien fondé de nos expériences a été d'ailleurs vérifié par une commission nommée par la Société de pharmacie de Paris, dans laquelle figuraient MM. Meillère, Mouren, Breteau, Leger et Fourneau. Le problème de la conservation de la radio-

---

(1) Société de Pharmacie de Paris, 1er janvier 1909. *loc. cit.*

activité des eaux minérales est donc résolu, comme l'a expliqué M. Fabre au Congrès de Clermont (1) et ainsi que l'a fait d'ailleurs ressortir magistralement M. le Dr Bardet, dans son rapport sur les « Modifications apportées dans les propriétés thérapeutiques des eaux minérales par la radioactivité », au dernier Congrès de physiothérapie de Paris.

Disons en passant que l'unité française du *milligramme minute* équivaut, d'après nos expériences, *à environ 7,000 volts* de la mesure allemande d'émanation employée dans les appareils spéciaux mis à notre disposition pour des essais (2), unité variable avec la capacité de l'appareil de mesure.

Effets physiologiques du radium

INNOCUITÉ. — Les nombreuses expériences qui ont été faites ont démontré l'innocuité absolue de l'absorption du radium aux doses médicamenteuses (Jaboin, Wickham et Degrais, Dominici, 1906; Dominici et Faure-Beaulieu [Académie des sciences, mai 1908]; Lépine et Boulud [Académie des sciences, novembre 1908]; Fleig, 1909; Renon et L. Marre [Congrès de physiothérapie, 1910]; Chevrier, 1910).

ÉLIMINATION DU RADIUM. — Le radium et son émanation s'éliminent sans inconvénients.

L'émanation se diffuse rapidement dans l'organisme; elle s'élimine par les poumons, la peau et en faible quantité par les reins (Bouchard et Balthazard, 1906).

Le radium s'élimine rapidement chez les animaux et chez l'homme, même avant le mercure (Wickham, Degrais, Jaboin, 1908). La radioactivité apparaît dès les premiers jours dans l'urine des animaux injectés. Le radium éliminé se retrouve dans les matières fécales pendant les cinq premiers jours après l'ingestion (Jaboin et Beaudoin, Société de pharmacie, 5 juillet 1908).

FIXATION DU RADIUM DANS L'ORGANISME. — Pour éviter l'élimination trop rapide du radium, les Drs Dominici et Faure-

---

(1) G. FABRE. Congrès de Clermont-Ferrand pour l'avancement des sciences (août 1908).

(2) Expériences exécutées avec les appareils « Trink-Emanator ». Les *Nouveaux Remèdes* (Mai 1910).

Beaulieu ont eu l'idée de le fixer dans l'organisme (Académie des sciences, mai 1908; Société de biologie, janvier 1910). Il peut y séjourner très longtemps, sans aucun inconvénient. Il peut même rester en partie dans la circulation et dégager alors de l'émanation qui, diffusant dans le milieu sanguin, se transporte dans toute l'économie pour devenir susceptible d'agir sur la constitution intime des tissus et en changer la physiologie (Dominici, Professeur Petit, d'Alfort, et Jaboin, Académie des sciences, mars 1910).

Le Dr Wickham, en mai 1909, eut l'idée d'incorporer le radium insoluble dans des substances peu absorbantes, telle que la vaseline dans laquelle on a ajouté de la paraffine pour élever légèrement le point de fusion. Ainsi, il a pu injecter et étendre, sous des tumeurs malignes, une nappe radioactive en permanence.

Effets biologiques et thérapeutiques du radium employé comme médicament

On connaît l'activité spéciale des eaux minérales quand elles sortent du griffon, alors qu'elles n'ont pas encore perdu leur radioactivité initiale. La radioactivité augmente la vitalité des batraciens (Wintrebert). Elle est favorable aussi, à faibles doses, à la germination et à la végétation des plantes.

L'irradiation suffisamment prolongée sur différents ferments, comme l'invertine, l'émulsine et la trypsine, donne finalement des diastases inactives, mais il faut remarquer avec Bergell, Braunstein et Bickell que l'émanation, à petite dose, active l'action de la pepsine et des ferments en général.

L'émanation de radium donne des résultats dans les maladies rhumatismales et les inflammations chroniques. Une faible quantité d'émanation a une action bienfaisante sur les ferments et sur l'élimination des sels uriques chez les goutteux et les rhumatisants (Lœwenthal, de Braunschweig, Congrès de physiothérapie, 1910). Le Dr Jansen, de Copenhague, a constaté aussi les effets de l'émanation de radium, si bien que le professeur Albert Robin a pu dire au dernier Congrès de physiothérapie de 1910 « que les eaux radioactives agissent de diverses façons et par de nombreuses propriétés, qu'elles exaltent les propriétés des ferments, favorisent les oxydations, la résolution des exsudats et la solubilité des urates, augmentant ainsi les échanges organiques ».

L'eau radifère, au microgramme, agit sur la culture des staphylocoques ou des gonocoques, particulièrement à cause des modifications produites sur le milieu, plutôt que par action à proprement parler bactéricide (Wickham, 1906, Société de dermatologie).

La quinine rendue radifère, expérimentée en France et à Madagascar, a vu ses propriétés très augmentées (D^r Le Pileur, 1905; Prof. Rigaud, Tananarive, 1908).

Wickham, Degrais, Dominici ont fait de nombreuses injections avec du radium soluble. Wickham et Degrais employaient les eaux radioactivées, puis radifères, dès juillet 1906. Leurs études ont porté en particulier sur un cas de lupus tuberculeux rebelle qui leur fut adressé par le Prof. Hallopeau. Ils purent montrer ce cas amélioré à la Société de dermatologie (novembre 1906).

En utilisant la vaseline paraffinée radifère pour le traitement d'un noyau cancéreux rebelle, MM. Wickham et Degrais obtinrent sa disparition (1909).

De nombreuses expériences ont été effectuées par les Drs Dominici, Faure-Beaulieu, Coyon, Chevrier, Bardet, Albert Robin, Renon et Marre, Chantemesse, pour ne citer que celles-là, avec les injections de radium insoluble.

Les expériences de Dominici, commencées dans le service du professeur Albert Robin, ont donné d'une façon fréquente : 1° la disparition ou l'atténuation des douleurs accompagnant les tumeurs malignes, les foyers infectieux profonds, la méningite tuberculeuse; 2° la diminution ou la disparition de l'œdème inflammatoire environnant les tumeurs malignes ou les lésions tuberculeuses, du lupus, de l'adénopathie bacillaire; 3° dans quelques cas, un abaissement notable, au moins temporaire, de la température de malades atteints de tuberculose pulmonaire et le relèvement de l'état général de ces malades; 4° la régression de néoplasies bénignes, telles que les chéloïdes.

Chevrier a employé aussi le sulfate de radium insoluble avec succès dans ce qu'il a appelé les *inclusions radifères permanentes et parcimonieuses* ». Il a trouvé aussi que le radium est un *agent modificateur énergique de la nutrition en général*. La preuve globale et grossière peut en être donnée par l'augmentation notable du poids. Les injections de sulfate de radium *augmentent* le nombre de globules rouges.

MM. Renon et Marre, en constatant l'action inoffensive des injections de sulfate de radium ainsi que leurs propriétés analgésiques, les ont employées souvent avec succès danc certaines maladies infectieuses, *pneumonies, broncho-pneumonies et congestions pulmonaires, phénomènes de méningitisme, fièvres typhoïdes, septicémies diverses* et, en particulier, dans les *infections générales à gonocoques.*

Propriétés générales. — On voit donc qu'on obtient des améliorations et parfois des régressions de certaines tumeurs malignes et cancéreuses, d'épithéliomas et diverses affections; l'action analgésique est démontrée par la sédation rapide et très nette de la douleur. Généralement, il se produit un abaissement notable, au moins temporaire de la température, la stimulation de l'hématopoièse sans occasionner de pléthore, la stimulation du système nerveux sans provoquer de phénomènes spasmodiques.

Les propriétés de différents médicaments sont excitées par l'incorporation des sels de radium à certaines substances, par exemple pour la quinine (D^{rs} Le Pileur, Rangé et Rigaud), pour les solutions injectables polyminéralisées (Dr Nicolaidi), pour les poudres radifères qui activent la cicatrisation des plaies d'une façon très remarquable (Dr Chevrier, 1910), pour la théobromine (Prof. Huchard, 1910).

« Le radium à petites doses, dit le Dr Chevrier, produit des effets excitants, tandis qu'à haute dose il a des effets sidérants et nécrosants. Cette antithèse entre l'action des faibles et des hautes doses n'a rien d'étrange ni de mystérieux; elle est la vérification d'une loi de pathologie générale qui s'applique à la plupart des agents physiques et des médicaments. »

Tels sont les résultats des travaux publiés depuis quelques mois. Ils placent la Pharmacologie du radium sur des bases extrêmement sérieuses et démontrent son utitilé. Ils expliquent déjà, pour certains cas, les effets du radium en vue de l'augmentation de l'efficacité des médicaments; ils permettent ainsi de faire entrer dans la thérapeutique journalière des produits jusqu'alors ignorés et entourés de trop de mystérieux.

EFFETS GÉNÉRAUX ET LOCAUX

SUR L'ORGANISME

DE PETITES DOSES DE RADIUM

par L. CHEVRIER

Chirurgien des Hôpitaux de Paris

—

Me tenant en dehors de toute étude historique de la question, je désire me borner uniquement à l'exposé des recherches que j'ai poursuivies sur ce sujet.

On me permettra cependant quelques considérations générales.

Les modifications générales et locales dues à l'introduction dans l'organisme de petites quantités de radium sont dues à la diffusion dans les tissus du métal radioactif ou de son émanation, à ce que j'appellerai la radioactivation organique générale ou locale.

Si on injecte le radium dans la circulation sanguine par voie intraveineuse, comme l'a fait Dominici : le liquide radifère diffuse presque instantanément et l'organisme est immédiatement radioactivé.

Cette radioactivité organique directe et immédiate est passagère si on emploie, comme l'ont fait Wickham et Degrais, des sels solubles qui finissent par s'éliminer.

Si, au contraire, on emploie des sels insolubles, le sulfate, par exemple, suivant la formule de Dominici, le radium, après avoir circulé, se fixe dans certaines organes, foie et poumons surtout (Dominici et Faure-Beaulieu) et par l'émanation sanguine constante de ces *dépôts de radium*, l'organisme est radioactivé d'une façon permanente.

Mais la radioactivation organique générale peut être obtenue d'une façon indirecte par injection sous-cutanée de liquides radifères. C'est cette méthode seule que j'ai utilisée dans mes recherches. Cette radioactivation indirecte et secondaire est assez rapide si on emploie des sels de radium solubles. Si on utilise, au contraire, des sels insolubles en suspension, qui laissent un dépôt permanent de radium au niveau de l'injection, elle est plus lente. Au bout de vingt-quatre heures, en prélevant du sang, j'ai constaté que la radioactivation générale n'était pas encore obtenue. Elle est réalisée, et d'une façon durable, au bout de quatre jours.

Cette radioactivation secondaire indirecte est précédée d'une radioactivation locale, passagère ou durable, suivant qu'on a employé des sels solubles ou insolubles.

Il est capital, lorsqu'on injecte des suspensions de sels insolubles, et je ne saurais trop y insister, de bien agiter l'ampoule et de la chauffer un moment entre les doigts, pour détacher des parois les cristaux imperceptibles de sulfate et les mélanger au liquide. Si l'on prend sans l'agiter le liquide d'une ampoule restée longtemps immobile, on injecte une solution contenant de l'émanation, mais point de sels de radium : on ne crée plus dans l'organisme un dépôt fixe du précieux métal et le succès de l'injection est compromis.

EFFETS GENERAUX

J'étudierai en quelques mots les effets généraux sur la nutrition, sur le sang et sur la cholémie postchloroformique.

a) SUR LA NUTRITION. — Des *analyses d'urines* ont montré que dans les premiers jours suivant l'injection, tous les matériaux de l'urine voient leurs quantités accrues, sauf les chlorures : il y a donc une activation des combustions organiques.

Le volume et la densité augmentent en même temps (courbe 1) ce qui est anormal; au bout de quelques jours, leurs courbes oscillent comme normalement, en sens inverse.

L'urée augmente aussi, et l'acide urique présente des poussées cycliques (courbe 2) dont il sera utile de vérifier la constance et de chercher la cause.

Les phosphates (courbe 3), après avoir augmenté, oscillent et semblent diminuer à chaque nouvelle injection.

J'ai enregistré chez un malade et un lapin, au bout de quelques jours, une légère augmentation de poids.

Ces études de chimie urinaire devront être reprises avec soin en réglant les régimes et en vérifiant l'action, prochaine et lointaine, d'une seule injection (l'émanation acquérant son taux maximum constant au bout de trois semaines) et des injections multiples.

Il semble donc que la radioactivité générale de l'organisme s'accompagne d'une excitation des phénomènes de la nutrition.

b) SUR LE SANG. — Ici je n'ai étudié que les variations numériques.

Du côté du sang, j'ai constaté sous l'influence des injections du radium, une légère diminution des globules blancs suivie de poussées irrégulières, qui diminuent peu à peu d'amplitude pour osciller en définitive plutôt au-dessous de la normale (courbes 3 et 4).

Les globules rouges, au contraire, se multiplient et augmentent de nombre en même temps que la quantité d'hémoglobine augmente.

L'augmentation est progressive et se fait par échelon (courbes 3 et 4).

Dans les observations, le gain des globules rouges a été comparable dans des périodes de durée à peu près égales : en trois semaines, gain de 450,000 à 500,000.

Dans une observation, l'augmentation a été de 1,200,000 environ en quarante-cinq jours.

Il semble donc qu'on pourrait utiliser les injections de sels insolubles de radium dans le traitement des anémies.

A quoi sont dues ces variations numériques ?

Le radium agit-il en excitant les organes hématopoïétiques, la moelle osseuse par exemple, ou bien empêche-t-il la destruction journalière des globules en augmentant leur résistance ? C'est un point qu'il nous reste à préciser. Peut-être le double processus est-il réalisé ? Quelques examens nous ont permis de constater en tout cas que la résistance globulaire était un peu augmentée.

Qu'il me soit permis de signaler en passant qu'à côté des variations numériques, il serait intéressant d'étudier les variations

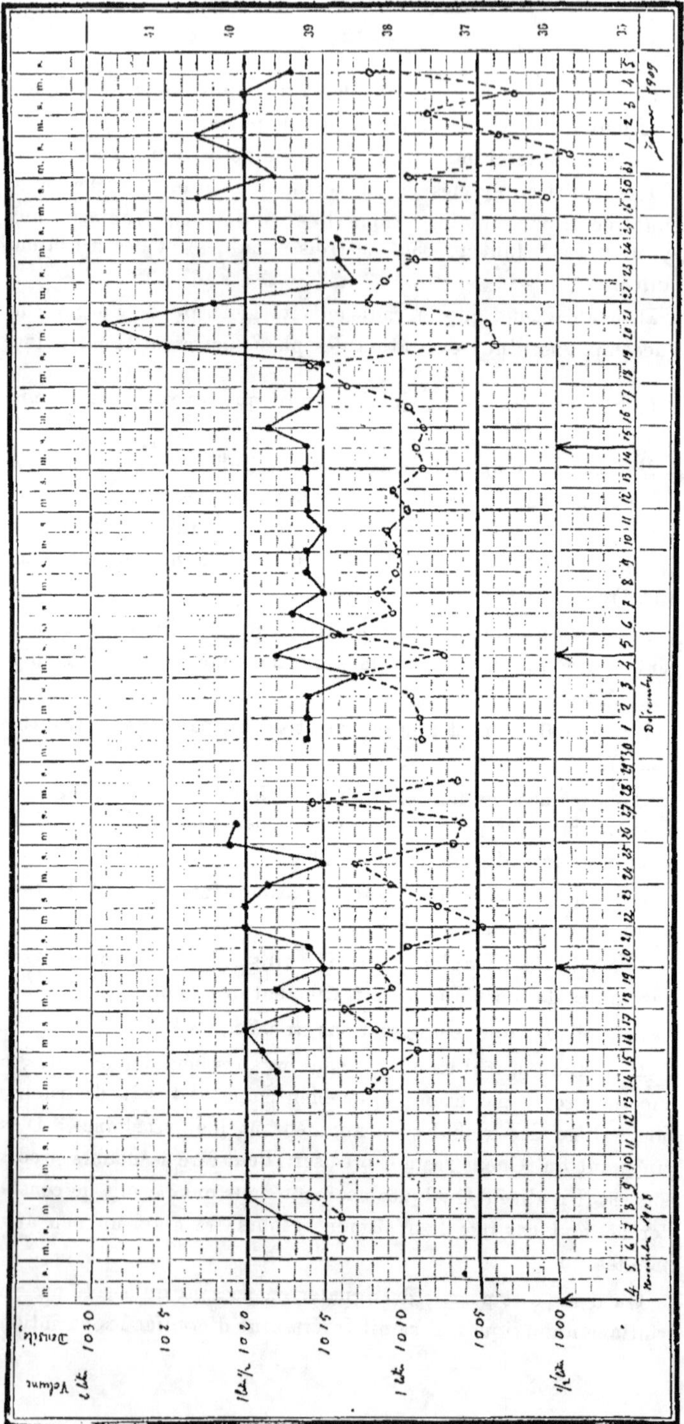

COURBE I. — Volume et densité des urines.

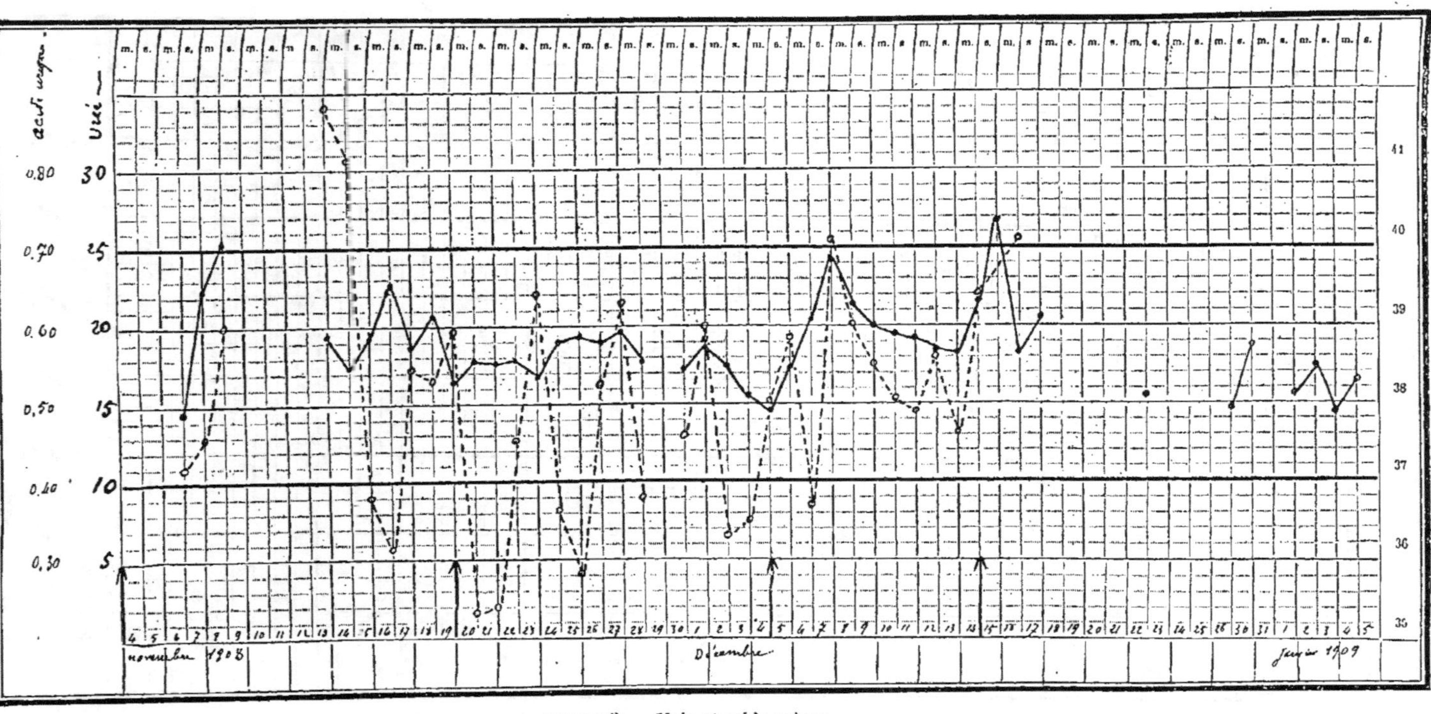

Courbe 2. — Urée et acide urique.

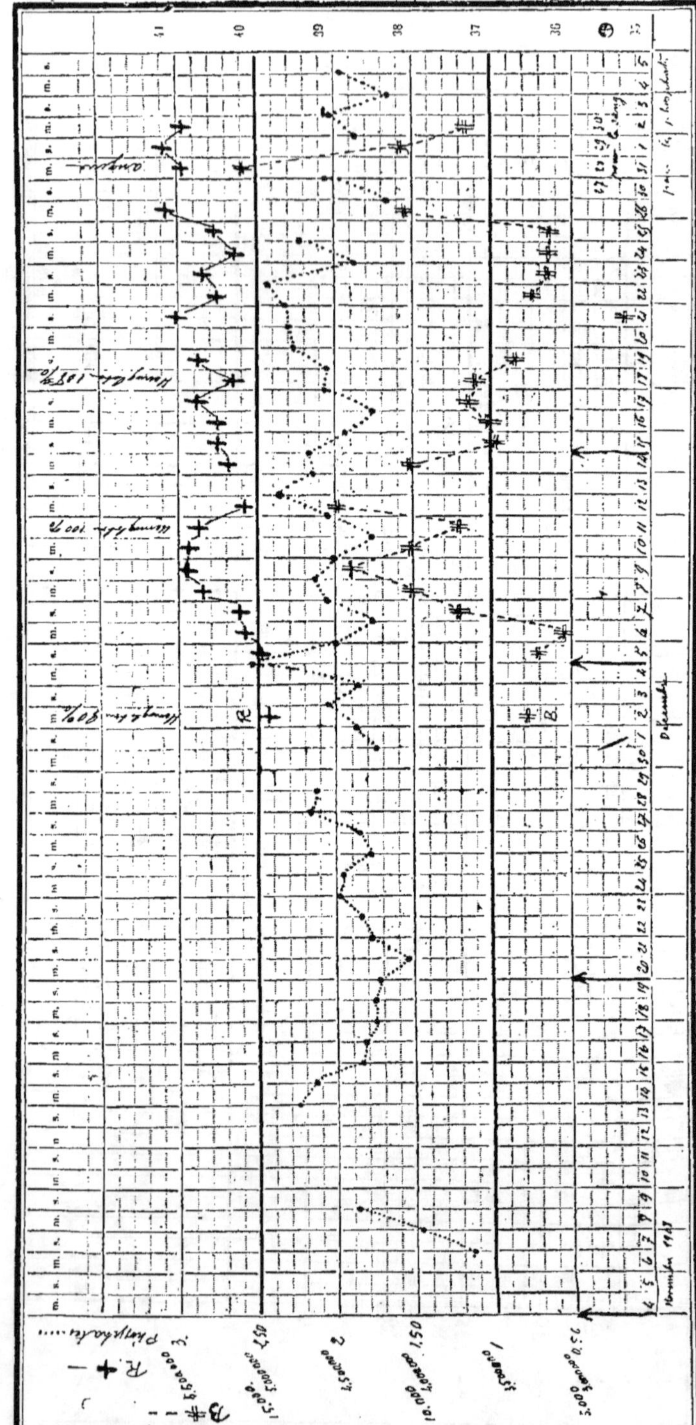

COURBE 3. — Phosphates, Globules rouges R et Globules blancs B.

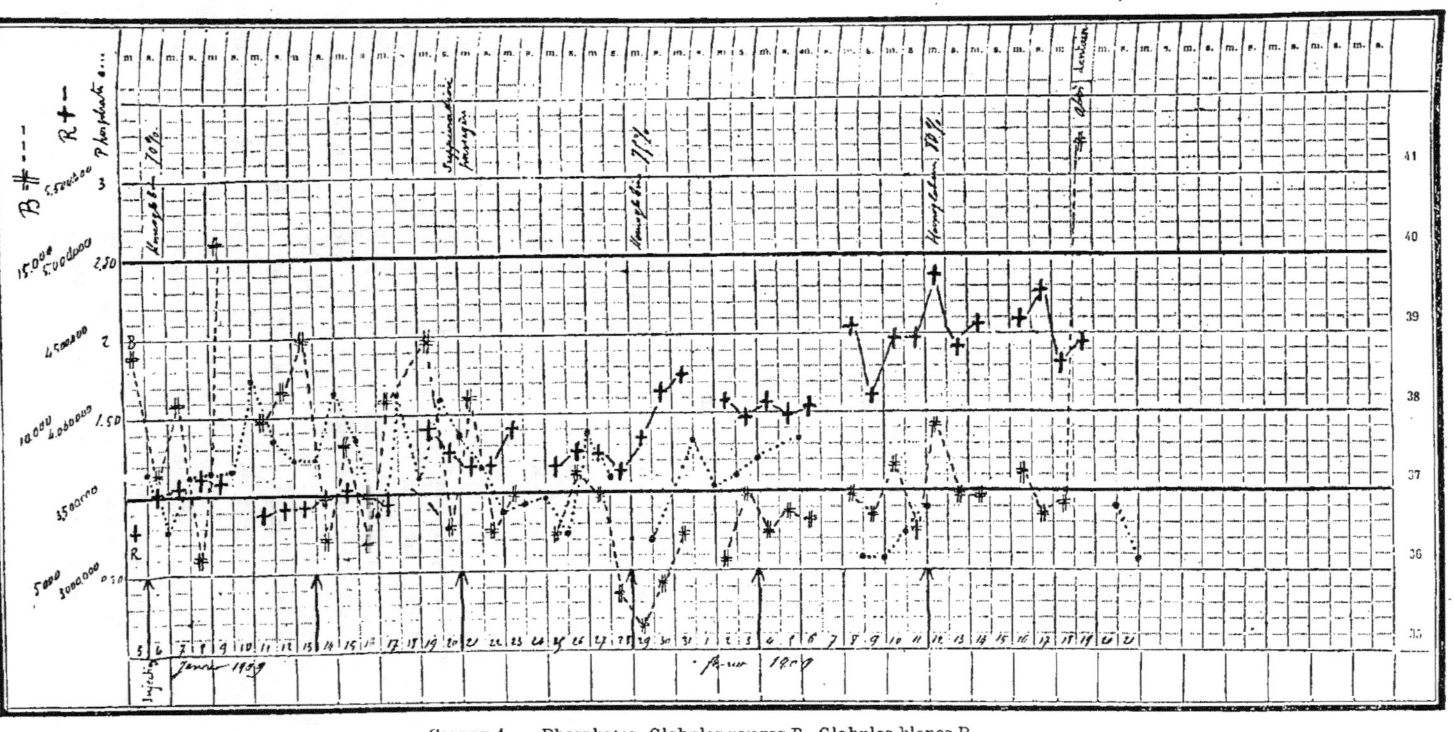

Courbe 4. — Phosphates, Globules rouges R, Globules blancs B.

biologiques et toxiques, comme Dominici y a insisté après son expérience avec Petit et Jaboin (radioactivation du sang d'un cheval.)

Variations biologiques : ce sont les modifications sous radioactivation des antigènes, des anticorps, des sensibilisatrices, des compléments sur l'utilisation desquelles sont basées toutes les recherches actuelles des laboratoires (Wassermann et tous ses dérivés, agglutinations, etc.).

Variations toxiques : ce sont les modifications sous radioactivation du pouvoir toxique ou antitoxique spontané ou provoqué du sérum d'un animal pour un autre animal de la même espèce ou d'une espèce différente; c'est, en un mot, toute l'étude de la sérothérapie à reprendre après radioactivation des sujets. Et il est pour le moins vraisemblable qu'on obtiendra des résultats différents de ceux qu'on obtient actuellement.

Voilà un champ d'étude très vaste ouvert aux chercheurs par la radioactivation du sang des organismes vivants.

c) SUR LA CHOLÉMIE POSTCHLOROFORMIQUE. — C'est par des observations à côté que j'ai été amené à employer le radium pour atténuer les effets nocifs des anesthésiques généraux.

Je cherchais sur les lapins l'action des sels insolubles de radium à un certain point de vue. Mes lapins avaient été endormis par injection intra-péritonéale du mélange chloral-morphine, employé couramment en physiologie pour l'anesthésie des chiens.

Sur deux lapins, j'avais donc fait la même intervention, brute chez le lapin témoin, avec injection de 10 microgrammes de sulfate de radium sur l'autre.

Or, j'ai été frappé de ce fait, que le lapin témoin — qui n'avait pas reçu de radium — a été long à se réveiller de son anesthésie; une fois réveillé, il a semblé profondément atteint pendant vingt-quatre heures, ne mangeant pas, ne faisant pour ainsi dire aucun mouvement. J'ai même cru qu'il ne survivrait pas à l'opération bénigne que je lui avais fait subir. Il n'en fut rien, mais il sembla fortement intoxiqué par son anesthésie.

Le lapin qui avait reçu du radium, au contraire, à peine réveillé, reprit un habitus normal, et ne sembla nullement souffrir ni de son anesthésie, ni de son opération.

Quoi qu'il en soit du mode d'action exact du sulfate de radium, il me sembla jouer un rôle dans l'absence de tout incident postanesthésique.

Or, j'ai démontré qu'après toute anesthésie chloroformique, même la plus normale et la plus simple, il y a de la cholémie.

Cette cholémie postchloroformique normale et constante est décomposable en deux stades et suit la marche suivante :

Elle débute pendant la chloroformisation même, c'est ce que j'ai appelé la cholémie d'inhalation chloroformique.

Mais elle continue à augmenter quand le malade ne respire plus d'anesthésique, c'est ce que j'appelle la cholémie par rétention chloroformique. La cholémie par rétention chloroformique est normalement toujours supérieure à la cholémie d'inhalation et atteint son maximum (1 pour 12,000 en moyenne) au bout de quarante-huit heures en moyenne pour redescendre à la normale dans un délai de huit à onze jours.

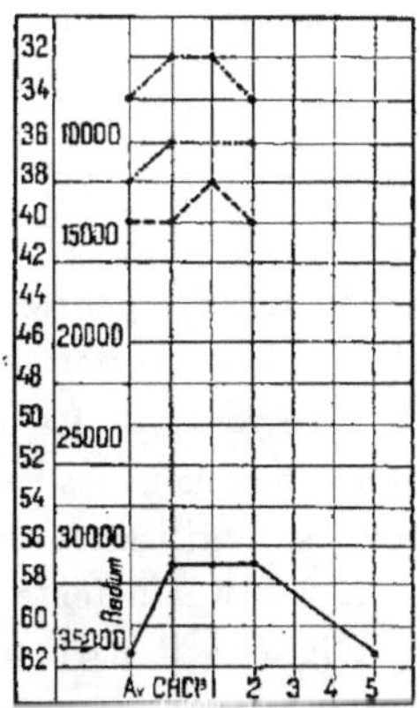

FIG. 5

Sulfate de radium ; courbes de la cholémie
et de la résistance globulaire.

Connaissant les propriétés activantes générales du sulfate de radium sur les échanges organiques et les modifications sanguines qu'il produit, et ayant noté son influence heureuse chez le lapin à la suite d'une anesthésie générale (non chloroformique d'ailleurs), j'ai pensé à l'utiliser pour activer l'élimination du chloroforme ou modifier du moins les réactions de l'organisme.

Voici un résultat très satisfaisant et très démonstratif : la cholémie par inhalation chloroformique s'est produite, le malade est passé de 1 pour 34,500 à 1 pour 30,000 et immédiatement, comme le prouve la prise de sang faite à la fin de l'anesthésie. Mais il n'y a pas eu de cholémie par rétention chloroformique notable : le malade est resté à 30,000 pendant deux jours, il avait retrouvé son état antérieur le cinquième jour; donc plus que jamais raccourcissement de la durée de la cholémie, ascension beaucoup moins élevée de la courbe, avec atténuation considérable de la cholémie secondaire ou par rétention chloroformique.

L'injection de sulfate de radium avait été pratiquée sous la peau vingt-quatre heures avant l'opération. Un fait intéressant à noter, c'est qu'au moment de l'anesthésie, alors que le radium prouvait son action sur l'organisme en modifiant la courbe de cholémie, le sang n'était pas radioactif, comme me l'a démontré la recherche de l'émanation dans le sang (examen fait à ma demande au Laboratoire biologique du radium). On n'a pas fait la recherche de l'émanation dans le sang.

EFFETS LOCAUX

J'ai étudié les effets locaux des petites doses de radium dans certaines *infections* et dans la *cicatrisation*.

a) DANS QUELQUES INFECTIONS. — Le pouvoir excitateur des petites doses de radium que nous avons constaté dans les phénomènes généraux, fait de son utilisation dans les infections une arme à double tranchant, car si la défense est excitée, le microbe l'est aussi, à moins qu'il ne soit particulièrement sensible au radium, comme le gonocoque.

1° *Dans les tuberculoses chirurgicales.* — L'insuccès final de cette médication est la preuve, à mon avis, que les petites doses de radium — excitantes au point de vue local et général — sont excitantes pour tous les éléments sur lesquels elles peuvent agir, aussi bien pour l'attaque que pour la défense : elles activent les cellules de l'organisme, mais elles activent aussi les microbes qui le menacent.

Il était particulièrement séduisant d'attaquer par le radium, dont l'action totale se produit en deux à trois semaines, le bacille de Koch, qui se développe assez lentement, et on pouvait espérer le succès. *Aux doses où nous l'avons employé*, nous avons eu des *insuccès, après amélioration passagère*.

Voici mes deux faits en quelques mots :

I. — Tuberculose fistuleuse de l'articulation métatarso-phalangienne du gros orteil, avec large ulcération cutanée.

Je fais autour et sous l'ulcération tuberculeuse et dans les fongosités péri-articulaires des injections de sulfate de radium. Le premier effet bienfaisant a été la *disparition des douleurs*. Au bout de huit à dix jours, je constate que l'ulcération a diminué d'une façon sensible.

Malheureusement, cette indiscutable amélioration ne se maintient pas. Malgré quatre nouvelles injections espacées de huit jours environ, les lésions augmentent et je suis obligé d'enlever l'orteil et son métatarsien. Actuellement la malade est guérie et marche d'une façon satisfaisante.

A l'examen histologique de la pièce enlevée, je constate un nombre de cellules géantes très considérable, particulièrement dans la graisse sous-cutanée.

II. — Dans un petit abcès froid de la face interne du tibia, injection de 20 microgrammes de sulfate de radium après ponction évacuatrice. Le pus se reforme.

Ponction et évacuation partielle sans injection nouvelle, au bout de quelques jours. Je constate que la formule cytologique du pus n'est pas normale : on trouve des polynucléaires à l'examen microscopique : ce fait, comme l'ont montré les études zymologiques postérieures de Fiessinger, doit être considéré comme un pas vers la guérison.

Malgré cette tendance à l'amélioration, l'abcès continue à croître peu à peu et ne guérit pas.

— Donc échec thérapeutique final après amélioration se traduisant dans un cas par la diminution d'une ulcération tuberculeuse, dans l'autre cas par la mutation de la formule cytologique et zymologique.

La première phase s'explique par l'excitation des défenses organiques produites par le radium, la seconde par l'excitation malheureuse et concomitante du microbe.

Peut-être l'emploi de doses différentes donnerait-il un résultat meilleur.

2° *Dans le rhumatisme blennorragique* (injections intra-articulaires ou périarticulaires). — J'ai employé là encore le sulfate de radium préparé suivant les indications de Dominici. La dose est de 20 à 40 microgrammes par articulation. Une seule inoculation suffit.

La *technique* de l'injection doit varier suivant la forme de l'arthrite gonococcique à traiter.

Dans les *formes hydarthrosiques*, après ponction évacuatrice (avec une petite aiguille), j'injecte le sulfate de radium dans l'articulation elle-même.

Dans les *formes phlegmasiques*, dans lesquelles prédomine l'inflammation péri-articulaire, j'injecte le liquide autour de l'articulation, par des piqûres multiples à raison de quelques gouttes par piqûre, suivant la technique classique de Lannelongue pour les injections sclérogènes de chlorure de zinc.

Le résultat primaire de ces injections péri ou intra-articulaires est la *disparition rapide et totale de la douleur :* celle-ci disparaît en moins de vingt-quatre heures : il y a parfois une phase de légère exacerbation passagère dans les formes phlegmasiques. Avec l'analgésie, reparaît la *possibilité de la mobilisation.*

La *résorption des épanchements suit :* L'infiltration et l'œdème phlegmasique commencent à se résorber à partir du sixième jour. Dans les hydarthroses aiguës, le liquide intra-articulaire se reforme après ponction évacuatrice, puis diminue et disparaît à partir du dixième jour. Dans les hydarthroses chroniques, la résorption est plus lente et peut durer des semaines, mais toute douleur ayant cessé le malade peut reprendre très tôt la vie normale.

La précocité de la mobilisation *prévient la redoutable ankylose* si fréquente. Dans un de mes cas, j'ai eu un résultat fonctionnel entièrement satisfaisant du genou, alors que la malade ankylosait un doigt, atteint de rhumatisme et qui n'avait pas été traité.

Je passe rapidement en revue les autres manières dont on a employé le radium contre le rhumatisme blennorragique.

On s'est servi d'abord d'*appareils à sels collés et de toiles radifères :* ces appareils d'une grande activité, pour ne pas être dangereux pour les téguments, doivent donner des rayons filtrés, dépourvus en particulier des rayons α, agents provocateurs des radiumdermites. Seule la zone soumise à l'appareil devient indolore. Il faut plusieurs applications — de quelques heures à vingt-quatre heures — pour les grandes articulations. La médication doit être continuée quelques jours pour que le résultat soit définitivement acquis.

Les boues radioactives ou *boues actinifères* ont été employées en applications et en pansements (pansements humides à la boue). Elles sont riches en rayons α; leur usage doit être continué plusieurs jours de suite. Elles déterminent parfois des érythèmes bénins, mais qui obligent à interrompre le traitement.

Pour juger ces méthodes et faire entre elles un choix judicieux, il est utile de rappeler les expériences de Wickham touchant l'action du radium sur les cultures de gonocoques. Celles-ci ne sont pas modifiées par les appareils : mais si on soumet une culture à l'eau radifère et qu'on ensemence, on obtient des cultures modifiées, à périphérie étoilée : ces modifications seraient dues à l'action élective des rayons α. Je signale en passant l'utilité qu'il y aurait à reprendre des expériences à un autre point de vue; en effet, la morphologie des cultures importe peu, ce qu'il faut étudier, ce sont les modifications de la virulence.

La conclusion, c'est que les appareils à sels collés, qui ne donnent pas de rayons α, qui sont très chers, rares, à action trop localisée, mesurant trop bien l'analgésie, ne sont pas la meilleure manière d'utiliser le radium contre le rhumatisme blennorragique.

Les boues actinifères sont plus avantageuses, mais elles ont contre elles la nécessité d'une longue utilisation et la possibilité d'érythèmes qui interrompent le traitement.

Les injections de sels radifères péri ou intra-articulaires, que je propose et que j'ai été le premier à faire, je crois, ont tous les avantages : présence de rayons α, action presque immédiate, diffusée à toute la jointure, définitive, sans pansement immobilisateur — sans aucun inconvénient : c'est donc à mon avis la méthode de choix.

b) Dans la cicatrisation. — La cicatrisation comprend la cicatrisation épithéliale par première et seconde intention, la cicatrisation fibreuse et la cicatrisation osseuse ou cal.

1ᵈ *Cicatrisation épidermique par seconde intention (plaies ouvertes et ulcères).* — Les petites doses de radium ont une action favorable sur les processus de la cicatrisation que j'ai été le premier à signaler, je crois.

Les *matériaux radifères* que j'ai utilisés sont de divers ordres. Les suspensions de *sels insolubles de radium* (sulfate de préférence, préparé suivant l'indication de Dominici), m'ont servi à faire des injections autour et sous la surface des ulcères, la piqûre doit être faite en peau saine.

J'ai usé de *pommades radifères* indifférentes ou antiseptiques (à l'érythrol) que j'appliquais directement sur la plaie, dans un but d'économie, avec une spatule aseptique.

Les *poudres radifères* sont d'un usage facile : j'ai employé des poudres indifférentes (charbon), antiseptiques (érythrol, perborate de sodium), modificatrices (bicarbonate de soude, sucre). L'application s'en fait par saupoudrage à travers une compresse aseptique. L'inconvénient des poudres est *l'adhérence* du pansement sec aux tissus; en l'enlevant, on emporte une partie des cellules épithéliales néoformées, d'où la nécessité de pansements rares. Pour éviter l'adhérence, j'ai enduit les compresses du pansement d'une pommade indifférente, ou pansé avec des ban delettes imbriquées de silk protectrice (comme pour des greffes).

A la suite de ces pansements avec des substances radifères et quelle que soit la couleur de la substance employée, j'ai constaté *l'exsudation* par la plaie d'un liquide séreux qui prend sur les compresses une teinte brun-noirâtre : cette teinte n'est pas due à l'oxydation des poudres ou pommades qui se conservent indéfiniment en flacons à l'air libre sans changement de couleur.

En même temps que la plaie secrète, la peau voisine se recouvre de *lamelles épidermiques* agglomérées en larges squames.

Ces *modifications biologiques* s'accompagnent *d'améliorations thérapeutiques* notables.

Les *plaies creuses bourgeonnent* avec une grande rapidité : une cavité à loger le poing a été aplanie en trois semaines.

Les bourgeons blafards et gris des *plaies atones* deviennent roses et vivants.

L'épidermisation se fait avec une rapidité plus grande. Le liseré épidermique gagne plus vite vers le centre de la plaie. A côté de cette active épidermisation *de proche en proche*, j'ai vu des *îlots épidermiques* se faire au milieu de bourgeons charnus, comme autant de greffes spontanées. Comment naissent ces îlots d'épidermisation, je ne saurais le dire.

Cette épidermisation réactionnelle a une vitesse et une activité variables suivant les terrains et les plaies, mais il est certain qu'elle est activée par le radium : je l'ai vérifié maintes fois en pansant la même plaie ou des plaies voisines avec des matériaux divers radifères et non radifères : toujours l'épidermisation a été plus active là où avait agi le radium.

Il importe d'ailleurs de savoir *employer à propos* les matériaux divers, car tous n'ont pas les mêmes effets.

Les injections radifères et les matériaux à l'érythrol excitent surtout le *bourgeonnement*.

Les produits radifères au perborate et au sucre sont surtout *épidermisants*, le sucre est d'ailleurs plus excitant que le perborate, qui, lui, est antiseptique par l'oxygène qu'il dégage.

Il y a souvent avantage à *combiner* leur action.

Par exemple — dans une plaie profonde ou un ulcère atone et creux, employer les injections radifères des sels insolubles et panser à la poudre ou à la pommade à l'érythrol radifère; quand le bourgeonnement et la vitalité semblent suffisamment excités, panser au perborate et au sucre radifères mélangés.

Dans un ulcère ordinaire déjà bourgeonnant, et dont on cherche l'épidermisation, panser au perborate et au sucre radifères, et pour obtenir l'activité du bourgeonnement des tissus, ajouter un nuage de poudre d'érythrol, ou un nuage de scharlach-rot radifère.

La *solidité* et le *trophisme* des cicatrices semblent meilleurs après traitement au radium : une malade, qui avait vu ses ulcères récidiver plusieurs fois, est restée guérie depuis que je l'ai soignée.

Et même la suractivité de l'épidermisation m'a permis de tenter le *tatouage des cicatrices* : des corps étrangers aseptiques sont enlisés sous le débordement des cellules épithéliales : je l'ai constaté empiriquement en voyant des grains noirs de charbon englobés dans la pellicule épidermique après pansement au charbon radifère. Ce résultat peu esthétique m'a fait songer à tatouer les cicatrices en rose-chair en employant des poudres renfermant en proportions convenables des particules blanches, roses et jaunes. C'est là un essai qu'il sera intéressant de continuer.

2° *Cicatrisation épidermique par première intention et cicatrisation fibreuse*. — Sur ce chapitre, mes essais ne sont pas assez avancés pour que je puisse rien dire encore. Je pratique la réunion de mes plaies cutanées et aponévrotiques avec des catguts radifères obtenus par un procédé que je ne puis préciser. J'expérimente des catguts radifères à des titres divers, d'ailleurs relativement faibles.

J'ai obtenu macroscopiquement des réunions semblant plus rapides et meilleures ; mais le microscope est venu me montrer que, histologiquement, la cicatrice ressemblait absolument à une cicatrice normale.

Je n'ai évidemment pas encore trouvé le titrage de catgut suffisant pour avoir une cicatrisation plus rapide et histologiquement constatable.

En continuant à expérimenter, j'arriverai évidemment au titre convenable, car il serait extraordinaire que la loi générale d'activation ne se vérifiât pas pour cette variété de cicatrisation.

3° *Cicatrisation osseuse, cal*. — Il importe de noter d'abord la difficulté d'obtenir des fractures expérimentales comparables : le traumatisme, bien qu'appliqué toujours de la même façon, ne produit pas toujours la même variété de fracture : le déplacement et le chevauchement sont très différents suivant les cas et il est évident qu'au point de vue de la consolidation, on ne peut comparer une fracture dont les fragments peu déplacés ne se sont pas abandonnés complètement, et une fracture dans laquelle le chevauchement longitudinal est de 1 centimètre et dans laquelle les parties avivées des fragments ont perdu tout rapport. La consolidation se fait dans des délais absolument différents suivant les cas.

Il est donc de toute nécessité de tenir très grand compte de la variété de fracture dans l'appréciation des résultats.

Ceci étant dit, j'avais songé il y a un an et demi environ à étudier l'action du radium sur la *cicatrisation osseuse*. J'avais donc fracturé des pattes à deux lapins : dans un foyer de fracture j'ai injecté 10 microgrammes de radium, l'autre m'a servi de témoin. En sacrifiant mes deux lapins au bout de dix-huit jours, j'ai constaté que la fracture dans laquelle j'avais injecté du radium, tout en présentant encore un peu de mobilité anor male, était plus avancée en consolidation que la fracture témoin.

Cette année, j'ai refait une série d'expériences. Tout en essayant de vérifier le fait de l'année précédente, j'ai tenté d'aller un peu plus loin et de savoir si le radium agissait comme excitant cellulaire local ou comme excitant général de la nutrition.

J'ai pris trois séries, de trois cobayes chacune, je leur ai fait à tous, et par le même procédé, des fractures de l'humérus gauche.

A la première série (cobayes 2, 3, 4) j'injecte 10 microgrammes de sulfate de radium dans le foyer de fracture (action locale du radium).

La deuxième série (5, 6, 7) ne reçoit aucune injection et sert de série témoin.

La troisième série (8, 9, 10) reçoit 10 microgrammes de sulfate de radium sous la peau du dos (action générale du radium).

Mes animaux supportent bien le traumatisme, cependant le troisième jour le n° 7 est trouvé mort (de la série témoin, sans radium).

J'ai examiné les animaux régulièrement et voici brièvement ce que j'ai constaté au point de vue de l'œdème et du gonflement : diminution très nette le dixième jour, disparition le douzième jour chez les cobayes 2 et 3 (radium local).

Chez tous les autres l'œdème persiste encore au bout de vingt jours.

En ce qui concerne la disparition de l'œdème, la série à radium local a donc été favorisée.

Le troisième sujet (n° 4) a présenté jusqu'au bout une déformation de la région, qui n'était pas due à de l'œdème mais au déplacement considérable des fragments.

Au point de vue de la mobilité, je ne veux parler que de l'exploration après autopsie qui est la seule incontestable.

J'ai sacrifié mes animaux au bout d'un mois, quand l'exploration clinique me révélait la consolidation d'un certain nombre de fractures.

Ici il importe de distinguer les cas, au nombre de huit, par suite de la mort d'un cobaye témoin.

Trois fractures sont sans déplacement, ou avec déplacement minime, il se trouve qu'il y en a un cas par série : elles sont consolidées toutes les trois d'une façon parfaite, sans aucun mouvement de latéralité. On n'en saurait faire état dans la discussion de la valeur thérapeutique du radium : ces fractures sans grand déplacement (fig. 6) ont dû se consolider assez vite et si, au trentième jour, le résultat est le même dans les trois séries, au vingt-cinquième jour il aurait peut-être été différent : il faudrait donc voir sur des animaux sacrifiés plus tôt. Je note en passant que le cobaye de la troisième série (radium général) a un énorme cal fusiforme.

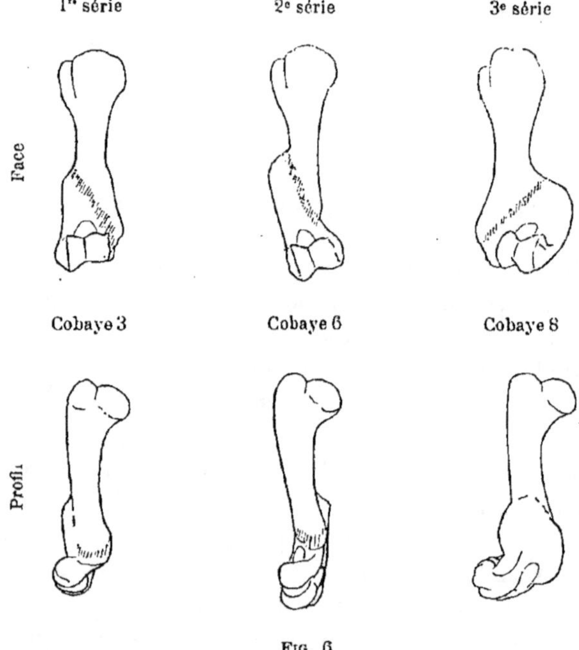

FIG. 6

Dans les fractures avec déplacement notable et chevauchement (fig. 7), les résultats sont les suivants :

Dans la première série (radium local) une des fractures est parfaitement consolidée.

L'autre présente encore de très petits mouvements anormaux, mais excessivement minimes : donc sur deux cas un cal définitivement solide et l'autre sur le point de l'être.

Dans la deuxième série (témoin) un seul cas, présentant de la mobilité anormale encore extrêmement nette, beaucoup plus accentuée que le cas incomplet de la première série.

Dans la troisième série (radium général), deux cas, avec non-consolidation dans les deux cas : mouvements étendus, plus étendus même que sur le cobaye témoin.

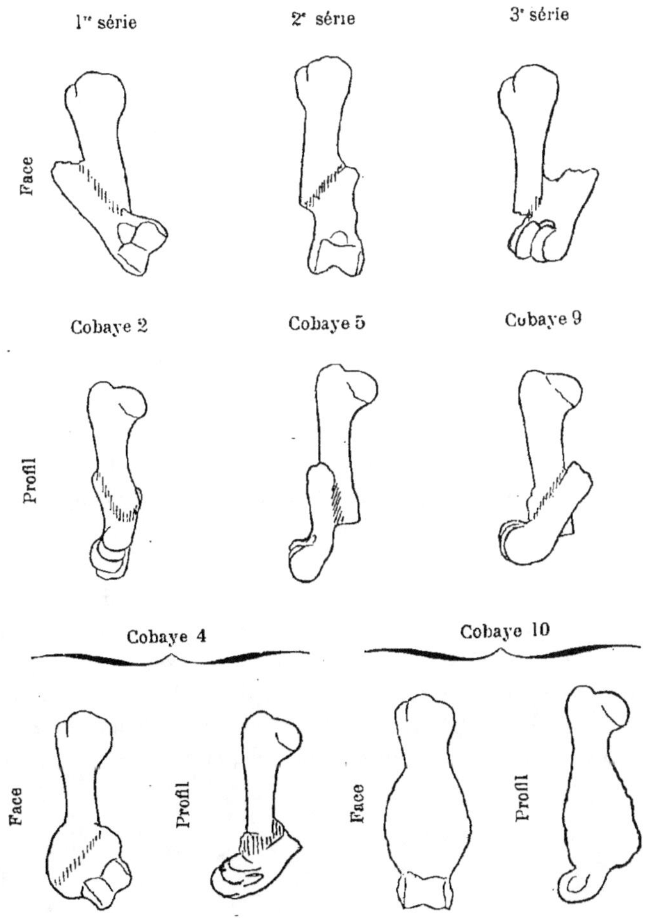

Fig. 7

A remarquer que les cals de la série 3 sont volumineux : le tissu de connexion entre les fragments est fibreux et dur sur le cobaye 9, fibro-cartilagineux et facile à entamer au bistouri sur le cobaye 10 : cet aspect tout particulier du dernier cas est peut-être dû à ce que le sujet était en état de gestation. Il y aurait là un petit point à préciser ou à reprendre.

Cette étude expérimentale, sans permettre de formuler des conclusions absolument fermes, contient cependant quelques enseignements.

Si nous laissons de côté les fractures sans chevauchement — pour lesquelles nous n'avons pas d'éléments d'appréciation — il semble que le *sulfate de radium*, injecté *dans* le foyer de fracture, *active la formation du cal*, par excitation locale de la vie cellulaire (disparition de l'œdème et solidité plus rapide).

Le radium injecté en dehors du foyer de fracture, agissant par les modifications du métabolisme général, retarde la formation du cal (peut-être par élimination trop active des sels de chaux et des phosphates) et donne des cals beaucoup plus volumineux.

Je me propose de compléter par de nouvelles recherches cette étude de l'action du radium sur la consolidation des fractures, qui peut être capitale au point de vue des accidents du travail, et comme traitement préventif des pseudarthroses.

Sur un homme porteur d'une fracture hélicoïdale de jambe, j'ai pratiqué une injection de sulfate de radium dans le foyer; deux mois après, il marchait fort bien. Je cite le fait sans en vouloir rien conclure, à titre de document.

Ces divers résultats obtenus dans des ordres différents sont concordants à un certain point de vue et permettent de conclure que les petites doses de radium, au lieu d'être abiotiques, comme les fortes doses, de diminuer la vie des cellules, ou de modifier leur processus évolutif, sont hyperbiotiques, excitantes des fonctions des cellules normales ou pathologiques.

LA RADIUMTHÉRAPIE EN GYNÉCOLOGIE

par Mme le Dr FABRE (Paris) et M. le Dr BENDER (Genève)

—

HISTORIQUE

Nous avons déjà publié, dans des travaux antérieurs, la bibliographie de la question. Cependant, il nous est agréable de rappeler ici les noms des confrères qui nous ont précédés dans cette voie.

Un des premiers, le Dr Abbé, publiait en 1905 une étude sur le cancer utérin.

Peu de temps après, les Drs Oudin et Verchère publiaient leurs résultats sur les fibromes, les hémorrhagies et les uréthrites blennorragiques.

Les Drs Wickham et Degrais obtinrent ensuite des résultats encourageants en employant un rayonnement filtré par des écrans métalliques très minces (appareil radio-utérin de Wickham), leurs essais portent sur des métrites hémorragiques et des uréthrites.

Les travaux plus récents du Dr Chéron sur les salpingo-ovarites complètent cette série qui nous autorisait à poursuivre ces recherches sur un terrain plus vaste et dans toute l'étendue du domaine de la gynécologie.

EXPERIENCES DE LABORATOIRE

Nous aurions voulu apporter ici à l'appui, et comme vérification de nos travaux cliniques, une étude histologique des organes du petit bassin, de leur évolution et de leurs transformations sous l'influence du radium.

Malheureusement le temps ne nous a pas permis d'approfondir suffisamment cette étude et nous nous réservons de l'exposer ultérieurement.

Nous ne mentionnerons en passant qu'un fait qui nous paraît suffisamment démontré et qui a, en gynécologie, une importance capitale.

Après avoir irradié par le rayonnement ultra-pénétrant les ovaires de six cobayes femelles, pendant des durées et avec des intensités comparables à celles que nous employons journellement en gynécologie, nous avons dûment constaté que les six animaux en expériences se sont comportés, au point de vue de la fécondité, comme les six témoins non irradiés. Les douze cobayes femelles furent en effet fécondées dans les mêmes conditions quelque temps après.

Des expériences analogues sont actuellement en train sur des ovipares et d'autres mammifères, mais cette étude, de très longue haleine, ne pourra être publiée que dans quelque temps.

TECHNIQUE

Tous les appareils, supports de radium, peuvent avoir leur rôle en gynécologie suivant le siège des affections à traiter.

Si l'on veut agir à l'intérieur *du col ou du corps même de l'utérus*, il est nécessaire d'y introduire la source du rayonnement, ainsi que les dispositifs de filtration répondant aux nécessités de la méthode du Dr Dominici.

Il est indispensable, en effet, que les particules α et la fraction molle du rayonnement β soient arrêtés par un écran métallique d'épaisseur convenable, et que les particules secondaires émises par l'écran métallique lui-même soient arrêtées par une gaine extérieure de caoutchouc, de gutta, de gomme ou de tarlatane.

Deux formes d'appareils cylindriques se prêtent à cette technique :

La *première* est *l'appareil radio-utérin* du Dr Wickham, qui se compose essentiellement d'une tige métallique recouverte sur sa surface extérieure de sels de radium collés. Cette tige peut être recouverte d'un écran métallique creux. L'ensemble se visse à sa partie inférieure au centre d'une plaque ronde (recouverte de sels de radium collés et d'un écran spécial). Cette plaque recouvrira le col de l'utérus tandis que la tige cylindrique sera introduite dans le canal cervical.

La *deuxième* forme d'appareil peut se prêter aux applications à l'intérieur du vagin, du col et de la cavité utérine.

Elle consiste dans l'emploi des appareils cylindriques creux à sels libres du Dr Dominici, introduits à l'intérieur d'une sonde ou d'un tube de caoutchouc, ou enveloppés de tarlatane.

Il peut être parfois nécessaire de faire une dilatation préalable du canal cervical.

Les *écrans* ou les tubes employés doivent avoir une épaisseur *de 5/10 de millimètre d'argent ou d'or, ou de 1 millimètre de plomb ou de nickel.*

Leur *contenance* varie de *5 milligrammes de sel pur à 5 centigrammes.*

Leur *activité utile* ou *rayonnement filtré* varie de 2,500 activités à 25,000.

En *pansements vaginaux,* on peut employer, soit les mêmes tubes à sels libres, munis de leurs écrans, soit des appareils circulaires plats, à sels collés identiques à ceux qui sont utilisés en dermatologie et en neurologie.

Dans ce cas, les sels collés d'activité 500,000 ou au quart de pur suffisent généralement, munis d'écrans de nickel de 1/10 à 5/10 de millimètres d'épaisseur et complètement enveloppés d'une feuille de coutchouc de grandes dimensions dont les côtés sont ramenés en arrière de l'appareil et attachés sur toute leur longueur pour former un manche.

Ces appareils varieront de *1 centigramme à 8 centigrammes* de sel, 500,000, correspondant à *2 milligrammes et demi* et *2 centigrammes* de sulfate pur.

Leur *rayonnement extérieur* filtré dans ces conditions donnera environ *1,000 activités* pour les premiers et *8,000 activités* pour les derniers.

Les *dimensions* respectives de ces appareils ronds sont de *1 centimètre carré* et *8 centimètres carrés.*

Pour atteindre certaines tumeurs telles que les fibromes ou pour traiter les annexes, à travers la *paroi abdominale,* nous pouvons employer des appareils plats de plus grandes dimensions : il est évident que, dans ce cas encore, les rayonnements doivent être soigneusement filtrés afin de préserver les téguments et de n'employer que des rayons *ultrapénétrants.*

Je n'insiste pas sur les méthodes d'asepsie ou sur les précautions antiseptiques à prendre, qui sont les mêmes que dans tout autre traitement gynécologique.

Mais il y a des cas où ces appareils à rayonnement assez considérable et très puissants peuvent ne pas être indiqués, et où nous pouvons chercher plutôt à exercer une action moins puissante, mais constante et prolongée.

Ceci nous a donné l'idée d'employer les matières radioactives autres que le radium lui-même et nous avons entrepris en gynécologie une étude des *boues radioactives*, ainsi que des *solutions faibles* de bromure de radium.

Le rayonnement global de ces boues est, en effet, très intéressant à appliquer dans certains cas, et comme leur action ne produit aucun effet fâcheux sur les tissus, même en applications prolongées, elles nous permettent d'exposer les tissus malades à ces rayonnements pendant des temps plus ou moins longs.

La solution de *bromure de radium* employée correspondait à 1/10 de microgramme par goutte.

TUMEURS

Nous envisagerons successivement le traitement des tumeurs bénignes et celui des tumeurs malignes.

1° Parmi les *tumeurs bénignes*, nos travaux ont porté sur les fibromes et les polypes. Quant aux kystes de l'ovaire, nous ne connaissons aucun essai sur ce sujet et nous n'en avons pas entrepris.

Nous devons ici considérer les effets obtenus sur les fibromes au point de vue sédatif pour différents symptômes de cette affection, tels que l'action manifestement hémostatique pour les métrorragies, l'action décongestive entraînant la suppression de la métrite surajoutée et diminuant ainsi les phénomènes de compression et, s'il y a lieu, la disparition de la périmétrite concommitante.

Quant aux effets curatifs sur le tissu fibromateux proprement dit, nous ne l'avons jamais constaté, et si nous observons généralement une notable diminution de volume de la tumeur, elle n'est due, à notre avis, qu'à la diminution du tissu inflammatoire péri-utérin.

Nous n'insisterons pas sur les polypes, trop faciles à faire disparaître par d'autres méthodes et qui sont particulièrement sensibles à l'action du radium.

Parmi les quelques cas que nous avons publiés (1) antérieurement, nous ferons remarquer que nous avons fait disparaître de petits polypes du col par des pansements au bromure de radium en solution très faible.

Nous avons employé pour traiter les tumeurs fibromateuses, des tubes de Dominici de 1 à 5 centigrammes, soit en pansement vaginal, soit en pansement utérin (dans le col) ; d'autre part, des appareils à sels collés contenant de 1 à 5 centigrammes de radium pur, recouverts d'écran de nickel et d'enveloppe de caoutchouc (deux à trois applications à un mois d'intervalle) ;

2° Quant au traitement des *tumeurs malignes*, nous avons traité d'une part des cancers primitifs inopérables de l'utérus (en nombre très restreint), d'autre part plusieurs cas de récidives.

Ces cancers furent traités par des tubes de Dominici placés dans le col (quatre à dix applications de douze à vingt-quatre heures à quinze jours d'intervalle, 5 à 12 centigrammes pur).

Nous n'avons pas obtenu de guérison complète. En revanche, des effets palliatifs, suffisamment intéressants pour justifier l'emploi de la méthode, furent les suivants :

Diminution graduelle des hémorragies ;

Disparition de la fétidité des pertes ;

Régression des bourgeons cancéreux exubérants ;

Mobilisation plus grande de l'utérus à la suite de la disparition de l'inflammation péri-néoplasique ;

Diminution très notable de la douleur ;

Amélioration de l'état général (suppression de la cachexie et de l'anurie).

Ces effets sont d'autant plus intéressants que leur conséquence fréquente a été de rendre possible l'intervention chirurgicale dans des cas primitivement jugés complètement inopérables.

Dans plusieurs cas de récidive, les malades ont une complète illusion de guérison au moins pendant plusieurs mois et l'examen permet de constater la diminution parfois considérable de la tumeur.

Enfin, dans quelques cas l'examen ne révèle plus qu'une cicatrice souple et indolore.

____

(1) *Arch. gén. de Méd.*, juillet 1909.

Nos cas les plus favorables ne datent que de quatre à six mois et ne nous permettent pas de conclure d'une façon définitive.

Les travaux des Drs Chéron et Rubens-Duval, qui ont employé des doses beaucoup plus fortes et qui les ont disposées de façon à avoir un rayonnement sus-vaginal, ont donné des résultats aussi intéressants et du même ordre que nous résultats personnels.

AFFECTIONS INFLAMMATOIRES

Dans les affections inflammatoires aiguës, notamment d'origine gonococcique, nous n'avons employé presque exclusivement que les boues radioactives actinifères.

Cette substance peu active (0.15 à sec) doit son activité en grande partie à la présence d'actinium; elle émet donc, à l'état humide, une grande quantité d'émanation d'actinium à désintégration rapide (3 secondes 9); son rayonnement se compose donc presque exclusivement de particules α et elle dépose dans les tissus les divers composants de la radioactivité induite de l'actinium qui dégage à son tour des radiations plus pénétrantes pendant une heure ou deux après la fin des applications.

La technique en est très simple : bains généraux de 250 à 300 grammes de boue (durée 20 minutes).

Pansements internes ou externes qui peuvent rester de cinq à douze heures en place (1), et, enfin, injections prolongées avec les boues stérilisées en suspension à raison de *20 grammes* de boue pour 2 litres.

Ces boues agissent en tarissant rapidement l'écoulement, en faisant disparaître la douleur, les démangeaisons et autres phénomènes aigus tels que l'uréthrite.

Les bains généraux améliorent en outre l'état général, ce qui nous a permis d'obtenir des résultats très appréciables dans plusieurs cas de dysménorrhée essentielle.

Dans les affections chroniques, les boues actinifères n'interviennent que comme adjuvant et l'agent thérapeutique curatif est le rayonnement ultra-pénétrant du radium.

---

(1) Pansement abdomino-vaginal du Dr Fabre. (Comm. à la Société d'Obstétr , novembre 1909.)

Nous avons traité des métrites avec paramétrites et des an·
nexites.

La technique est à peu près la même ; les annexites nécessitent
un traitement plus long.

Le premier phénomène constaté est la diminution de la douleur. Les exsudats péri-utérins diminuent ensuite, entraînant la
mobilité de l'utérus.

Il est intéressant de constater que le traitement radifère, après
une durée de douze à vingt-quatre heures, amène une exsudation séreuse considérable. Il nous est difficile d'expliquer ce
phénomène, car l'application est faite à sec ; dans quelques cas
d'annexites chroniques à masses très volumineuses avec périmétrite, on constate d'abord l'assouplissement des adhérences et la
diminution des masses annexielles est très lente, mais quel que
soit le cas, le phénomène le plus net est toujours la diminution,
puis la disparition complète de la douleur.

TROUBLES POST-OPERATOIRES

Nous distinguerons d'abord les troubles causés par les adhérences inflammatoires, puis les cicatrices vicieuses.

Nous avons déjà insisté sur l'action analgésique du radium
que nous retrouvons aussi manifeste dans ce genre d'affections.

Les adhérences, parfois si rebelles, sont très heureusement in-
fluencées par le radium et semblent disparaître complètement.

Pour les cicatrices douloureuses chéloïdiennes ou non, la radiumthérapie joue un rôle considérable.

Les cicatrices et les brides s'assouplissent, les douleurs et les
phénomènes péritonéaux disparaissent, et le tissu pigmenté se
décolore.

Nous n'insistons pas sur la technique, dont nous avons publié
les détails antérieurement (1).

CONCLUSIONS

Lors de nos précédentes communications sur diverses affections gynécologiques, nous avons précisé dans nos conclusions
les indications de la radiumthérapie.

----

(1) *Journ. de Méd. de Paris*, 16 juillet 1910.

Nous avons toujours conclu définitivement en ce qui concerne son action sédative incontestable; mais nous faisions des réserves très larges et nous nous tenions encore dans l'expectative en ce qui concerne les effets curatifs.

Il nous semble aujourd'hui pouvoir affirmer que le rayonnement ultra-pénétrant du radium a une action curative dans les métrites avec péri-métrites, dans les infiltrations inflammatoires du petit bassin, dans les annexites chroniques, principalement d'origine gonococcique (nous faisons toutes réserves pour la tuberculose génitale, notre expérience étant insuffisante).

Nous conseillons, dans les annexites aiguës suppurées avec pelvipéritonite, de n'intervenir qu'après la période inflammatoire aiguë.

Dans les fibromes, le rôle de la radiumthérapie se borne à diminuer les métrorragies, à supprimer les leucorrhées et la périmétrite surajoutée et, par conséquent, à prévoir utilement le sphacèle, qui est une des graves complications de ces affections bénignes.

Quant aux tumeurs malignes, nous considérons que, au point de vue curatif, la radiumthérapie est aussi désarmée que le chirurgien devant les chances de récidive de ces désespérantes affections.

En revanche, l'action sédative du radium donne aux malades de tels soulagements que nous devons toujours tenter ce traitement.

D'autre part, il est des cas de cancer où la radiumthérapie s'impose; ce sont ceux que l'étendue de la tumeur rend inopérables et que le radium pourra réduire et localiser.

Enfin, pour les séquelles postopératoires, étant donnée l'impuissance des autres moyens dont nous disposons et en présence des résultats remarquables que nous avons obtenus, nous pouvons considérer la radiumthérapie comme un véritable traitement d'élection.

DE LA RADIUMTHÉRAPIE EN GYNÉCOLOGIE

par H. CHERON

Chef de clinique à la Faculté

—

La radiumthérapie gynégologique nous semble mériter une place importante dans le traitement médical des affections de l'appareil génital de la femme. C'est une branche de la radiumthérapie qui nous semble appelée au plus grand avenir. En effet, tout dans l'appareil génital de la femme se dispose aisément pour favoriser le traitement radiumthérapique. C'est d'abord la forme anatomique de la région qui, par sa constitution en un long canal, le canal vagino-utérin, permet l'introduction de tubes à une hauteur variée. C'est l'accès facile que l'on a pour aborder les lésions, soit par voie vagino-utérine, soit plus rarement par voie abdominale. C'est la situation fréquente de certaines inflammations qui occupent la partie inférieure du petit bassin, se prêtant admirablement au rayonnement de ces organes séparés seulement par les feuillets minces des culs-de-sac vaginaux. La résistance des épithéliums vagino-utérins au rayonnement du radium rendent les conditions encore plus faciles au radium-thérapeute, qui peut faire supporter aux muqueuses saines recouvrant les néoplasmes utérins des rayonnements d'intensité très forte, comme cela npus a été possible dans le traitement des cancers de ces régions (Chéron et Rubens Duval). On peut de plus, par la radiumthérapie, exercer sur les organes génitaux habituellement hyperémiés non seulement une décongestion rapide et prolongée, mais encore des modifications dans la texture vasculaire qui peut aboutir à une oblitération très prolongée et souvent définitive. Si l'on se rappelle en plus les propriétés physiologiques générales que présente le radium, on voit à quel avenir peut être appelée la radiumthérapie gynécologique. Mais cet essor de la radiumthérapie n'est possible à notre sens que si l'on veut baser toute sa technique sur les lois du rayonnement ultrapénétrant de Dominici. Cela nous empêchera nullement de rendre justice et d'admirer des tentatives antérieures très intéressantes, telles que, par exemple, celles des Drs Oudin et Verchere, et encore Abbe. Mais l'emploi de filtres imparfaits laissant passer une forte proportion de β mous, choisis de préférence à des filtres constitués par des métaux denses, risque de décourager les expérimentateurs, qui s'exposeront à voir survenir des lésions qui seraient dues à l'absorption de rayons faiblement pénétrants.

Nous posons en principe que pour obtenir sans danger des résultats qui peuvent être considérés comme très intéressants, il faut se servir d'un rayonnement très filtré, tel par exemple celui que Dominici a obtenu par filtration à travers 5/10 de millimètre d'argent. Il ne faut pas s'étonner que nous proposions dans le traitement des lésions gynécologiques une filtration aussi importante, puisqu'elle arrête 99 p. c. du rayonnement global. Le faisceau très réduit qui subsiste après cette filtration nous a suffi pour obtenir des modications profondes qui, dans un grand nombre de cas, ont été suffisantes pour amener la guérison de nos malades. Il est donc parfaitement inutile de conserver dans le faisceau radifère des rayons qui risqueraient, en étant absorbés par des régions superficielles traversées et souvent normales, de compliquer la guérison des lésions profondes par des radiumdermites lentes à guérir. Ceci justifie amplement à nos yeux les raisons pour lesquelles nous nous sommes toujours servis du rayonnement ultra-pénétrant (1).

On verra dans la suite que la technique n'en est que plus simplifiée. Nous avons du reste, en collaboration avec Dominici, déterminé par des courbes les quantités de rayons absorbés par les organes utéro-annexiels normaux ou pathologiques. On peut se rendre compte, d'après elles, de la quantité de rayons β durs et de γ qu'ils laissent passer et retiennent.

Voyons maintenant la méthode du rayonnement ultra-pénétrant en gynécologie et abordons les détails de technique dans les différentes affections. ainsi que les résultats cliniques que nous avons obtenus. Nous pensons qu'après plusieurs années de recherches on peut poser quelques principes de traitement de

---

(1) Exceptionnellement pourtant, on pourra se servir du rayonnement composite, comme par exemple pour certaines maladies cutanées. périvulvaires ou encore certains néoplasmes superficiels de cette région.

radiumthérapie en se basant surtout sur la valeur de résultats cliniques observés à longue échéance. Nos recherches ont porté principalement sur les métrites et les scléroses utérines, sur les fibromes utérins, les ovaro-salpingites et les exsudats périannexiels, enfin sur le cancer utérin et vaginal (cette dernière étude sur les néoplasmes ayant été faite avec le Dr Rubens-Duval).

Il y a un intérêt primordial, pour que l'application de la radiumthérapie en gynécologie soit rendue pratique, de ne pas multiplier les appareils employés et de choisir des appareils de même forme pouvant être employés indifféremment dans le traitement d'affections diverses. Cette simplification nous a paru indispensable pour la vulgarisation de notre méthode. L'appareil choisi par nous est le tube employé par Dominici dans les cancers profonds. Il faut le choisir le plus mince possible; c'est pourquoi nous donnerons la préférence au tube de platine irradié de 3/10 de millimètre d'épaisseur de paroi. Le sulfate de radium pur peut être contenu directement dans le tube sans interposition d'aucun autre corps. On peut se servir également de tubes d'argent, d'or ou d'autre métal dense, mais l'épaisseur du tube est plus grande. Il y a intérêt à ce que les tubes ne soient pas trop longs, 3 à 4 centimètres nous paraissent être un maximum. La radiumthérapeute doit avoir à sa disposition des tubes d'intensité variée, c'est-à-dire contenant par exemple 1 centigramme, 3 centigrammes, 5 centigrammes et même 10 centigrammes, quand il le pourrait. En dehors des tubes, il est indispensable d'avoir à sa disposition des appareils plats qu'on puisse placer sur la peau des régions voisines et en particulier sur l'abdomen. Ces appareils sont de 5 centigrammes en moyenne de sulfate de radium pur et le rayonnement doit être filtré par des lames de plomb de 2 millimètres d'épaisseur environ. Il ne faut pas oublier, dans la préparation des pansements externes ou internes, d'envelopper les appareils de gaze d'une épaisseur déterminée pour éteindre complètement le rayonnement secondaire. La quantité totale de radium doit être quelquefois élevée.

Dans nos recherches avec Rubens-Duval sur les néoplasmes utérins, nous avons eu des actions quelque peu durables seulement, quand nous avons employé des doses massives variant de 12 centigrammes à 35 centigrammes. Mais nous avons parfois des résultats intéressants dans des cancers avec des doses bien plus faibles. Néanmoins, il est important de ne pas descendre au-dessous de 10 centigrammes, car les modifications des néoplasmes risqueraient de n'être que superficielles. Heureusement les doses à employer dans les autres affections sont bien plus faibles. En ce qui concerne les endométrites avec hypersécrétion, les doses d'un 1/2 centigramme, de 1 centigramme sont souvent suffisantes. Il n'en est plus de même de certaines métrites hémorragiques et des scléroses utérines avec métrorragie pour lesquelles il est préférable d'employer une dose moyenne de 5 centigrammes. Il en est de même des fibromes de l'utérus de petit volume et perméables au niveau du canal cervical. Pour les annexites, exsudats pelviens et abdominaux, il est difficile de déterminer d'avance exactement les doses à employer, qui varieront suivant la sensibilité, la virulence de l'affection à traiter et sa réaction au moment des premières applications. Les applications sont vaginales ou utérines et occupent dans ce cas soit le canal cervical ou la cavité utérine, soit les deux; elles peuvent être également abdominales.. Il est fréquent de combiner ces différentes applications dans le cours d'un même traitement. Pour apprécier les résultats cliniques, il faut envisager les principales affections traitées.

En ce qui concerne les métrites, il faut placer au premier plan les métrites hémorragiques sans rétention, qui sont souvent guéries après quelques séances de traitement.

Les endométrites catarrhales dont les écoulements contiennent ou non des gonocoques sont d'une curabilité plus difficile. Il faut savoir que les rayonnements du radium sont peu antiseptiques; quand ils agissent sur les écoulements qu'ils tarissent quelquefois, c'est bien plus en modifiant le terrain qu'en agissant directement sur les germes pathogènes qui sont peu influencés par le radium.

Les annexites chroniques sont très améliorées dans un grand nombre de cas et semblent guérir d'une manière durable fréquemment. Ces résultats ont été obtenus chez les malades longuement traités antérieurement sans succès. La guérison persiste dans un grand nombre de ces observations depuis un an à dix-huit mois. Elles ont exceptionnellement récidivé. Il ne s'agit donc pas ici de thérapeutique purement palliative, mais d'effet curatif souvent rapide et indiscutable. Il en est de

même de la résorption de gros exsudats pelvi-abdominaux traités
par le radium après l'échec d'autres médications. Dans ces cas,
on avait attendu d'une manière assez prolongée pour être sûr
qu'il n'avait aucune tendance à la résorption spontanée. Le traitement radiumthérapique de ces affections ne s'accompagne
d'aucun trouble sérieux du côté de la fonction utéro-ovarienne.
Si les menstruations sont suspendues quelquefois, ce n'est que
d'une manière absolument temporaire. La fonction ovarienne
ne semble nullement être altérée, comme semble le prouver en
particulier l'existence de grossesses consécutives qui ont eu lieu
dans certaines observations chez les malades présentant des lésions bilatérales et traitées par des pansements placés sur chacune
des annexes. Pour les résultats obtenus dans le traitement des
fibromes de l'utérus, il faut examiner tour à tour la valeur hémostatique de la méthode et l'action du radium sur le fibrome lui-
même. L'arrêt des hémorragies, en général définitif, a été obtenu dans la presque totalité des observations, et cela au bout de
deux mois de traitement en moyenne. La régression du fibrome
est en général tardive, elle devient rarement appréciable avant
cinq à six mois après le début du traitement. Elle se continue
progressivement, surtout dès que la ménopause a été instituée.
Pour que le phénomène de résorption se continue, il n'est pas
toujours utile de refaire les applications, surtout en ce qui concerne les fibromes de petit volume.

De l'étude de cinquante cancers utérins et vaginaux traités avec le Dr Rubens-Duval, nous pouvons déjà tirer quelques
conclusions. Dans les précédentes publications, nous avons montré la possibilité d'obtenir la transformation scléreuse d'utérus
même assez envahis par les néoplasmes. Depuis, nous nous
sommes efforcés de maintenir cet état de sclérose qui constitue-
rait, s'il était définitif, un état de guérison. Chez certaines malades, cet état de sclérose a pu être maintenu aisément pendant
presque un an. Ceci est l'exception à notre avis, et l'on voit
survenir des récidives au niveau du vagin et de l'utérus qui semblent compromettre le résultat primitivement acquis. Mais il est
très facile d'éteindre ces légères récidives locales, qui cèdent en
général après un ou deux pansements.

En résumé, des malades semblent pouvoir être maintenus ainsi
pendant un temps parfois très long. Nous avons ainsi onze ma-

lades que nous maintenons depuis des époques qui varient de sept à dix-huit mois avec une santé générale parfaite, un état local qui serait tout à fait satisfaisant s'il n'y avait pas parfois quelques menaces de récidive que l'on supprime toutefois aisément. Combien de temps pourra-t-on maintenir ainsi les malades et quel avenir nous est réservé dans cette lutte constante conte ces néoplasmes utérins ? Nous ne pouvons le dire actuellement, nos recherches étant trop récentes. On voit, par cette succincte étude de la radiumthérapie en gynécologie que, par le radium, on peut guérir un certain nombre d'affections rebelles à tous les autres moyens médicaux employés jusqu'ici. Souvent cette médication ne reste que palliative, ce qui arrive actuellement pour les cancers utérins et vaginaux. D'où la nécessité de compléter les traitements, commencés par le radium, par des moyens chirurgicaux.

Ceci nous conduit à examiner la valeur de la radiumthérapie et de la chirurgie en gynécologie.

Pour les fibromes utérins et les annexites, dans le cas où la radiumthérapie n'aura pas été suffisamment continuée ou n'aura pu déterminer l'effet désiré, on peut dire que l'ablation chirurgicale, loin d'être compliquée par l'essai du traitement radiumthérapique, sera en général facilitée. Il suffit d'examiner au cours du traitement des annexites adhérentes qui se mobilisent et se réduisent pour voir combien le chirurgien a pu gagner en s'adressant à la radiumthérapie préopératoire. Il enlève des lésions devenues mobiles et fait une opération très simplifiée. En faisant un essai préalable de radiumthérapie, le chirurgien pourra souvent conserver une des deux annexes et éviter fréquemment aux malades des accidents causés par la suppression de la fonction utéro-ovarienne. On peut dire de même de certains gros fibromes fortement hémorragiques que l'on enlèverait chez des malades après avoir obtenu chez elles une cessation de l'écoulement sanguin pendant plusieurs mois.

L'ablation d'utérus néoplasiques transformés par le radium est également très facilitée. Toutefois il faut faire une réserve pour des cas où il y aurait un envahissement péri-utérin très marqué. Dans ces cas, la sclérose péri-utérine gêne considérablement l'ablation et le chirurgien cherche sans les trouver les plans de clivage qui lui permettent de faire habituellement une opération plus facile. Ces cas de sclérose péri-utérine exceptés, on voit quel précieux concours peuvent se prêter la radiumthérapie et la gynécologie opératoire (1).

---

(1) Cette communication résume très brièvement l'ensemble de mes recherches poursuivies depuis près de deux ans sur le traitement des affections gynécologiques par le radium.

Voici pour ceux qui voudraient se reporter à une étude plus détaillée, la Bibliographie de quelques unes des publications qui ont paru en gynécologie.

Société médicale des hôpitaux, mai 1909. — Du traitement des annexites et exsudats pelviabdominaux par le rayonnement ultra pénétrant du radium.

Académie de médecine, novembre 1909.

Obstétrique, Décembre 1909. — Radiumthérapie des annexites, des scléroses utérines et des fibromes hémorragiques.

Société obstétricale de Paris, janvier 1910. — De quelques observations des cancers utérins et vaginaux traités par le radium (Cheron et Rubens Duval).

Congrès de Physiothérapie, mai 1910. — De la valeur de la radiumthérapie des annexites et exsudats periannexiels

Congrès de Physiothérapie, mai 1910. — De la radiumthérapie des fibromes hémorragiques.

Académie de médecine, juillet 1910. — Radiumthérapie des cancers de l'utérus et du vagin (Cheron et Rubens Duval).

Gynécologie, septembre 1910. — Du traitement des fibromes hémorragiques par le rayonnement ultra pénétrant du radium.

Obstétrique, septembre 1910. — Du traitement des cancers inopérables de l'utérus et du vagin par l'utilisation massive du rayonnement ultra pénétrant du radium (Cheron et Rubens Duval).

TRAITEMENT DES ANGIOMES
PAR LE RADIUM

(Naevi vasculaires plans, Tumeurs érectiles, Tumeurs vasculaires sous-cutanées)

par MM. Louis WICKHAM et DEGRAIS

—

J'ai l'honneur de vous soumettre quelques considérations générales sur les résultats que j'ai obtenus avec le Dr Degrais, dans mon service de radiumthérapie, dans le traitement des angiomes par le radium. Cette étude est basée sur l'observation de six cents cas environ, les premiers datant de plus de cinq années. Si j'indique ces chiffres, c'est qu'ici, plus encore peut-être que dans les autres chapitres de la radiumthérapie, la consécration du temps et du nombre est indispensable, en raison des modifications qui se produisent longtemps encore après le traitement.

Nous classons les angiomes vis-à-vis de la radiumthérapie en plusieurs groupes, savoir :

1° Les nœvi vasculaires plans (superficiels ou profonds), ceux qui constituent ce qu'on appelle communément les taches de vin;

2° Les angiomes plus ou moins surélevés qui sont assez consistants, non fluctuants, non dépressibles, comme en partie sclérosés et qu'on rencontre surtout chez les adultes;

3° Les angiomes mous, dépressibles, érectiles, fluctuants plus ou moins saillants, formant nappes boursoufflées ou véritables tumeurs (ces tumeurs pouvant former par leur étendue et leur volume de véritables monstruosités);

4° Les angiomes des muqueuses buccales (lèvres, langue, joue), nasales et conjonctivales;

5° Les tumeurs vasculaires sous-cutanées avec ou sans participation de la peau à l'envahissement angiomateux;

6° Les cas où, chez le même sujet, se trouvent réunies à la

fois plusieurs variétés d'angiomes et constituant des difformités monstrueuses;

7° Des cas enfin où le volume des angiomes saillants est tel que le radium ne peut obtenir un complet nivellement mais peut transformer les tissus de telle sorte qu'ils puissent être ensuite chirurgicalement extirpés.

Avant d'aborder l'étude de ces divers chapitres, nous tenons à inscrire en tête de notre travail ce que doit être la préoccupation constante de toutes les thérapeutiques proposées pour la guérison des angiomes. Cette préoccupation constante doit viser l'esthétique des résultats et ceux-ci ne doivent être considérés comme définitifs que deux années au moins après la fin des traitements; enfin, ils doivent comprendre la totalité des nævi.

A ce titre, nous adopterions volontiers une autre classification des angiomes, plaçant notre premier groupe, celui des angiomes plans, des taches de vin, nettement à part, vis-à-vis de tous les autres angiomes réunis en un second groupe, car c'est en effet pour les taches de vin que cette préoccupation est essentielle, et que le but à atteindre rencontre les plus grandes difficultés.

S'il ne s'agissait que de décolorer un point d'un nævi plan, le but serait assez facile à atteindre; en effet, la moindre inflammation, un bouton d'acné, un furoncle, une plaie accidentelle peuvent modifier et blanchir plus ou moins la surface correspondante d'un nævus, et même les divers caustiques habituels peuvent produire des points de décoloration.

En employant le radium comme un caustique inflammatoire, on peut aussi très aisément blanchir des points dans un nævus; sur un ou deux points d'une vaste nævus, M. Danlos aboutit à une décoloration. Il en est de même pour des essais antérieurs aux nôtres de MM. Hartigan, Follard, Ekstein, Strasman, Zimmern et Rehns.

M. Danlos disait alors, et on pourrait en conclure, que puisqu'un point peut être décoloré, un grand nombre de points analogues aboutiraient à la décoloration entière; mais il s'en faut qu'ici la théorie soit d'accord avec la pratique. Il ne suffit pas d'obtenir un point blanc, l'essentiel est de savoir si ce point, une fois blanchi, ne l'est pas trop, et s'il ne prendra pas quelque aspect cicatriciel. Une petite surface décolorée peut paraître satisfaisante, alors qu'une surface très étendue, décolorée de même façon, blanche, lisse, unie, apparaîtra comme une tare sur la joue d'une jeune fille qui en viendra très certainement à regretter son angiome.

Mais ce n'est pas tout, il ne suffit pas d'obtenir un point blanc, il importe que tous les autres points voisins nécessaires pour la décoloration totale se joignent parfaitement les uns aux autres de telle sorte que le résultat définitif ne soit point une bigarrure, un bariolage, mais une surface de décoloration égale et homogène.

Il importe enfin qu'il ne survienne ultérieurement et ne s'établisse de façon définitive ni dépressions des surfaces, ni pigmentations, ni télangiectasies, et, si nous avons posé la condition des deux années d'observation, c'est que c'est là précisément le temps nécessaire pour savoir si une pigmentation produite au début aura persisté; disons de suite que, en général, ces pigmentations, lorsqu'elles se produisent, disparaissent d'elles-mêmes avec le temps; pour savoir enfin si les télangiectasies n'auront pas à la longue complètement modifié un premier résultat annoncé tout d'abord comme fort heureux.

C'est en raison de ces difficultés pratiques dont la solution ne devait pas être affirmée trop hâtivement, que lorsque nous avons fait en octobre 1907, à l'Académie de médecine, notre communication sur le traitement des angiomes par le radium, nous avons tenu, malgré des résultats d'apparence très satisfaisants, que nous possédions déjà alors, à exprimer des réserves en ce qui concernait les angiomes plans.

C'était, en effet, après inflammation et malgré des filtrages que nos premiers résultats avaient été obtenus, aussi nous redoutions les complications éloignées. La suite a prouvé la légitimité de nos craintes, car quelques-uns de nos cas traités alors nous sont revenus avec des télangiectasies.

Le cas suivant nous permettra d'expliquer la méthode à laquelle nous avons abouti pour le traitement de ces angiomes plans, méthode basée sur l'action élective des rayons sur les tissus angiomateux et ayant pour but d'éviter toute inflammation croûteuse.

Premier groupe. — *Nævus vasculaire plan (tache de vin).* — Voici le cas d'un nævus plan de la joue chez un sujet de 20 ans.

Le nævus est de couleur extrêmement foncée. La pression du doigt n'amène aucune décoloration ; le nævus infiltre profondément les tissus et colore la muqueuse jugale au verso. Il occupe la moitié gauche de la face. Partant de l'oreille et de la région rétro-auriculaire qu'il englobe entièrement, il s'étale sur les trois quarts inférieurs de la joue jusqu'au nez et aux lèvres qu'il colore dans leur moitié gauche.

Comme pour le traitement de ces angiomes plans, il faut avant tout se garder de produire des réactions inflammatoires croûteuses et qu'il est, en un mot, de toute nécessité d'agir sans déterminer de brûlures ; comme, d'autre part, il faut agir surtout à la surface, après avoir fait l'essai de diverses méthodes de filtrage avec des appareils puissants ou faibles, nous avons abouti à la méthode que nous avons décrite à la Société de dermatologie en juillet 1908 et qui consiste dans l'emploi sans filtre de rayonnements comprenant un grand maximum de rayons de faible pénétration, α, β mous et β moyens. Il ne faut point s'étonner que, pour obtenir la réaction nécessaire sans brûlure, nous employions ces rayons sans filtre métallique.

Ces rayons ne sont point nécessairement destructeurs et caustiques ; bien maniés, ils agissent sur les angiomes plans et sur d'autres tissus, comme par exemple sur les eczémas aigus chez des bébés, tissus vulnérables au suprême degré, sans produire d'irritation sensible. En radiumthérapie, le degré de réaction, qu'il s'agisse de rayons de faible pénétration ou de rayons surpénétrants β durs et γ, est fonction de quantité absorbée.

C'est la quantité des rayons absorbés par les tissus en un temps donné qui règle la destruction ou la non destruction des tissus influencés. Pour détruire avec les β durs et les γ, il suffit que l'absorption dépasse une certaine dose ; pour éviter la destruction avec les β, mous et moyens, il suffit que l'absorption reste au-deça de la dose destructive.

Les toiles radifères nous offraient une quantité plus grande de rayons α et β mous que les appareils à vernis ; nous avons choisi des toiles de radioactivité faible, des toiles recouvertes par centimètre carré de 1 centigramme de sulfate de radium d'activité 30,000 (1.5 p. c. de radium pur) ou d'activité 50,000 (2.5 p. c. de radium pur) et nous avons calculé, après avoir tenu compte de l'interposition de cinq feuilles de papier noir (1) destinées à protéger la toile, le temps d'application nécessaire pour éviter toute réaction croûteuse.

Pour le cas que je vous présente, c'est une toile d'activité 50,000 de 12 centimètres carrés qui a été employée. La durée de chaque série de traitement a été de cinq heures consécutives pour chaque place, ce qui représente pendant cinq heures l'absorption de rayonnements d'activité 20,000 environ.

Le temps de repos nécessaire consécutif à la série d'applications a été de quatre à huit semaines. On ne doit recommencer une seconde série que lorsque depuis deux semaines il n'y a plus trace de modification.

Les séries se sont ainsi succédé cinq à six fois.

La décoloration s'est faite lentement; ce qui reste est rose et non blanchâtre, en sorte qu'il n'y a aucune apparence de cicatrice et depuis deux ans il n'est pas venu de télangiectasie.

Les tissus sont souples et la muqueuse au verso est décolorée en grande partie, et cela sans avoir été irradiée directement.

Cette décoloration des nævi plans, sans inflammation préalable, est, selon les résistances individuelles et selon les formes, la coloration, la profondeur d'infiltration des nævi, plus ou moins longue à obtenir.

En général, chez les enfants en bas âge et sur des angiomes superficiels, nous obtenons la décoloration en une ou deux séries, mais cela est rare et il faut au moins quatre ou cinq séries; par contre, dans les cas d'infiltration profonde, il faut beaucoup plus de temps. *Quelques-uns sont particulièrement rebelles*, et nous sommes obligés alors de produire un certain degré d'inflammation, et cela sans chercher à pousser le traitement au-delà d'une demi-décoloration.

Il arrive parfois qu'entre les places traitées, et à la périphérie des nævi, il reste des lignes de nævus difficiles à traiter ensuite; dans ces cas, nous avons alors recours à la neige carbonique,

---

(1) C'est le papier noir des merciers que, d'après les indications de M. Sagnac, nous employons couramment pour arrêter les rayons secondaires qui se produisent après filtrage des radiations à travers les feuilles métalliques.

bien que son application soit douloureuse. Parfois une pointe d'électrolyse suffit pour des éléments isolés qui se trouvent à la périphérie des taches de vin.

Les taches à contours très irréguliers et formées d'îlots séparés sont difficiles à traiter, car il est incommode de les circonscrire exactement et de les comprendre parfaitement dans l'aire d'application. Pour tous les cas délicats à traiter, nous avons recours à l'association des autres moyens thérapeutiques, rayons X, électrolyse, neige carbonique, association qui, du reste, relève de l'esprit général dans lequel nous pratiquons la radiumthérapie; car nous sommes convaincus qu'aussi bien pour le cancer, les chéloïdes, les eczémas, le lupus que pour les angiomes, il y a de nombreux avantages à combiner les moyens thérapeutiques, en évaluant ce que chacun d'eux peut apporter de meilleur dans cette association.

Il arrive parfois exceptionnellement que, sans brûlure préalable, des pigmentations et des télangiectasies en petit nombre se produisent; nous n'avons pu encore en établir l'exacte cause : il s'agit, semble-t-il, d'idiosyncrasies. En ce qui concerne la pigmentation, il nous a semblé que les peaux séborréique et brune y étaient plus disposées. Les pigmentations, quand elles se sont produites, ne sont pas irréductibles; le plus souvent elles disparaissent avec le temps. Les télangiectasies peuvent être assez bien effacées avec l'électrolyse si elles sont très isolées et en petit nombre, et avec la neige carbonique si elles sont groupées.

Si j'ai insisté sur le traitement de ce premier groupe, de nævi vasculaires plans, c'est qu'il est hérissé de difficultés; il faut une longue expérience pour tirer le meilleur parti du radium et, malgré le grand nombre de cas que nous avons traités, le Dr Degrais et moi, bien souvent la première série d'applications n'est pour nous qu'un tâtonnement qui nous renseignera sur la conduite à tenir ensuite.

Il sera toujours de sage pratique de commencer avec des doses sensiblement plus faibles que celles jugées utiles, et l'on aura parfois la surprise de voir l'angiome pâlir et disparaître même avec ces faibles doses. Comme, nous le répétons, c'est la question d'esthétique qui seule importe ici, et comme on ne peut espérer arriver à la perfection, nous serions heureux que ceux de nos confrères, qui ont dirigé leurs efforts dans le traitement des angiomes plans avec d'autres moyens que le radium, voulussent bien nous renseigner sur leur méthode et leurs résultats; en ce qui concerne le radium, l'opinion de M. le Professeur Bayet nous sera précieuse et nous saisissons cette occasion de le remercier des avis que, dans diverses circonstances, il a bien voulu nous donner.

Nous voici arrivés aux autres groupes; ceux-ci ne sont pas moins intéressants, cependant ils nous arrêteront moins longuement, car le traitement que nous préconisons ici est beaucoup plus facile, beaucoup plus certain, et du reste il diffère peu de celui que nous avons établi dans nos précédentes communications; je n'en ferai donc qu'un rapide exposé.

Deuxième groupe. — Notre deuxième groupe comprend les angiomes plus ou moins *saillants* qui présentent une certaine résistance à la pression; on les rencontre surtout chez les adultes.

Angiomes scléreux, non érectiles, non pulsatiles, non dépressibles, non fluctuants, angiomes où une ulcération ne fait point courir le risque d'hémorragie. — Ces angiomes doivent être attaqués franchement et les dosages qui détruisent sont les plus pratiques, à condition toutefois de proportionner la destruction au degré de saillie que forme l'angiome. Lorsque l'angiome est peu surélevé, de 2 à 3 millimètres par exemple, comme en général dans ces formes il ne s'étend que fort peu dans la profondeur, les rayons de faible et de moyenne pénétration doivent être employés. Il suffit alors de laisser à demeure sans filtrage un appareil vernis contenant du radium au quart de pur et de l'appliquer simplement avec du papier protecteur pendant une ou deux heures.

En voici un exemple : ce malade, qui nous fut envoyé par le Dr Brocq, a été traité en 1907; la surface aujourd'hui s'est conservée absolument nette et lisse sans télangiectasie, bien que le nævus ait été le siège d'une inflammation destructive assez prononcée.

Voici le cas d'un angiome de même nature, mais beaucoup plus épais et saillant : le malade, âgé de 60 ans, avait la joue droite couverte d'épaisses masses violacées, pâteuses, disposées en lignes serpentines. Pour un tel cas, il faut aussi détruire, mais plus profondément, et le meilleur agent de destruction nous a semblé être les rayons de grande pénétration isolés, β durs et γ, où les rayons γ isolés sont les rayonnements surpénétrants ou ultrapénétrants. Ces rayonnements, en effet, quand on les emploie comme agents de destruction, agissent plus profondément que les rayons de faible pénétration, et les nécroses produites ont l'avantage, si on a opéré avec modération, de se réparer plus vite.

Pour obtenir ces résultats, il suffit par exemple d'employer un appareil vernis contenant du radium au quart de pur, d'interposer un écran de plomb de 1 millimètre et de faire durer l'application, selon les cas, de quarante à soixante heures.

Nous avons plusieurs fois employé avec succès, pour obtenir la destruction recherchée, un appareil vernis de 12 centimètres carrés contenant 12 centigrammes de radium à moitié pur, avec un écran de plomb de 4 millimètres ne laissant passer que les γ purs et laissé en place 120 heures.

Troisième groupe. — Le *troisième groupe* comporte les cas les plus nombreux.

Il s'agit maintenant d'angiomes mous, fluctuants, remplis de sang, faciles à déprimer, qui se gonflent aux efforts et qu'il faut bien se garder d'ulcérer par crainte d'hémorragies. Ces angiomes existent surtout chez les enfants en bas âge.

Voici un cas de ce genre développé au milieu du front chez un bébé de 6 mois. Ce cas nous fut adressé par le Dr Gastou en avril 1907 ; il est guéri depuis longtemps et la surface parfaitement nivelée ne se reconnaît plus que par une teinte légèrement plus claire que celle de la peau normale avoisinante.

C'est à l'occasion de cet angiome que nous avons définitivement reconnu l'importance pratique qu'il y a en radiumthérapie à appliquer les appareils en opposition, méthode que nous avons appelée « feu croisé » et qui nous rend de grands services dans les angiomes saillants, ceux des lèvres, de la joue, etc., surtout dans le traitement des cancers, pour obtenir l'homogénéité d'action nécessaire dans la plus grande profondeur possible.

La méthode du « feu croisé » peut s'adapter à toute la série des filtrages avec un intérêt différent selon les angiomes et les filtres.

Dans le cas actuel, les appareils furent appliqués à nu, parce que nous voulions agir d'une part sur la surface qu'il fallait décolorer, avec les rayons de faible pénétration et, d'autre part, dans la profondeur avec les rayons de grande pénétration. Mais comme appliqués à nu ces appareils ne pouvaient être laissés en place que cinq minutes (une plus longue application aurait détruit la surface, ce qu'il fallait éviter à tout prix, pour éviter le risque des hémorragies) et qu'en ce court laps de temps les rayons de grande pénétration, qui sont de quantité très minime, n'auraient eu qu'une faible action, pour en multiplier le nombre, nous avons appliqué les appareils simultanément pendant cinq minutes en quatre places différentes. En sorte que par ce procédé, si les rayons peu pénétrants n'avaient d'action que pendant cinq minutes sur chaque place, les rayons de profondeur entrecroisés étaient absorbés par la tumeur dans une proportion de 4 à 1.

Par ce procédé (action à la surface non irritante, action de profondeur suffisante) répété par séries, aussi souvent que possible, c'est-à-dire aussi souvent que le permettait l'intégrité de la surface, la tumeur régressa très vite et nous eûmes le résultat que vous voyez sur cette photographie.

Pour les cas analogues mais plus étalés, et qu'il est difficile de saisir entre deux ou plusieurs appareils, nous employons les appareils vernis contenant du sel de radium au quart ou à moitié pur et le filtres de 1/10 à 3/10 de millimètres de plomb, filtres que nous préconisons et employons le plus couramment en radiumthérapie ; nous laissons l'appareil à demeure un temps inférieur à celui qui produirait de l'irritation.

Voici une énorme tumeur angiomateuse qui a été traitée selon ces principes. En voici une autre qui était, vous le voyez, considérable. Ces tumeurs, qui occupaient la moitié de la tête, sont actuellement nivelées, mais les tissus nivelés, quand il s'agit d'aussi énormes tumeurs, ne présentent pas le caractère de la peau normale. Parfois ils offrent des places pigmentées alors que d'autres restent lisses, unies et brillantes. Cette imperfection est peu de chose à côté des monstruosités qu'il s'agissait de faire disparaître.

Voici le bras d'un bébé atteint d'un angiome en nappe ; gonflé, érectile, nous l'avons traité par des applications répétées de grandes toiles radifères d'activité très faible de 5 à 10,000 qui l'enveloppaient entièrement et restaient appliquées vingt heures.

Quatrième groupe. — Les *angiomes des muqueuses*, quand il s'agit d'angiomes plans ou légèrement excroisants, ceux des joues, des lèvres, de la conjonctive, cèdent le plus souvent à des doses faibles en applications courtes, répétées, de rayons émis d'appareils au quart de pur, laissés en place cinq minutes cinq à six fois par séries avec un jour d'intervalle.

Cinquième groupe. — Voici une variété toute différente. Il s'agit d'infiltration angiomateuse sous-cutanée, de *tumeurs vasculaires siégeant sous la peau.*

Cette photographie représente un angiome de cette nature siégeant au devant de l'oreille droite. Par des applications répétées d'un appareil vernis contenant du radium au quart de pur et avec un écran de 1/10 à 3/10 de millimètres de plomb, en application de une heure six fois par série, avec un jour d'intervalle, nous sommes arrivés, après quatre séries, au nivellement complet, sans irritation de la peau.

Dans les deux cas suivants, il s'agissait d'angiomes boursouflant la joue et défigurant le facies.

Nous avons employé pour ces cas le « feu croisé », appliquant les appareils simultanément sur la muqueuse et sur la peau de la joue. Comme vous le montrent ces photographies, nous avons obtenu une régression très voisine de l'état normal.

Dans quelques cas, les angiomes se présentent sur un même sujet sous diverses formes et en si grand nombre qu'il ne semble pas qu'aucun traitement puisse aboutir à un résultat utile. Le cas que je vous montre est peut-être le plus intéressant de tous ceux que nous avons traités. Nous l'avons longuement décrit dans notre traité comme le cas capital de notre série. L'enfant avait un aspect repoussant, des tumeurs lui obstruaient la bouche et le nez, gênant la respiration et la succion. Les paupières étaient closes, boursouflées par la présence d'angiomes sous-cutanés; quand on les entr'ouvrait, des masses rouges angiomateuses, ayant leur point de départ aux conjonctives, étaient projetées au dehors formant hernies. Sur la joue, devant l'oreille et dans le conduit auditif se trouvaient des taches et des tumeurs ; enfin, la lèvre angiomateuse était constamment pendante, épaisse.

Peu après sa naissance, on crut que l'enfant ne pourrait vivre ; il se développait incomplètement, se nourrissait mal, et les tumeurs déjà considérables progressaient. Quand le Dr Boutin nous l'envoya en octobre 1907, ce fut sans aucun espoir qu'on nous pria d'entreprendre ce traitement délicat à tous égards. Or, voici le même enfant un an après, en octobre 1908 : il est transformé ; le voici encore une autre année après, en octobre 1909 ; il a en ce moment près de 4 ans et son aspect et son développement sont normaux ; on peut dire qu'il ne reste pour ainsi dire plus de traces de sa monstruosité. Nous pensons que ce cas, corroboré par d'autres aussi importants, montre bien les grands services que le radium peut rendre.

L'emploi du radium dans les grandes tumeurs angiomateuses peut être utilement envisagé à un autre point de vue.

Il en est qui sont volumineuses et fluctuantes à ce point que la chirurgie n'ose guère se risquer à l'extirpation et que le radium ne peut d'aucune façon prétendre au nivellement.

En voici un exemple : la tumeur, chez un homme de 60 ans, faisait une masse saillante violet foncé de 3 à 4 centimètres sur la moitié gauche du visage, elle pendait de la lèvre et du menton, s'étalant comme un molluscum pendulum à 3 centimètres au-dessous du niveau du menton ; lorsqu'il remuait la tête, l'extrémité inférieure de cette tumeur ballottait comme un battant de cloche.

En pressant cette masse entre les doigts, on diminuait son volume d'un quart environ.

Pendant une année, chaque masse fut traitée par des appareils à radium placés en feu croisé, un temps nécessaire pour produire une certaine irritation, sans aller jusqu'à la nécrose complète.

Après une succession de périodes de traitement et de repos, voici le point auquel nous sommes arrivés :

La tumeur est décolorée et a diminué de plus de moitié. Mais le fait intéressant est que les tissus sont beaucoup plus pâteux qu'auparavant, ils ne se laissent plus vider par la pression. Pour nous rendre compte du degré de vascularité qu'a maintenant cette tumeur, nous en avons prélevé un morceau ; il est venu à peine quelques gouttes de sang. Nous pensons qu'un tel cas est maintenant justiciable d'une intervention chirurgicale et que le radium peut être employé dans ces cas comme nous l'employons souvent pour le cancer en préparant le terrain à la chirurgie.

Chez le même malade existait au cuir chevelu un nævus plan traité sur une moitié de son étendue et qui a été complètement décoloré. Nous avons pu, en prélevant des fragments, étudier le nævus non traité, le nævus plan décoloré et, sur un fragment prélevé à cheval sur la partie traitée et non traitée, saisir certaines transitions intéressantes de ces régressions.

Ces prélèvements, joints au morceau provenant de la résection de l'angiome pendulaire du même malade ont permis de faire, avec la collaboration du Dr Gaud, une étude histologique de la régression des angiomes sous l'influence du radium ; cette étude, en effet, n'a pas encore été faite. La note que mon collègue, le Dr Dominici, a présentée avec le Dr Barcat, à ce sujet, en 1908, au cours du rapport fait à l'Académie de médecine par MM. Fournier et Hallopeau à propos de notre communication sur le traitement des angiomes par le radium, était une appréciation basée sur la connaissance que ces auteurs avaient de la régression des tissus en général sous l'influence du radium. « Il serait, disaient-ils, extraordinaire que les nævi échappent à la loi à laquelle sont assujetties les autres tumeurs. » Depuis, par erreur, la note a été reproduite comme étant une étude histologique définitive de la régression des angiomes sous l'influence du radium (1).

Les modifications subies par les deux variétés d'angiomes dont nous avons prélevé des fragments étant, à peu de chose près, de même nature, nous avons pu résumer en une seule description les conclusions de notre étude de la façon suivante :

Le mécanisme histologique de la guérison des nævi vasculaires sous l'influence des rayons du radium paraît consister essentiellement en la transformation du tissu vasculo-connectif néoplasique en un tissu fibreux, riche en cellules, à vaisseaux rares et étroits.

Cette transformation s'effectue suivant les processus suivants :

____

(1). O. Claude. — *Archives générales de médecine.* Juillet 1909.

1° Métaplasie des cellules endothéliales tapissant les capillaires néoformés. Ces éléments, de plats et pauvres en protoplasme qu'ils étaient, s'hypertrophient, leur protoplasme s'effile en fins prolongements anastomotiques, leurs noyaux globuleux saillent dans la lumière du vaisseau qu'ils festonnent; la morphologie de ces cellules les rend semblables aux cellules fixes étoilées du tissu conjonctif jeune;

2° Hyperplasie centripète de la tunique conjonctive des mêmes capillaires caractérisée par une prolifération de ses éléments cellulaires qui encerclent d'un manchon la lumière vasculaire progressivement rétrécie. Collagène et élastine participent à ce processus d'épaississement pariétal dans une mesure variable avec l'âge des cellules qui les sécrètent.

Cette hyperplasie se manifeste parallèlement dans le tissu conjonctif intervasculaire qui s'enrichit en éléments de morphologie différente suivant leur âge. Nombreuses y sont les volumineuses cellules étoilées anastomosées entre elles et dont quelques-unes, pourvues de deux ou plusieurs noyaux, sont en pleine activité prolifératrice.

En même temps, par une sorte de physiotropisme positif, un appel d'éléments leucocytaires migrant à travers les parois vasculaires épaissies s'ajoute au processus exovasculaire précédent. Il est possible que ces éléments eux-mêmes se muent en cellules de soutien;

3° Ce tissu de transformation va subir son évolution normale. En vieillissant, les cellules qui le constituent s'atrophieront, prendront le type de fibroblastes adultes et s'ordonneront parallèlement pour la plupart à l'épiderme, surtout au voisinage de celui-ci; entre elles se disposeront en stratifications régulières, collagène et élastine, sécrétés en quantités proportionnelles à l'atrophie des cellules. Nulle part on ne trouve de déchets cellulaires, d'éléments dégénérés, ni de ces volumineux trousseaux fibreux qui caractérisent les cicatrices postinflammatoires. Ainsi, à la limite du processus, les vaisseaux néoformés ayant disparu en même temps d'ailleurs que tous les dérivés ectodermiques contenus dans le derme, l'angiome a fait place à une sorte de fibrome plan riche en cellules, à vaisseaux rares et étroits, ne présentant nulle part trace de sclérose postinflammatoire.

Ainsi s'expliquent parfaitement :

1° La décoloration de l'angiome, puisque les vaisseaux qui en étaient la cause ont disparu ;

2° La souplesse du tissu de remplacement, riche en cellules et indemne de séquelles inflammatoires.

Telles sont les principales considérations que nous a suggérées notre étude de l'action du radium sur les angiomes qui s'étend sur plus de six cents cas traités au cours de cinq années.

Nous ne saurions trop répéter qu'il est nécessaire, pour bien conduire tous ces traitements et apprécier les doses appropriées à tel ou tel cas, de beaucoup d'expérience, mais surtout de beaucoup de patience et d'observation. Nous ne doutons pas que d'autres procédés n'obtiennent aussi de bons résultats (rayons X, électrolyse, air chaud, neige carbonique, électro-cautère, extirpation chirurgicale, surtout au tronc et aux membres).

Nous espérons que ces moyens pourront venir en aide au radium là où il en sera besoin, mais jusqu'à présent je ne sache pas qu'aucun autre agent thérapeutique, par ses moyens propres, ait pu obtenir une série aussi étendue de résultats favorables, et il semble bien que de ce fait le radium ait réalisé un grand progrès et marqué sa place (en premier) d'une façon très large dans le traitement des angiomes.

SUR LA TECHNIQUE

DU

TRAITEMENT DES CANCERS SUPERFICIELS
ET DES CANCERS PROFONDS

par les Drs H. DOMINICI et H. CHERON

—

L'objet principal du rapport que nous avons l'honneur de présenter au Congrès de Bruxelles est l'exposé de la technique du traitement des cancers superficiels et des cancers profonds par le radium (1).

Ce traitement se réalise au moyen, soit de l'irradiation, soit de la radioactivation, qui consistent :

L'irradiation, à exposer les organes au rayonnement provenant d'appareils contenant un sel de radium;

La radioactivation, à injecter directement dans les tissus un sel de radium qui leur confère, par l'intermédiaire de son émanation, la radioactivité induite, c'est-à-dire la propriété d'émettre le rayonnement caractéristique des corps radifères.

Méthode de l'irradiation

Des deux méthodes, celle qui a été de beaucoup la plus expérimentée est l'irradiation, dont la mise en jeu comporte un outillage qui se réduit actuellement :

1° A des supports de toile ou de métal à la surface desquels le sulfate de radium, broyé et pulvérisé, est maintenu adhérent au moyen d'un vernis spécial, le vernis de Danne;

---

(1) Les premières applications du radium au traitement des tumeurs malignes sont dues MM. Danlos, Zimmern et Dimier, Beclère, A. Darier, Rheus et Salmon, Sichel, Williams. Branstein, Machenzie Davidson, Dansar, Follard, Repman, Schiff Abbe, Morton, Esdra, etc., etc.

L'historique de ces premières recherches a été résumé dans un rapport de Dominici et Barcat présenté à l'Association française pour l'Avancement des Sciences (Clermont-Ferrand, 1908.)

— 169 —

2° A des récipients tubulés de verre, d'aluminium, d'argent, d'or, de platine, hermétiquement clos, contenant un sel de radium à l'état de poudre sèche.

Ces divers appareils contiennent de quelques milligrammes à quelques centigrammes (1) de sulfate de radium pur qui est la source des rayons α, β et γ, différents les uns des autres non seulement par leur nature, mais encore par leur dureté, c'est-à-dire leur puissance de pénétration.

Les moins pénétrants de ces rayons sont les α; les plus pénétrants sont les γ. Entre les α et les γ, s'échelonne toute une série de β plus ou moins durs ou pénétrants.

Les plus nombreux de ces rayons sont les moins pénétrants, c'est-à-dire les et les mous.

Les proportions respectives des divers rayons sont : α, 90 p. c.; β, 9 p. c.; γ, 1 p. c.

Les rayons les plus durs, c'est-à-dire les γ, ne représentent donc que la centième partie (1/100e) du rayonnement primaire; mais la conformation même des appareils s'oppose à ce que l'on utilise ce rayonnement dans sa totalité. En effet, les rayons les moins pénétrants sont arrêtés en proportion de l'épaisseur et de la densité (2) du vernis des appareils à sels collés ou de la paroi des tubes radifères.

Il en résulte que des appareils contenant des poids égaux de sel de radium présentent des activités (3) variant suivant leur mode de fabrication.

Si l'on classe les divers appareils radifères d'après l'intensité et la qualité du rayonnement dont ils sont le foyer d'émission, on placera :

En première ligne, les appareils à sel collé sur toile dont la mince couche de vernis laisse passer les rayons de toutes les variétés (α, β et γ) et ne retient qu'un petit nombre d'α;

En seconde ligne, les appareils à sel collé sur métal dont la couche de vernis, plus ou moins épaisse, réduit le faisceau radiant de la presque totalité des α et d'une partie des β mous;

---

(1) 10 centigr. au maximum. dans l'état actuel de l'outillage radiumthérapique. Dose encore insuffisante pour le traitement de certaines tumeurs

(2) L'absorption du rayonnement est proportionnelle, à peu de chose près, à l'épaisseur des écrans qui se trouvent sur son passage.

(3) Il s'agit d'activité ionisante, laquelle est proportionnel'e à l'intensité du rayonnement.

En troisième ligne, les tubes radifères d'aluminium ou de verre, dont la paroi arrête tous les α et une quantité de β supérieure à celle qui est interceptée par le vernis des appareils à sel collé. Ces appareils n'en fournissent pas moins un rayonnement où la quantité des β continue de l'emporter sur celle des γ;

En quatrième ligne, les tubes radifères d'or, d'argent ou de platine dont la paroi absorbe tous les α et la presque totalité des β, de telle sorte qu'ils projettent un faisceau où la quantité des γ est devenue supérieure à celle des β.

Ces derniers appareils, imaginés par Dominici, fournissent le rayonnement qu'il a appelé « ultrapénétrant », par comparaison avec celui qu'émettent les autres appareils, et qu'il dénomme « rayonnement composite ».

Dominici divise schématiquement les radiations du radium en rayons infrapénétrants et en rayons ultrapénétrants (1).

Il appelle *infrapénétrants* les rayons qui sont arrêtés par des lames de plomb, ou d'autres métaux de densité voisine de celle du plomb, de 5/10 de millimètres, à plusieurs millimètres d'épaisseur.

Les *infrapénétrants* sont représentés par tous les α, la majorité des β et la minorité des γ.

Il dénomme *ultrapénétrants* les rayons capables de franchir les écrans précités (1).

Les *ultrapénétrants* sont constitués par la minorité des β et la majorité des γ.

---

(1) Les expressions « rayonnement infrapénétrant » et « rayonnement ultrapénétrant » sont arbitraires, car il n'existe pas, à vrai dire, de démarcation rigoureusement précise entre les rayons dits infrapénétrants et les rayons devenus ultrapénétrants. Cette division n'en est pas moins en correspondance avec des caractères d'ordre physique. En effet, la fraction du rayonnement qui a franchi une lame de plomb de 5/10 millimètre d'épaisseur est à la limite des deux périodes que présente le rayonnement auquel on oppose des lames de plomb d'épaisseur croissante. La première période est celle où l'intensité du rayonnement subit une décroissance rapide; la seconde période est celle où l'atténuation d'intensité devient extrêmement lente.

(2) Nous avons dit que l'absorption du rayonnement était, à peu de chose près, proportionnelle à la densité et à l'épaisseur des écrans qui lui sont opposés Les densités respectives du plomb, de l'argent 11.3, 10.5, on peut admettre, en pratique, que l'épaisseur initiale des écrans à rayonnement ultrapénétrant est de 5/10 millimètre.

Pour les métaux d'une densité très éloignée de celle du plomb, l'épaisseur de ces écrans sera déterminée par le rapport des densités.

Dans la nomenclature de Dominici, les appareils à sel collé et les tubes radifères de verre ou d'aluminium, à paroi mesurant 5/10 de millimètre d'épaisseur, sont dits à rayonnement composite, parce que le vernis des premiers appareils et la paroi des tubes radifères laissent passer :

1° Une fraction plus ou moins considérable des rayons infrapénétrants;

2° Les rayons ultrapénétrants.

Les tubes d'argent, d'or ou de platine, à paroi mesurant 5/10 de millimètre d'épaisseur, sont devenus appareils à rayonnement ultrapénétrant, parce que leur paroi absorbe tous les rayons infrapénétrants pour ne laisser passer que les γ et les β ultrapénétrants.

Depuis 1907, Dominici a démontré qu'il était nécessaire, dans de nombreux cas, de convertir les appareils à rayonnement composite en appareils à rayonnement ultrapénétrant, modification qu'il a réalisée en utilisant des lames ou des gaines métalliques qui arrêtent tous les rayons infrapénétrants.

Il en résulte que l'irradiation s'exécute suivant deux modes essentiels, qui sont : la *méthode du rayonnement composite* et la *méthode du rayonnement ultra-pénétrant* (2).

Avec des appareils supportant des poids égaux de sel de radium pur, la première méthode (méthode du rayonnement composite) met à la disposition du thérapeute une quantité d'énergie beaucoup plus grande que la seconde (méthode du rayonnement ultrapénétrant) qui le prive des rayons infrapénétrants,

---

(1) Après M. Beclère, M. Wishman, en 1905, a insisté sur le peu de dureté des α et d'un grand nombre de β. Ce dernier auteur a conseillé de supprimer ces rayons pour le traitement des tumeurs situées dans la profondeur des tissus. C'est là une notion sur laquelle s'accordent, en principe, toutes les personnes tant soit peu compétentes en matière de radiumthérapie, et c'est pourquoi divers avaient filtré le rayonnement, soit au moyen d'aluminium, soit en écartant les appareils radifères de la surface de la peau ou des muqueuses (Bongiovani, Bayet) Néanmoins, il semblait indispensable de conserver le plus grand nombre possible de β, les γ paraissant quantité négligeable. Cette conception, qui paraissait juste à première vue, a été infirmée en théorie et en pratique par la méthode du rayonnement ultrapénétrant de Dominici. Les recherches que nous poursuivons actuellement avec Rubens-Duval, Faure-Beaulieu et Barcat, nous démontrent que la radiumthérapie doit et devra ses résultats les plus importants à l'outillage fournissant la quantité la plus grande de γ purs, rendus auss homogènes que possible au moyen d'écrans de densité maxima

lesquels sont à la fois plus nombreux et plus aptes à se laisser absorber par les tissus.

Le rayonnement fourni par la seconde méthode est non seulement affaibli de plus de 99 p. c., mais composé de rayons plus ou moins réfractaires à l'absorption, et, de ce fait, incapables d'abandonner une grande quantité d'énergie aux tissus vivants.

En tenant compte de la loi d'après laquelle l'effet thérapeutique des radiations est proportionnel à leur absorption, il semblait inadmissible, à l'époque où Dominici entreprit ses recherches, que le faisceau résiduel, persistant au delà des écrans de métaux denses de 5/10 de millimètre à plusieurs millimètres d'épaisseur, pût abandonner assez d'énergie aux tissus pour jouer, à leur égard, un rôle thérapeutique.

C'est pourquoi, du reste, on utilisait les écrans de plomb ou d'argent, non point pour tirer un parti thérapeutique des modifications imprimées au rayonnement par ce mode de filtrage, mais afin de protéger les éléments normaux contre les effets irritants et destructifs des radiations.

Dominici a rectifié cette conception, en démontrant que les écrans de métaux denses de 5/10 de millimètre à plusieurs millimètres d'épaisseur atténuaient l'action nocive du rayonnement à l'égard de tissus réguliers sans annihiler ses propriétés thérapeutiques, parce que l'état morbide des éléments vivants les rend plus sensibles à l'action du rayonnement.

Méthodes du rayonnement composite et du rayonnement ultrapénétrant. — Mode d'obtention du rayonnement composite et du rayonnement ultrapénétrant.

Obtention du rayonnement composite. — Il ressort de ce que nous avons dit plus haut, que les appareils propres à fournir le rayonnement composite sont ceux à sel collé sur toile ou sur métal, ainsi que les tubes radifères à paroi formée d'une substance de faible densité, telle que le verre ou l'aluminium.

On entourera les appareils à sel collé, soit de baudruche, soit de caoutchouc, à seule fin de les protéger contre l'action, plus ou moins corrosive, des liquides organiques.

Quant aux tubes de verre ou d'aluminium, on pourra les entourer d'une gaine métallique continue afin de sauvegarder le sel de radium, au cas où l'ampoule se briserait ou éclaterait sous l'influence de la pression intérieure développée par l'émanation. Il est indispensable, en l'espèce, d'utiliser un métal de très faible densité, comme l'aluminium, car l'usage d'un métal de forte densité transformerait l'appareil à rayonnement composite en un appareil à rayonnement ultrapénétrant.

Obtention du rayonnement ultrapénétrant. — Appareils à sel collé. — Pour obtenir et utiliser le rayonnement ultrapénétrant à l'exclusion du reste du rayonnement primaire, il faut recourir à un dispositif décrit par Dominici et destiné :

1° A intercepter, au moyen d'écrans métalliques, tous les rayons autres que les rayons ultrapénétrants;

2° A accroitre, s'il est nécessaire, l'intensité du rayonnement ultrapénétrant sans en changer sa qualité.

On isole le rayonnement des appareils à sel collé au moyen de lames de plomb de 4/10 de millimètre à 3 millimètre d'épaisseur.

A l'écran métallique, on surajoute des feuilles de papier sur une épaisseur de plusieurs millimètres.

L'ensemble constitué par l'appareil radifère, l'écran de plomb et le papier est engainé de caoutchouc.

Le rôle de la lame métallique est d'intercepter tous les rayons autres que les ultrapénétrants. Elle arrête donc tous les α, la majorité des β et la fraction des γ correspondant aux rayons X ordinaires, pour ne laisser passer qu'une minorité de β et la fraction des γ dont la puissance de pénétration est supérieure à celle de la plupart des rayons X.

Les rondelles de papier servent à intercepter un rayonnement secondaire, découvert par M. Sagnac, et qui résulte de la traversée du plomb par les rayons γ.

Il est nécessaire d'amortir ces rayons secondaires, car, étant peu pénétrants, ils sont très altérants pour les tissus.

Quant au caoutchouc, il sert surtout à préserver l'appareil contre les liquides organiques.

Cet agencement comporte diverses modifications concernant la conformation des appareils, la qualité et l'intensité du rayonnement.

Ainsi, des appareils montés sur des lames métalliques circulaires ou quadrilatères sont simplement recouvertes de lames de plomb également circulaires ou quadrilatères ; ceux qui sont constitués par des toiles radifères se logent dans des boîtes de plomb recouvertes de même métal, et dont l'occlusion est assurée au moyen de la cire à cacheter, de la paraffine, ou plus simplement par soudure.

Dans le cas où l'on désire accroître l'intensité du rayonnement ultrapénétrant sans en changer la qualité, on superpose les unes aux autres des toiles radifères de forte activité.

Tous les rayons infrapénétrants provenant de ces appareils seront arrêtés par l'écran métallique. Quant à leurs rayons ultrapénétrants, ils traverseront, par définition, la lame de plomb, en s'additionnant les uns aux autres (1).

Tubes radifères. — Pour obtenir le rayonnement ultrapénétrant au moyen de tubes radifères, Dominici a imaginé une combinaison éclectique consistant en la fabrication :

1° De gaines d'or ou d'argent destinées à envelopper des tubes radifères d'aluminium ou de verre, à rayonnement composite, de manière à les transformer, le cas échéant, en appareils tubulés à rayonnement ultrapénétrant ;

2° De tubes creux d'or ou d'argent contenant directement le sel de radium pur et se comportant d'emblée en appareils à rayonnement ultrapénétrant.

La fermeture hermétique de ces tubes est obtenue grâce à un bouchon taraudé de même métal. Les deux parties de l'appareil sont en outre réunies par une soudure.

On amortit le rayonnement secondaire des tubes radifères en les entourant de gaze ficelée avec de la soie.

Traitement des tumeurs malignes par le rayonnement composite et le rayonnement ultrapénétrant

Les tumeurs malignes qui ont été soumises au traitement radiumthérapique sont, quant à leur texture, des lymphadénomes,

---

(1) Il est évident qu'il existe des procédés intermédiaires entre la méthode du rayonnement ultrapénétrant et celle du rayonnement composite, consistant à absorber le rayonnement en proportions variables suivant le cas visé.

Mais les auteurs ont tenu, dans cet article, à rappeler essentiellement les deux méthodes fondamentales de l'irradiation radiumthérapique.

ou tumeurs formées par des cellules lymphatiques; des sarcomes, ou tumeurs constituées par la prolifération des cellules fixes du tissu conjonctif; des épithéliomas pavimenteux ou glandulaires, provenant de la multiplication des cellules épithéliales de la peau ou des muqueuses, ou des cellules nobles des diverses glandes de l'organisme.

Quant à leurs sièges, nous les diviserons en lymphadénomes, sarcomes ou épithéliomes :

1° De la peau;

2° Des muqueuses;

3° Des zones sous-cutanées ou sous-muqueuses.

Ces tumeurs sont traitées soit d'une façon exclusive par le radium, soit par la combinaison de la radiumthérapie et de la chirurgie.

En général, on utilisera des appareils de forte activité : les appareils à sel collé supporteront de 1 à 10 centigrammes de sulfate de radium pur pour des surfaces de 4 à 40 centimètres carrés; les tubes radifères renfermeront chacun de 5 milligrammes à 10 centigrammes, et plus, s'il le faut, de sel de radium pur.

Choix de la méthode radiumthérapique

Choix des appareils. — Le siège des tumeurs et la résistance spécifique de leurs éléments à l'action régressive du radium déterminent le choix des appareils et la qualité du rayonnement dont elles sont justiciables.

Les appareils à sel collé, plans, concaves ou convexes, sont appropriés au traitement des tumeurs cutanées superficielles.

La conformation des appareils tubulés se prête à leur mise en place dans les cavités naturelles, telles que la bouche, l'œsophage, le rectum, etc.

Ce sont aussi les appareils de choix pour le traitement des tumeurs malignes par la méthode de l'introduction intranéoplasique que Morton et Abbe furent les premiers à mettre en pratique. Néanmoins, les appareils tubulés s'adaptent aussi au traitement en surface des lésions situées dans les régions angulaires superficielles, telles que l'angle naso-génien, les commissures des lèvres, l'orifice nasal, etc.

Appareils à sel collé et appareils tubulés s'emploient encore simultanément, les premiers étant placés en surface, pendant que les seconds siègent dans l'épaisseur des tissus.

Choix du rayonnement. — Les tumeurs superficielles ressortent du rayonnement composite parce que les rayons les moins pénétrants (infrapénétrants) sont arrêtés par la masse néoplasique dont ils servent à déterminer la régression.

Les effets thérapeutiques du rayonnement étant proportionnels à la quantité de radiations absorbées, la guérison des tumeurs de ce genre par l'usage d'un appareil radifère déterminé exige des applications de durée moindre quand on en utilise le rayonnement composite, au lieu de réduire le rayonnement primaire aux seules radiations ultrapénétrantes.

Mais le résultat thérapeutique est souvent précédé par une nécrose plus ou moins étendue de la zone irradiée.

L'apparition des escarres n'offre aucun inconvénient dans les conditions d'application réellement thérapeutique tant qu'elles sont limitées à la peau.

Il n'en est plus de même des radiumdermites des muqueuses qui, tout en étant déterminées dans les mêmes conditions que celles de la peau, sont capables de provoquer des troubles fonctionnels sérieux ou des ulcérations atteignant, par phagédénisme, des zones situées au-delà du champ d'action du rayonnement.

Dangereuse pour le traitement des muqueuses, la richesse des appareils en rayons mous les rend inutiles, voire nuisibles, pour la cure de la plupart des néoplasies sous-cutanées et sous-muqueuses.

Cette surabondance des rayons peu pénétrants est inutile pour le traitement des tumeurs profondes :

1° Parce que ces rayons s'absorbent en masse dans les couches superficielles des téguments quand on irradie la tumeur à travers la peau ou les muqueuses;

2° Parce que ces mêmes rayons sont arrêtés par la couche de tissu néoplasique immédiatement adjacente aux appareils radifères, quand on traite la tumeur par la méthode de l'introduction intranéoplasique.

Elle est nuisible, parce que si l'on prolonge l'application des appareils afin de compenser la faiblesse du rayonnement, on risque de dépasser la dose utile pour atteindre la dose nuisible, celle qui produit, non plus des escarres superficielles, mais des altérations graves des tissus, lesquelles s'opposent à leur régénération.

En définitive, *la méthode du rayonnement composite convient au traitement des tumeurs cutanées superficielles ou des zones sous-cutanées ou sous-muqueuses de faibles dimensions. Elle détermine souvent la production d'escarres massives.*

L'application en est de courte durée.

La mise en jeu du rayonnement ultrapénétrant est la méthode de choix pour le traitement des cancers des muqueuses et de la plupart des tumeurs malignes des zones sous-cutanées et sous-muqueuses. C'est un procédé essentiellement régressif, évitant la production d'escarres massives.

La durée en est plus ou moins prolongée.

Tumeurs cutanées. — Le traitement des tumeurs cutanées superficielles par la méthode du rayonnement composite s'exécute de deux manières tendant, l'une à éviter les escarres, l'autre à en déterminer la production sans compromettre la régénération cicatricielle.

La première méthode, dont M. Danlos a préconisé l'emploi, consiste à placer les appareils radifères sur les tumeurs, pendant un temps très court, dix minutes, par exemple, en répétant très fréquemment les applications. On peut obtenir ainsi la régression des tissus néoplasiques, sans provoquer d'escarre ni de radiumdermite.

A vrai dire, ce procédé excellent ne s'applique qu'à des néoplasme de petites dimensions, très sensibles au rayonnement. La durée du traitement est extrêmement longue et certains cancers résistent à son action.

La méthode destructive, dont MM. Wickham et Degrais ont tiré un excellent parti, consiste à disposer, à la surface des tumeurs, les appareils pendant une durée variable de deux à huit heures en moyenne par zone d'application. Ces applications s'exécutent en deux ou trois séances que l'on peut séparer par des intervalles d'un ou plusieurs jours. On suspend ensuite le traitement. Ses effets se manifestent par une réaction intense du tissu néoplasique suivie de la production d'une escarre qui tombe vers la sixième semaine, en découvrant une surface cutanée et squameuse qui acquiert, huit ou dix semaines après la fin du traitement, l'aspect d'une cicatrice blanche, souple et régulière.

Pour éviter ou atténuer la production des escarres, on peut éliminer par filtrage une partie du rayonnement composite, sans réduire le faisceau émergent aux seuls rayons ultrapénétrants.

A cet effet, certains praticiens ont placé les appareils à distance de la peau (Bongiovani, Bayet),, d'autres radiumthérapeutes ont superposé aux appareils soit des lames d'aluminium, soit des feuilles de papier ou de tarlatane (Wickham).

On se servira avec avantage dans la circonstance de lames de plomb de 1/10 à 2/10 d'épaisseur, qui suppriment les rayons les plus mous tout en laissant persister un rayonnement où la quantité des β infrapénétrants continue de l'emporter sur celle des γ et des β ultrapénétrants.

L'utilisation de ces écrans permettra d'obtenir la disparition de nombreuses tumeurs cutanées superficielles en évitant le développement des escarres, et sans qu'il soit nécessaire de procéder à des applications d'aussi longue durée que celles où l'on ne met en jeu que le rayonnement ultrapénétrant.

Néanmoins, on aura recours aux écrans de plomb de 5/10 de millimètre à 2 millimètres d'épaisseur filtrant tous les rayons, sauf les ultrapénétrants, quand on voudra éviter la nécrose de l'épiderme recouvrant les tumeurs cutanées développées d'emblée dans l'épaisseur du derme et du tissu cellulaire sous-cutané. On appliquera le même procédé au traitement : 1° des tumeurs des zones cutanéo-muqueuses; 2° des cancers de la peau qui pénètrent profondément dans les régions sous-cutanées; 3° des métastases des cancers épidermiques étendus aux ganglions lymphatiques ou à d'autres organes. Ces différentes tumeurs seront traitées, les unes comme les cancers des muqueuses, les autres à la façon des cancers profonds sous-cutanés et sous-muqueux.

Tumeurs des muqueuses. — Les tumeurs malignes limitrophes de la peau, celles de la muqueuse palpébrale par exemple (A. Darier et Krylow), sont souvent justiciables du rayonnement composite issu d'appareils de forte activité employés suivant la méthode des applications courtes et répétées. Dans la règle, le traitement des néoplasmes et des muqueuses nécessite la mise en jeu du traitement ultrapénétrant provenant des appareils à sel collé ou des tubes radifères que l'on utilise soit en les appliquant à la surface de la tumeur, soit en les introduisant dans l'épaisseur de la masse néoplasique.

On a recours en général aux appareils à sel collé pour irradier les tumeurs des muqueuses facilement accessibles, en particulier celles qui forment le vestibule des cavités naturelles.

On préférera les tubes radifères en or ou en argent entourés de caoutchouc ou de gaze, du moment où le traitement nécessite l'introduction de l'appareil radiant dans une des cavités organiques.

L'apposition des appareils à rayonnement ultrapénétrant à la surface des cancers des muqueuses s'effectue dans deux conditions : 1° celle où l'appareil est exclusivement en contact avec le tissu néoplasique; 2° celle où il touche à la fois la masse cancéreuse et une portion de muqueuse saine.

Le traitement nécessite moins de précautions dans le premier cas, puisque l'action du rayonnement s'exerce d'une façon exclusive sur des zones où le tissu de la muqueuse est remplacé par celui de la tumeur.

Néanmoins, on se gardera d'irradier d'une façon intensive les tumeurs siégeant dans des régions où une fonte trop rapide de tissus néoplasiques pourrait avoir comme conséquence des lésions phagédéniques.

C'est pourquoi des appareils tels que les tubes d'argent, à parois mesurant 5/10 de millimètre d'épaisseur et contenant 2 à 5 centigrammes de sulfate de radium pur, seront appliqués douze heures au maximum, avec un intervalle d'une semaine, sur les cancers de la muqueuse du plancher de la bouche, vingt-quatre heures sur les tumeurs de la cavité de l'ampoule rectale. Par contre, on n'hésitera pas à utiliser, pendant vingt-quatre ou quarante-huit heures, toutes les deux ou trois semaines, le rayonnement de trois ou quatre de ces tubes radifères groupés en faisceaux contre les cancers de la muqueuse labiale ou ceux du col de l'utérus (Chéron et Rubens-Duval). Si les appareils sont en contact à la fois avec le tissu néoplasique et une portion de muqueuse saine, on protégera le tissu normal au moyen de lames de plomb ou d'étuis d'argent de 1 à 3 millimètres d'épaisseur et de feuillets de gaze disposés de manière à écarter le plus possible la muqueuse saine de la surface des tubes.

Malgré ces précautions, malgré l'innocuité relative du rayonnement ultrapénétrant, certaines muqueuses, celle du plancher de la bouche par exemple, ou de la partie tout à fait *inférieure* du vagin, peuvent être atteintes de radiumdermites, temporaires il est vrai, mais douloureuses dans des conditions où une muqueuse du col de l'utérus en serait indemne.

Depuis l'introduction du rayonnement ultrapénétrant en thérapeutique, il est possible d'irradier les tumeurs malignes profondes à travers la peau ou les muqueuses sans provoquer leur destruction. La manipulation type pour l'irradiation transcutanée des tumeurs profondes est celle qui met en jeu des appareils à sel collé supportant de 10 à 20 centigrammes de sulfate de radium pur répartis sur une surface de 30 à 60 centimètres carrés recouverts de gaines de plomb de 2 millimètres d'épaisseur auxquels on surajoute des coussinets de gaze. Ces appareils sont appliqués de cinquante à soixante heures par semaine avec des reprises se succédant tous les quinze jours ou trois semaines sans altérer gravement la peau. Pour l'irradiation transmuqueuse, on se servira de tubes d'or ou d'argent dont on renforcera la paroi au moyen d'étuis d'argent de un à plusieurs millimètres d'épaisseur. Ces tubes seront utilisés séparément ou réunis en faisceaux. La charge des tubes en radium, le nombre de ces appareils, l'épaisseur de leurs parois, la durée de leur application varieront d'après la tolérance des organes à l'égard des corps étrangers (1), d'après la résistance de la muqueuse de ces organes à l'action irritante du rayonnement, d'après la résistance du tissu propre de la tumeur à l'action régressive des radiations.

Quelque remarquables que soient les résultats thérapeutiques déterminés par l'irradiation des tumeurs malignes à travers la peau et les muqueuses, on préférera à ce procédé celui qui consiste à fixer les tubes radifères dans le tissu propre des tumeurs.

Nous préférons pour cet usage les tubes à paroi métallique

---

(1) Le Dr Finzi a pu faire tolérer à l'œsophage la présence de sondes radifères, de manière à déterminer la régression d'une tumeur maligne siégeant dans le médiastin.

dense parce qu'ils sont à la fois plus résistants et plus faciles à manier que les tubes de verre dont Abbé et Morton ont recommandé l'emploi.

Les tubes à paroi métallique dense ont une infériorité apparente en ce sens qu'ils émettent un rayonnement de moindre intensité que les tubes de verre à paroi de même épaisseur renfermant une charge égale de sel de radium.

Nous avons démontré, avec la collaboration technique de M. Bader et de M. Faivre, que l'excédent de rayonnement des derniers appareils représentait un avantage plus apparent que réel, car il suffit de 5 à 6 millimètres de tissu sarcomateux ou éptihéliomateux pour éteindre l'activité radiante appartenant en propre aux tubes à rayonnement composite : si ces derniers appareils ont un avantage sur les tubes à rayonnement ultrapénétrant, c'est tout au plus pour le traitement des tumeurs de très faibles dimensions.

La solidité des tubes d'argent, d'or ou de platine permet de les manier en toute sécurité au cours des opérations, où l'on combine la chirurgie et la radiumthérapie.

Combinaison de la chirurgie et de la radiumthérapie

L'association de la radiumthérapie et de la chirurgie, déjà préconisée par Toffier en 1908, et sur laquelle Chevrier a insisté à diverses reprises, comporte trois procédés essentiels :

1° On enlève les tumeurs par intervention chirurgicale et l'on fait suivre l'opération de l'introduction, dans la plaie, d'appareils cylindriques à rayonnement ultrapénétrant, lesquels séjournent dans la profondeur des tissus de vingt-quatre à quarante-huit heures. On peut placer ces tubes dans un drain de caoutchouc (drain radifère de Tuffier);

2° On traite directement les tumeurs par la radiumthérapie, de façon à pratiquer une régression partielle facilitant l'intervention chirurgicale, laquelle est suivie d'une nouvelle application de radium exécutée suivant le mode précédemment indiqué;

3° On pratique une opération destinée à mettre à jour la tumeur (intra-abdominale, par exemple) et à introduire les tubes radifères dans la masse du néoplasme.

La rayonnement ultrapénétrant convient plus particulièremen*
au traitement des cancers des muqueuses et des zones sous-cuta
nées et sous-muqueuses.

La mise en jeu du rayonnement composite s'exécute seule ou
combinée à la chirurgie.

Dans les cas justiciables de la radiumthérapie, le rayonnement
produit la réduction ou la disparition :

Des phénomènes douloureux, par un mécanisme inconnu ;

Des hémorragies d'origine angiectasique, en diminuant le calibre des vaisseaux sanguins au point d'en effacer complètement
ceux-ci ;

De l'inflammation et de la gangrène, non pas en tuant directement les microbes pathogènes, mais en changeant la structure,
la physiologie et la constitution chimique du terrain où pullulent
les germes morbifiques (1) ;

Des tissus néoplasiques, en produisant la fonte de leurs cellules
et en modifiant l'évolution d'une autre partie de ces éléments.

A ces effets, se joint une action de réparation et de cicatrisation des organes lésés, des plus remarquable.

Suivant la façon dont se réalisent les effets du rayonnement,
le radium joue un rôle palliatif ou se comporte à la façon d'un
remarquable auxiliaire de la chirurgie ; mais il est des observations démontrant que des tumeurs malignes de la plus haute
gravité, des genres lymphadénomes, sarcomes, épithéliomes, sont
entrées en régression, sans qu'il se soit produit ni récidive locale,
ni métastase depuis deux ou trois ans.

Les plus intéressantes de ces observations sont celles qui concernent les tumeurs profondes qui échappent, en raison de leur
siège, à l'action curative des rayons X, rayons dont la supériorité s'affirme sur ceux du radium pour la cure des néoplasies
malignes, superficielles et disséminées (2).

---

(1) Résultats en accord avec les travaux de Wickham et les recherches que
nous avons poursuivies de notre côté sur les effets de rayonnement à l'égard des
microbes pathogènes.

(1) Nous laissons de côté dans ce rapport, ce qui concerne la mise en jeu de
la Radioactivation des tissus néoplasiques, car l'étude de cette méthode de traitement est un peu avancée. Nous signalons néanmoins, la possibilité d'influencer
les tissus morbides, par l'insufflation d'émanation (Bayét).

D'autre part, il résulte des recherches que nous avons faites eu collaboration
avec le D' Faure-Baulieu, que l'injection de sulfate de Radium insoluble dans les
masses néoplasiques, détermine fréquemment des sédations marquées et durables
de la douleur. Les mêmes résultats ont été obtenus par MM. L. Rénon et L. Marre.

Nous noterons aussi ce fait que l'incorporation de sels de Radium au catgut ou
à des poudres diverses (Chevrier) semble dans certains cas activer la cicatrisation
des plaies d'une façon très remarquable.

UEBER PURIN-STOFFWECHSEL

BEI

GICHTKRANKEN UNTER RADIUM-EMANATIONS BEHANDELUNG

von Dr P. MESERNITZKY und Dr J. KEMEN

—

Schon früher ist von verschiedenen Forschern die Tatsache festgestellt worden, dass bei Gichtkranken unter der Behandlung mit Radium-Emanation eine vergrösserte Ausscheidung von Harnsäure nachzuweisen war.

Wir möchten nun in unsere Arbeit die wirkzame Minimal-Dosis von Emanation festsetzen, durch welche die Menge der endogenen Harnsäure und Purinbasen benutzten wir die Methode von v. Krüger und Wulff. Die Patienten erhielten Milch-vegetabilische Nahrung, sogenannte Purinfreie Kost. Die Vorperiode (Purinfreie Kost ohne Behandlung) dauerte 4-7 Tage.

Nach der Vorperiode bekamen die Patienten in allmählich steigender Dosis 100, 200, 400 Mache-Einheiten Emanationswasser, pro Tag zu trinken, in 25 bis 100 ccm. gewöhnlichen Wasser, welches dem Neumann'schen Aktivator entnommen wurde.

Ausser der Trinkkur wurden noch Emanationsbäder verabreicht. Sonst wurde keine andere Therapie angewandt.

Die Ergebnisse unserer Behandlung sind aus den nachfolgenden Krankengeschichten ersichtlich.

Der Einfachheithalber werden im Folgenden Harnsäure und Purinbasen zusammen als Purinkörper bezeichnet.

FALL I. — Patient Zim. bis 1903 stets gesund. Von da ab typische Podagra. Anfälle erst im rechten, später auch im linken Grosszehgelenk. Bis jetzt jährliche Recidive, die sich schliesslich auch auf Fuss — und Handgelenke erstreckten. Bei der Aufnahme bestehen Schwellung und Schmerzen der Hand-, Finger- und Grosszehgelenke. Nach der ersten Trinkdosis heftige Reactionsschmerzen in allen Gelenken, dann Nachlassen derselben und gleichzeitige Besserung der Schwellung in den Gelenken. Am Ende der 5 wöchigen Behandlung völlig schmerzfrei.

Schon bei 100 Mache-Einheiten liess sich eine Zunahme der ausgeschiedenen Purinkörper erkennen, welche sich bei höherer Dosis noch steigerte und bei 400 Mache-Einheiten die *dreifache* Höhe der anfänglichen Menge erreichte.

Fall II. — Patient Sch... : Seit einem Jahr an typischen Anfall von Podagra im rechten Grosszehgelenk, ausserdem an Schrumpfniere leidend. Augenblicklich Schwellung und Schmerzhaftigkeit der Grosszehe-, Fuss- und Kniegelenke.

Nach der ersten Dosis geringe Reaction, die bald verschwindet. Bei steigerung der Dosis erneutes Auftreren der Reaction, die allmählich nachlässt. Bei der Entlassung (nach 4 Wochen) nur noch zeitweise auftretende geringe Beschwerden in den Grossgelenken.

Bei diesem Falle kann man deutlich den Einfluss des Radiumbades bemerken, wie die Kurve II zeigt. Noch stärkere Ausscheidung von Purinkörper bewirkte des Trinken von 400 Mache-Einheinten Emanationswasser.

Erwähnt sei hier, dass nach der Dosis von 400 Mache-Einheiten stärkere Mengen von Albumen nachzuweisen waren.

Fall III. — Patient in Jan. leidet seit 10 Jahren an chronischer Gicht, die von den Grosszehgelenken ausgehend, sämtliche Gelenke befallen hat.

Bei der Aufnahme bestehen geringe Steifigkeit und Schmerzen in den Knie- und Ellebogen-Gelenken, sowie Tophi an den Fingergelenken. Starke Reactionsschmerzen im Anfang der Kur. Nach 3 wöchiger Beobachtung bedeutende Besserung der Schmerzen und Beweglichkeit der Gelenke. Die Tophi der Fingergelenke sind verringert.

Wie in den beiden anderen Fällen war schon bei 100 Mache-Einheiten vermehrte Ausscheidung der Purinkörper zu konstatieren, die bei 400 Mache-Einheiten noch deutlicher in die Erscheinung trat.

Fassen wir die 3 Fälle zusmmen, so können wir sagen, dass bei allen Patienten neben der klinisch beobachteten Besserung des Leidens eine vermehrte Ausscheidung der Purinkörper unter Emanations behandlung bei Purinfreier Kost zu konstatieren war.

Um die Ausscheidung von exogenen Purinkörpen während der Emanationskur zu bestimmen, haben wir im Fall I dem Patienten 5 gr. Natrium nucleinicum eingegeben. Es trat sofort ein starker Gichtanfall auf, während dem in Urin keine Vergrösserung von Purinkörpen zu beobachten war.

Erst 2 Tage später, nachden der Anfall vorüber war, trat vermehrte Ausscheidung von Purinkörpern auf.

Nach dem ungünstigen Ausfall dieses Versuches sahen wir von weiteren Versuchen ab.

Zum Schluss wollen wir die Resultate unserer Versuche wie folgt kurz zusammenfassen.

I. Die Radium-Emanation bewirkt bei Harnsäurer Diathese vermehrte Ausscheidung von Purinkörpern im Urin.

II. Die wirksame Minimal-Dosis beim Trinken schwankt zwischen 50-100 Mache-Einheiten.

III. Die deutlich wirksame Dosis liegt zwischen 100 und 400 Mache-Einheiten.

IV. Die Wirkung der Emanationsbäder (10-12,000 Mache-Einheiten) auf die Ausscheidung von Purinkörpern ist schwächer als die Wirkung der Trinkkur (100-400 Mache-Einheiten).

V. Ein günstiger Erfolg der Behandlung von Gichtkranken ist durch die Kombination der Radium-Emanationskur mit Purinfreier Kost zu erzielen.

UEBER DIE AUFNAHME DER RADIUM·EMANATION

BEI VERSCHIEDENEN ANWENDUNGSFORMEN

von

Dr KEMEN   und   Oberingenieur E. NEUMANN

Dirig. Arzt d. inneren Abteilung   Städtischer Salinendirektor
d. Krankenhauses Mariewörth   Kreuznach
Kreuznach

Um bei den zur Zeit noch herrschenden verschiedenen Ansichten über den Eintritt der Radiumemanation in den menschlichen Körper ein klares Bild zu bekommen, haben wir es unternommen, diese Frage durch eine Reihe von Versuchen zu studieren und gleichzeitig festzustellen, wie lange die aufgenommene Emanation im Körper elektroskopisch nachweisbar bleibt.

Wir teilten uns in die Versuchsarbeiten derart, dass Kemen sich den verschiedenen Anwendungsformen unterzog, während Neumann die Messungen ausführte. Zu denselben wurde das Fontaktoskop von Engler und Sieveking benutzt. Am sichersten nachzuweisen ist die in der Atmungsluft enthaltene Emanation, währned ihr Nachweis im Urin nur unsichere Resultate ergiebt.

Wir haben die Messungen deswegen in der Hauptsache auf die Untersuchung der Atmungsluft beschränkt, zum Schluss aber auch noch die Feststellung der beim Baden auf dem Körper sich niederschlagenden induzierten Activität versucht.

Aenlich wie Stegmann und Just, führten wir die Untersuchung der Ausatmungsluft in der Weise aus, dass die 10 Liter haltende Fontaktoskop-Kanne mit offenen Hals umgekehrt in eine mit Wassergefüllte Schale gesetzt und durch die Abflussoffnung der Kanne die Atemluft zwei Minuten lang in 16-18 tiefen Atemzügen eingeblasen wurde. Da die Menge der in·einer Minute ausgeatmeten Luft zwischen 3.5 und 8.5 Liter schwankt, so darf man annehmen, dass die in der Kanne befindliche Luft auf diese Weise verdrängt und durch die Atemluft ersetzt wurde. Sofort nach beendetem Ausatmen wurde die Kanne durch einen Gummistopfen verschlossen, nach ihrer Aufstellung auf den Messtisch das Elektroskop aufgesetzt und der Voltabfall bestimmt.

Einschalten möchten wir hier, dass wir bei allen Messungen, die sich auf den Emanationsgehalt des angewandten Wassers oder der inhalierten Luft beziehen, den pro Liter Luft oder Wasser ermittelten Sättigsungstrom angeben, während wir uns für den einfachen Nachweis der Activität mit der Angabe des Voltabfalles pro Stunde begnügen. Bei den verwandten Instrumenten entspricht eine Macheeinheit ungefähr 75 Voltabfall.

Die Messungen der Atemluft erfolgte durchschnittlich in Abständen von 10-20 Minuten. Die anschliessend an jede Messung bestimmte induzierte Activität wurde bei den Resultaten abgezogen.

Die Trinkversuche wurden mit verschiedenen Mengen Wasser und verschiedenen darin enthalteren Emanationsmengen ausgeführt.

Versuch I mit 240 Mache-Einheiten in 240 gr. Wasser Gehalt pro Liter also 1,000 M. E.

Versuch II mit 300 Mache-Einheiten in 120 gr. Wasser Gehalt pro Liter also 2,500 M. E.

Versuch III mit 450 Mache-Einheiten in 150 gr. Wasser Gehalt pro Liter also 3,000 M. E.

Versuch IV mit 1,100 Mache-Einheiten in 120 gr. Wasser Gehalt pro Liter also 9,200 M. E.

Versuch V mit 1,500 Mache-Einheiten in 120 gr. Wasser Gehalt pro Liter also 12,500 M. E.

Versuch VI mit 2,500 Mache-Einheiten in 240 gr. Wasser Gehalt pro Liter also 10,400 M. E.

Die Untersuchung der Ausatmungsluft ergab folgende Kurven :

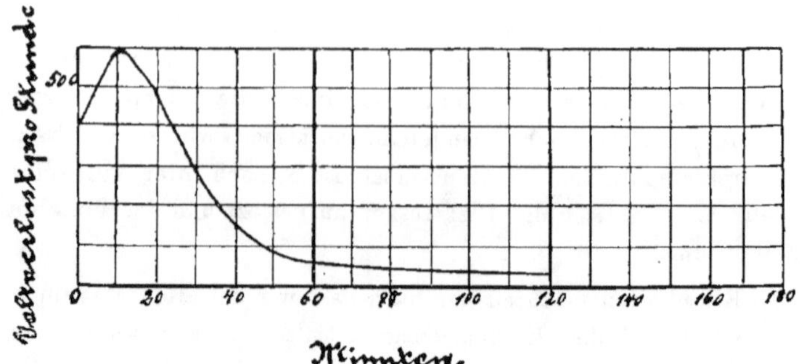

Versuch 1

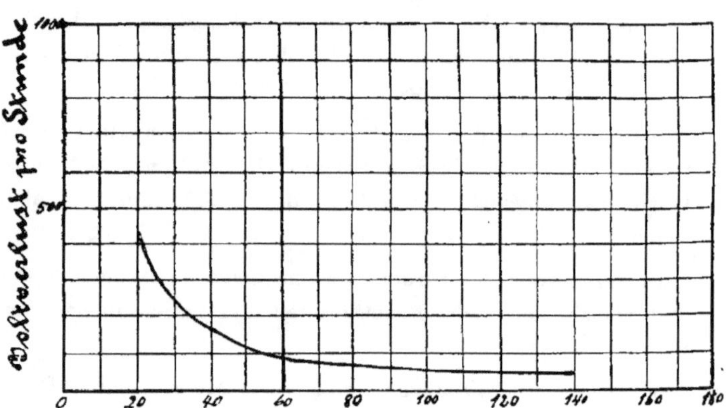

Versuch 2

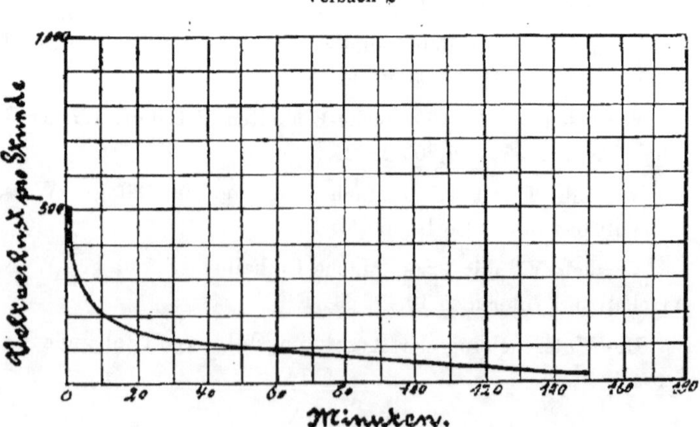

Versuch 3

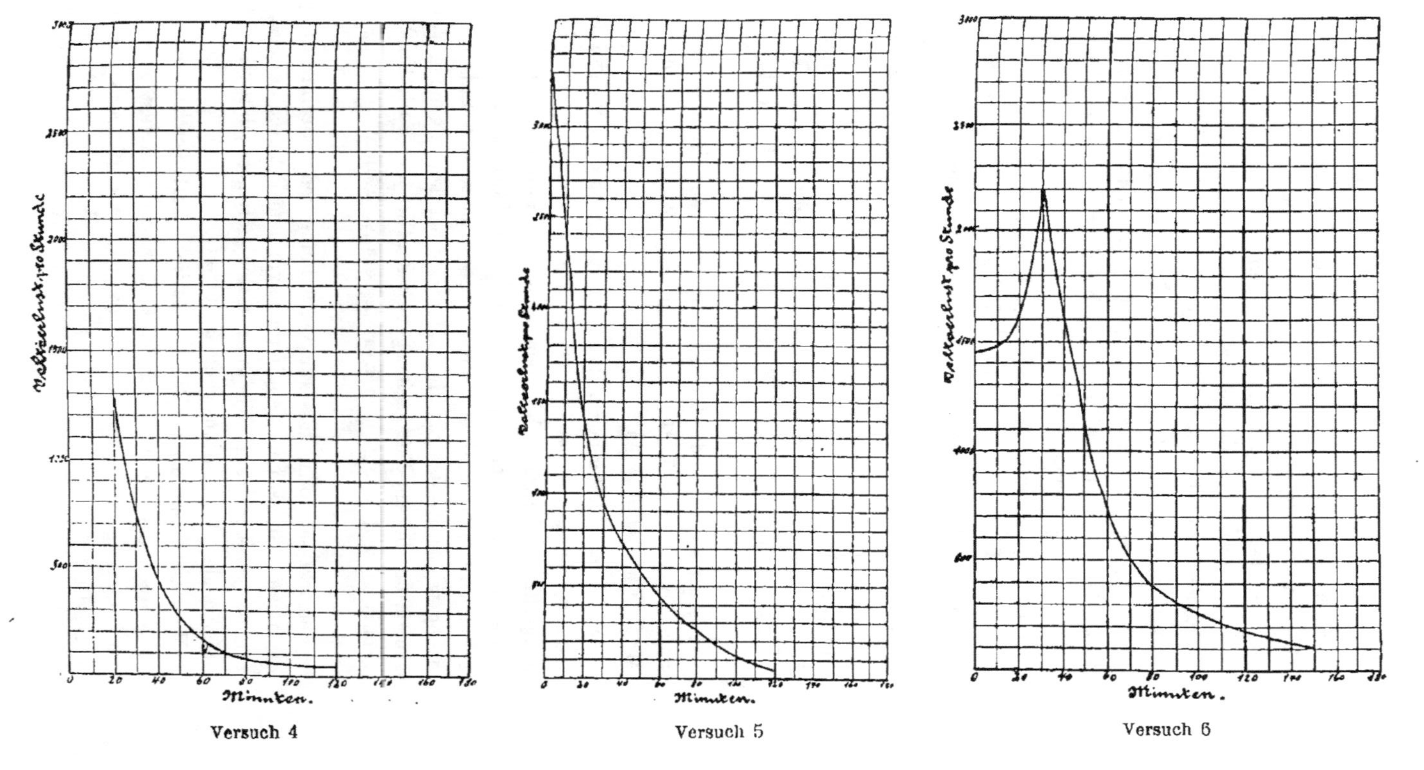

Wasserverlust pro Stunde
Minuten.
Versuch 4
Wasserverlust pro Stunde
Minuten.
Versuch 5
Wasserverlust pro Stunde
Minuten.
Versuch 6

Das Eigentüliche bei allen Versuchen ist der rasche und steile Abfall der Kurve in den ersten Minuten nach dem Trinken, sowie das fast gleichmässige Abklingen derselben in derselben Zeit von etwa 2 1/2 bis 3 Stunden unabhängig von der Grösse der eingeführten Emanationsmenge.

Will man also eine längere Einwirkungsdauer auf den Körper erreichen, so kann dies nur durch wiederholte tagsüber verteilte Dosen erzielt werden, nicht aber durch beliebige Vergrösserung einer einzigen Dosis.

Nebenbei sei bemerkt, dass einige Minuten nach dem Trinken der hohen Dosis von 2,500 M. E. Herzklopfen und leichtes Unbehagen eintrat und dass der etwa 3 Stunden später untersuchte Urin eine deutliche Spur Eiweiss zeigte, die später wieder verschwand. Zweifellos verhält sich also der Organismus nicht gleichgültig gegenüber der Menge der einverleibten Emanation (die Festellung der wirksamen Minimal und noch zulässigen Maximaldosis ist Gegenstand der Untersuchungen von Mesernitzky u. Kemen, deren Ergebnisse demnächst veröffentlich werden).

Anschliessend an die Trinkversuche wurden Inhalationsversuche angestellt in Luft von 2.8 M. E., 32.4 M. E. und 49.5 M. E. Emanationsgehalt.

Die Untersuchung der Ausatmungsluft nach einstündiger Inhalation wurde in gleicher Weise wie bei den Trinkversuchen ausgeführt. Während bei dem ersten Inhalationsversuch mit 2.8 M. E. M. E. Gehalt pro Liter Luft der Inhalationszelle eine nennenswerte Emanationsmenge in der Ausatmungs-Luft nicht nachgewiesen werden konnte, war dieses bei den folgenden Versuchen mit hohem Emanationsgehalt deutlich der Fall. Ihr Ergebnis ist in den folgenden Kurven veranschaulicht.

Bemerkt sei noch, dass zur Vermeidung jeder Beeinflussung des Messergebnisses der Inhalierende vor dem Betreren des Messraumes jedesmal seine Kleidung durch heftiges Schütteln von anhaftenden Emanationsmengen befreite.

Vergleicht man die bei der Inhalation erhaltenen Kurven mit denjenigen der Trinkversuche 1-3, so findet man fast gleiches Abklingen der einverbleiten Emanation. Es ergibt sich daraus folgendes :

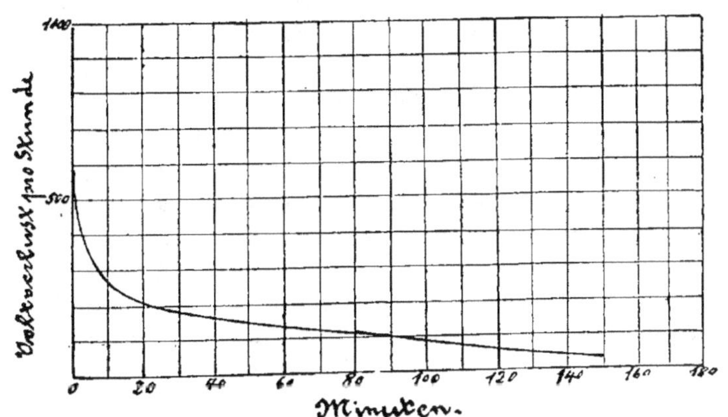

Versuch 7

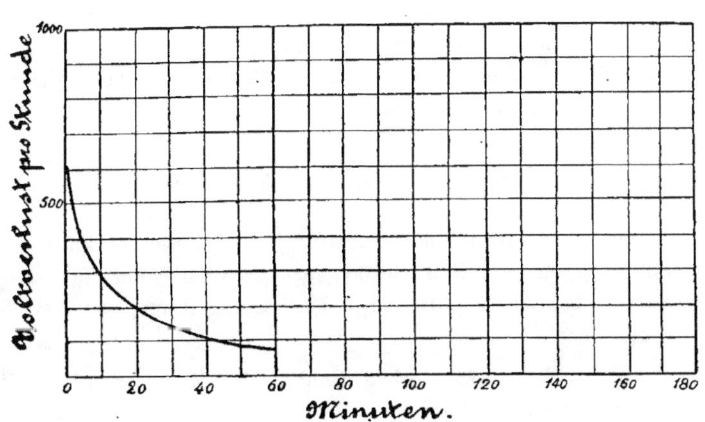

Versuch 8

Man darf annehmen, dass die Ausatmungskurven einen Masstab ergeben für die im Blut zirkulierende Emanationsmengen. Nach dem Trinken von 200 M. E. die im Magen rasch resorbiert werden, geht die Ausscheidung der Emanation durch die Lunge während 2-3 Stunden vor sich, die Emanation zirkuliert also während dieser Zeit im Blut.

Wenn nun nach 1 stündigen Aufenthalt in Luft von 30 M. E. pro Liter die Ausatmungsluft während 2-3 Stunden nicht grössere Emanationsmengen enthält als nach dem Trinken relativ geringere Mengen (200 M. E.) so erfolgt daraus, dass zwar grosse Mengen Emanation bei der Inhalationsmethode in die Bronchien gelangen und hier vielleicht eine lokale Wirkung ausüber könnten, vom Blut aber nur zu einem ganz geringen Bruchteil absorbiert werden und in demselben zirkulieren.

Um mittelst der Inhalationsmethode dem Patienten die gleiche Emanationsmenge, wie bei der Trinkkur einverleiben zu können, ist auf Grund der Atmungskurven ein Mindestgehalt von etwa 30 M.E. pro Liter Luft erforderlich. Wegen des längeren Aufenthaltes in den Inhalationsräumen müssen diese hinreichend gross und gelüftet sein, was Emanations-Mengen erfordert, die wohl höchst selten zu Gebote stehen. Der Aufenthalt in den kleinen dunstigen Zellen, selbst wenn sie mit Vorrichtungen zum Absorbieren der Kohlensäure versehen sind, wird wohl kaum als angenehm empfunden werden können.

RADIUM-EMANATIONSBAEDER

Die Versuche wurden angestellt mit Süsswasser-gewöhnlichen Solwasser und durch Mutterlaugensusatz verstärkten Solwasserbäderen bei Zell-Luftatmung und Aussenluftatmung von 1 stündiger Dauer.

I. Versuch : Süsswasserbad. Gehalt : 100 M. E. pro Liter mit Aussenluftatmung.

II. Versuch : Solwasserbad. Gehalt : 96 M. E. pro Liter mit Zellluftatmung.

III. Versuche : Solwasserbad. Gehalt : 116 M. E. pro Liter mit Aussenluftatmung.

IV. Versuch : Solwasserbad mit 10 Liter Mutterlauge. Gehalt : 59 M. E. pro Liter mit Zellluftatmung.

V. Versuch : Solwasserbad mit 10 Liter Mutterlauge. Gehalt : 42.2 M. E. pro Liter mit Aussenluftatmung.

Bei dem ersten Versuch, Süsswasserbad von 200 Liter mit 100 M. E. pro 1 Emanationsgehalt wurde dem Badenden Luft aus dem Freien mittelst eines Schlauches zugeführt, und zwar durch ein im Munde gehaltenes Mundstück bei zugeklemmter Nase, wobei also die Einatmung der dem Bade entweichenden Emanationsluft unmöglich war. Bie Ausatmungsluft wurde in ein benachbarten Raum gemessen.

a) Messung unmittelbar nach verlassen des Bades :

$$\text{Gesamt-Spannungs-Abfall G. A.} = 77 \text{ Volt.}$$
$$\text{Induzierte Activität } \ldots \ldots \text{J. A.} = 54 \text{ Volt.}$$

Die Ausatmungsluft (Rest) enthält also 23 Volt.

b) Messung, 15 Minuten später.

$$\text{G. A.} = 68 \text{ Volt}$$
$$\text{J. A.} = 46 \text{ Volt}$$

$$\text{Rest } \quad 22 \text{ Volt}$$

c) Messung, 45 Minuten später.

$$\text{G. A.} = 44 \text{ Volt}$$
$$\text{J. A.} = 32 \text{ Volt}$$

$$\text{Rest } \quad 12 \text{ Volt}$$

II. Versuch : Solwasserbad von 200 Liter Gehalt vor den Bad 96 M. E. pro Liter Nach der 1 stündigen Bad 91 M. E. pro 1 Liter Einatmung der Emanationshaltigen Zell-Luft.

a) Messung 20 Minuten nach Verlassen des Bades :

$$\text{G. A.} = 69 \text{ Volt}$$
$$\text{J. A.} = 48 \text{ Volt}$$

$$\text{Rest } \quad 21 \text{ Volt}$$

b) Messung nach 30 Minuten :

$$G. A. = 69 \text{ Volt}$$
$$J. A. = 51 \text{ Volt}$$

$$\text{Rest} \quad 18 \text{ Volt}$$

c) Messung nach 60 Minuten :

$$G. A. = 61 \text{ Volt}$$
$$J. A. = 63 \text{ Volt}$$

$$\text{Reste} \quad 0 \text{ Volt}$$

Untersuchng des 45 Minuten nach Verlassen des Bades gelassenen Urin :

$$G. A. = 78 \text{ Volt}$$
$$J. A. = 63 \text{ Volt}$$

$$\text{Rest} \quad 15 \text{ Volt}$$

III. Versuch : Solwasserbad 200 Liter Gehalt pro Liter v. d. Bad 116 M. E. und nach dem Bad 108 M. E. mit Aussenluftatmung :

a) Messung nach 10 Minuten :

$$G. A. = 96 \text{ Volt}$$
$$J. A. = 63 \text{ Volt}$$

$$\text{Rest} \quad 33 \text{ Volt}$$

b) Messung nach 30 Minuten :

$$G. A. = 61 \text{ Volt}$$
$$J. A. = 57 \text{ Volt}$$

$$\text{Rest} \quad 4 \text{ Volt}$$

c) Messung nach 60 Minuten :

$$G. A. = 47 \text{ Volt}$$
$$J. A. = 44 \text{ Volt}$$

$$\text{Rest} \quad 3 \text{ Volt}$$

IV. Versuch : Solwasserbad von 200 Liter und 10 Liter Mutterlaugenzatz, Gehalt pro Liter vor Bad 48 M. E. und nach dem Bad 48 M. E. (Während des Bades absichtlich unruhiges Verhalten, daher der höhere Verlust) mit Zell Luftatmung.

a) Messung unmittelbar nach Verlassen des Bades :

$$G. A. = 57 \text{ Volt}$$
$$J. A. = 33 \text{ Volt}$$
$$\overline{\qquad\qquad}$$
$$Rest \quad 35 \text{ Volt}$$

V. Versuch : Solwasserbad von 200 Liter und 10 Liter Mutterlaugenzusatz, Gehalt pro Liter vor den Bad 42.4 M.E. und nach dem Bad 36.8 M. E.

a) Messung 10 Minuten nach dem Bad :

$$G. A. = 49 \text{ Volt}$$
$$J. A. = 37 \text{ Volt}$$
$$\overline{\qquad\qquad}$$
$$Rest \quad 12 \text{ Volt}$$

INDUZIERTE ACTIVITAT

Festellung ob *induzierte Activität* nach Beendigung des Bades auf den Körper nachzuweisen ist.

VI. Versuch aus induzierte Activität : Solwasserbad von 200 Liter, Dauer 1 Stunde, Gehalt pro Liter vor dem Bad 68 M. E. und nach dem 63 M. E.

Sofort nach Verlassen des Bades wurde der Körper trocken abgetupft, ohne zu reiben, darnach mit einem Liter Leitungswasser mittelst eines Schwammes abgewaschen und jedesmal der Schwamm ausgepresst.

G. A. des Abwasch-Wassers vor dem Abwaschen   43 Volt
G. A. des Abwasch-Wassers nach dem Abwaschen   120 Volt

$$\overline{\qquad\qquad}$$

also mehr   77 Volt

VII. Versuch auf induzierte Activität, 1 stündiges Solvasser-bas von 200 Liter und einem Gehalt pro Liter von 105 M. E.

Nach Verlassen des Bades wir der Körper nicht abgetrocknet, sondern das Badewasser eintrocknen gelassen.

Messung 30 Minuten nach Verlassen des Bades :

G. A. des Abwaschwassers vor dem Abwaschen	93 Volt
G. A. des Abwaschwassers nach dem Abwaschen	128 Volt
also mehr	35 Volt

VIII. Versuch auf induzierte Activität : 1 stündiges Solwas serbad von 200 Liter mit Gehalt pro Liter von 79.5 M. E.

Abwaschung nach einer Stunde Bettruhe :

G. A. des Abwaschwassers vor dem Abwaschen	72 Volt
G. A. des Abwaschwassers nach dem Abwaschen	85 Volt
also mehr	13 Volt

IX. Versuch : Trockenes Emaantions-Luftbad, 1 stündiger Aufenthalt in unbekleidetem Zustande in einer Zelle, die pro Liter enthielt : vor dem Bad 112 M. E., nach dem Bad 43.2 M. E. mit Aussenluftatmung.

a) Messung der Ausatmungsluft unmittebar nach Verlassen d. Zelle :

G. A. = 77 Volt

J. A. = 55 Volt

Rest 22 Volt

b) Messung nach 30 Minuten :

G. A. = 70 Volt

J. A. = 78 Volt

Rest 0 Volt

Die Versuche I, III, V und IX mit Aussen-Luftatmung ergeben die Tatsache, dass Emanation durch die Haut hindurch in den Körper diffundiert ist, und zwar enthielt die Ausatmungsluft fass dieselben Emanationsmegen wie bei den Versuchen mit Zellluft-Atmung. Es ist dies jedoch nicht weiter auffallend, denn wie die Messung des Badewassers vor und nach dem einstündigen Bade ergab, ist der Emanationsverlust desselben recht gering (10 bis 15 %). Bei Versuch III wurde sodann in Atemhöhe eine Luftprobe entnommen und ein Gehalt von nur 10.3 Volt pro Liter Luft constatiert. Es kann demnach geschlossen werden, dass die Wirkung eines Emanationsbades nicht *auf die Einatmung des geringen , dem Bad entweichenden Emanationsmengen* zurückgeführt werden draf.

Aber auch die durch die Haut diffundierte und im Blut zirkulierende Emanation dürfte in der Hauptsache nicht zu der Erklärung der therapeutischen Wirkung reichen. Allem Anschein nach ist es vielmehr die den ganzen Körper einhüllende Emanation, welche während der Dauer des Bades durch die ausgesandten Strahlen einen Reiz auf die Hautnerven ausübt.

Auf diese Weise lassen sich auch die von Strassburger beobacheten Erfolge mit in Emanationswasser getränkten Compressen erklären.

Wie die Versuche VI, VII und VIII auf induzierte Activität ergeben, hält dieser Reiz auch noch längere Zeit nach dem Bade an. Noch eine Stunde nach Verlassen des Bades liess sich durch die grobe Methode des Abwaschend induzierte Activität auf der Körperoberfläche nachweisen, deren Reizwirkung auf die Hautnerven nicht übersehen werden darf.

ZUSAMMENFASSUNG

1. Bei der Trinkmethode gelangt die Radium-Emanation ausnahmslos ins Blut und zirkuliert unabhängig von der eingeführten Menge gleich lange Zeit, etwa 2 1/2 bis 3 Stunden in demselben.

2. Bei der Inhalationsmethode wird nur ein geringen Bruchteil von der in den Bronchien gelangten Emanation vom Blut absorbiert und zirkuliert in demselben.

3. Bei der Bademethode wirkt die Radium-Emanation hauptsächlich von aussen auf die Hautnerven.

4. Die Radium-Emanation diffundiert durch die Haut des Körpers.

5. Die im Blut zirkulierende Emanation verlässt den Körper fast vollständig auf dem Wege durch die Lungen.

6. Die Inhalationsmethode dürfte sich hauptsächlich zur lokalen Behandlung der Atmungsorgane eignen.

7. Um den Körper längere Zeit bestmöglicher Radium-Wirkung auszusetzen, empfliehlt sich eine Combination der Trink- und Bademethode in über den Tag verteilte Anwendungsformen.

ESSAIS COMPARATIFS

DES DIFFÉRENTS MODES DE TRAITEMENT
DES NOEVI VASCULAIRES

par le D^r DE NOBELE (Gand)

—

Depuis quelques années, on s'occupe beaucoup du traitement
des angiomes. Alors que jusqu'en ces derniers temps nous étions
assez mal armés contre cette affection si disgracieuse, des agents
nouveaux, d'une efficacité inespérée, sont venus enrichir notre
arsenal thérapeutique. Il nous a paru intéressant d'essayer quelques-uns d'entre eux, de reconnaître leurs avantages et leurs inconvénients et partant d'en préciser les indications.

Les traitement des nævi étant avant tout une question d'esthétique, ce point de vue doit être la principale préoccupation
du praticien. Qu'importe au malade ou à son entourage en combien de temps une tache a disparu, pourvu qu'elle disparaisse
complètement et ne laisse après elle aucune altération de la peau
capable d'en faire soupçonner l'existence ? Cela est surtout vrai
quand il s'agit de la forme d'angiome connue sous le nom de
nævus vasculaire, nævus matermus ou tache de vin. C'est du
reste sur cette dernière variété que nos recherches ont surtout
porté, car c'est celle dont le traitement présente le plus de difficultés, par suite de l'étendue de la lésion, de son siège de pré-
dilection à la face et de sa tendance à laisser à la suite du traitement des cicatrices vicieuses.

Nous ne parlerons pas des anciennes méthodes de traitement,
telles que la compression, la vaccination, les injections de liquides coagulants, les cautérisations ignées ou chimiques.

Quant au traitement chirurgical, bien que dans certaines circonstances il puisse rendre de grands services, ses indications
deviennent de plus en plus rares depuis que nous possédons des
agents nouveaux capables d'agir avec précision, sans douleur et

mettant le sujet à l'abri des dangers d'infection ou d'accidents chloroformiques toujours possibles.

Notre intention est d'étudier successivement l'action de l'électrolyse, de la haute fréquence, de la radiothérapie, de la radiumthérapie, des rayons ultra-violets, ainsi que celle du froid et de l'électrocoagulation.

Bien que l'*électrolyse*, appliquée en mono ou en bipolaire, avec ou sans l'aiguille de Zinc, ait donné entre les mains de Boudet de Paris, de Redard, de Bergonié et de beaucoup d'autres auteurs des résultats remarquables dans le traitement des angiomes caverneux, elle offre de nombreux inconvénients pour le traitement des *nævi plans superficiels*. L'action coagulante du courant étant localisée à l'endroit de pénétration de l'aiguille, il se produit sur la surface unie et teintée de la peau une série de petits îlots décolorés, légèrement rétractés par suite du travail de cicatrisation, et cette dernière prend l'aspect peu esthétique qu'elle présente à la suite d'une atteinte do variole.

Cependant, dans le traitement des *nævi stellaires*, si fréquents chez les jeunes enfants, l'électrolyse reprend tous ses droits. Une simple ponction électrolytique appliquée au point central d'un nævus peut en quelques secondes faire disparaître la difformité et prévenir son extension. Dans un travail récent, Larat insiste vivement sur la nécessité de traiter dès les premiers jours, chez les jeunes enfants, les nævi stellaires, et il est certain que sous ce rapport rien ne surpasse le traitement électrolytique comme élégance et simplicité.

L'*étincelle de haute fréquence* a été proposée par plusieurs auteurs; récemment encore Morton en recommandait l'emploi dans le traitement des nævi superficiels. Nous avons voulu expérimenter cette méthode chez un enfant porteur d'un nævus pâle mal délimité. Dans ce but, nous avons relié à l'une des extrémités d'un résonnateur bipolaire d'Arsonval une électrode pointue montée sur un manche de Bisserié réglé de manière à donner des étincelles de 1 à 2 centimèters de longueur et toute la surface du nævus fut criblée d'étincelles.

Les effets ainsi obtenus sont à peu près analogues à ceux de la fulguration, mais en petit : il se produit sur la surface traitée des phlyctènes suivies d'un écoulement séreux abondant qui, en se desséchant, produit une croûte sous laquelle s'opère la cicatrisation.

Cette application est très douloureuse et, bien qu'on puisse la faire précéder par une effluvation de la région à traiter, on est souvent obligé de recourir à l'anesthésie générale.

D'autre part, rarement une seule application a suffi pour faire disparaître complètement la tache ; enfin, des suppurations s'établissent facilement et la cicatrisation lente qui en est la conséquence expose à des cicatrisations vicieuses. Ces inconvénients, joints aux dangers inhérents à toute anesthésie générale, diminuent beaucoup l'intérêt de cette méthode.

On pourrait en dire autant de la *radiothérapie*, qui a été appliquée en premier lieu par Jutassy et bientôt après par Levack et Bordier. De notre côté, nous avons publié en 1907, dans le *Journal de Radiologie*, l'histoire de deux enfants atteints d'angiomes, l'un du nez, l'autre de la joue, que nous avons guéris par la radiothérapie. Cependant, au cours de nos essais, nous avons pu constater qu'il fallait pousser très loin l'action des rayons Röntgen et dépasser même la dose d'intégrité de la peau de manière à provoquer une vraie radiodermite avec destruction de l'épiderme.

Ce fait fut observé également par Pfahler qui, tout en vantant la méthode, reconnaît qu'il est souvent nécessaire de produire une ulcération, ce qui, ajoute-t-il, n'est pas toujours bien supporté par le malade.

C'est là, à notre avis, le côté fâcheux de ce procédé, alors que dans toutes les applications radiothréapiques on évite soigneusement la radiodermite, ici on la recherche, et une fois que cette dernière s'est établie,, on ne sait pas où elle peut s'arrêter.

Ces considérations nous ont fait rapidement abandonner ce procédé et bon nombre de radiothérapeutes, parmi lesquels on peut citer Belot, lui préfèrent d'autres méthodes.

Cependant, certains auteurs, comme Albert Weil, Larat, Barjon, Smith, continuent à appliquer la radiothérapie dans le traitement des nævi plans. Larat recommande l'interposition d'écrans métalliques.

Radiumthérapie. — Depuis que Wickham et Degrais ont traité systématiquement par le radium les différentes variétés d'angiomes et ont établi de main de maître tous les détails de cette technique, le traitement des nævi par la radiumthérapie est devenue pour ainsi dire classique. Nous ne voulons pas faire ici l'histoire des sujets que nous avons traités par cette méthode, la plupart des journaux médicaux en ont relaté de nombreux cas illustrés par des photographies impressionnantes, de telle sorte que ces descriptions sont devenues pour ainsi dire banales. Faut-il en conclure que toutes les formes d'angiomes sont également justiciables de ce traitement ? Wickham et Degrais, parlant du nævus plan superficiel pâle, dans leur remarquable ouvrage sur la radiumthérapie, insistent vivement sur le danger qu'il y a dans le traitement de cette variété d'angiome de dépasser la dose, qui aurait comme conséquence de provoquer une surface beaucoup trop décolorée, ou bien après un temps plus ou moins long de faire apparaître des pigmentations, des télangiectasies et quelquefois de légères dépressions.

D'autre part, Massoti dit : « Sur cette forme (le nævus plan pâle), il ne faut pas escompter un résultat magnifique; du fait de sa couleur pâle, ce nævus peut facilement se dissimuler sous des fards ». Et Bayet, qui dans notre pays s'est acquis une grande expérience dans la radiumthérapie, dit à ce sujet : « Il importe de toujours prévenir les intéressés que la peau ne sera pas, après le traitement, tout à fait normale ».

Si nous avons relevé ces restrictions faites par les maîtres de la radiumthérapie, c'est pour attirer l'attention sur un autre procédé, un peu négligé, et qui cependant, dans les formes spéciales de nævus qui nous occupent, peut donner plus facilement et plus sûrement un résultat esthétique complet.

Nous voulons parler des *rayons ultra-violets*.

Depuis la découverte par Aron de la lampe électrique à vapeur de mercure, on a cherché à utiliser en thérapeutique les rayons violets et ultra-violets produits en si grande quantité par cette lumière.

L'appareil primitif fut successivement perfectionné par Herrœus, qui remplaça le verre par le quartz, et par la maison Schott de Iéna qui fabrique, sous le nom d'uviol, un verre spécial absorbant très peu les rayons ultra-violets. Mais ce fut Kromayer qui, en 1906, construisit avec la collaboration du Dr Kuch de Hanau, une lampe très ingénieuse qui rendit l'emploi des rayons ultra-violets vraiment pratique.

Cette lampe est suffisamment connue pour que nous nous dispensions de le décrire; malheureusement son emploi ne s'est pas encore beaucoup répandu, et c'est regrettable, car cet appareil a une action vraiment remarquable sur de nombreuses affections de la peau, notamment sur celles accompagnées de télangiestasie. De là, son emploi dans la couperose télangiectasique, le rhinophymia et les nævi vasculaires. Pour ce qui concerne ces derniers, de l'aveu de Kromayer lui-même, il faut en lmiter l'application aux nævi mal étendus, rouges ou rouge-bleuâtres, superficiels, disparaissant par le compresseur de verre et formés par la dilatation du réseau capillaire superficiel.

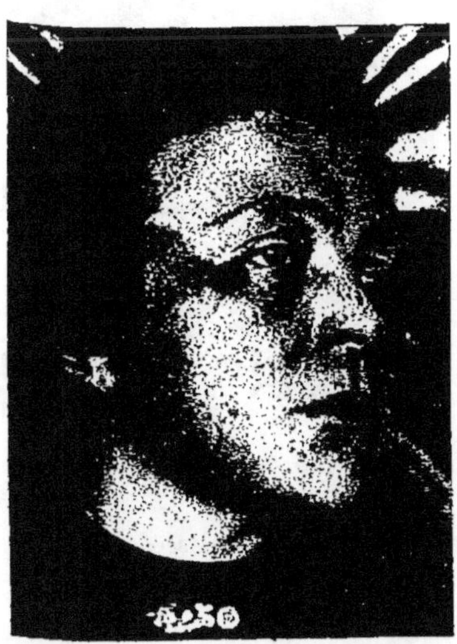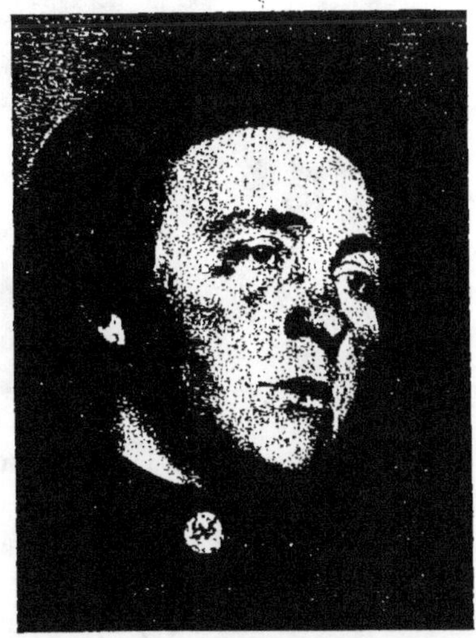

Fait digne d'attention, c'est précisément sur cette forme que la radiumthérapie offre le plus de difficultés et le plus d'aléas.

Parmi les différentes applications que nous avons faites de ce procédé, nous voulons relater i i trois cas qui montreront d'une manière frappante les avantages des rayons ultra-violets.

Les cas I et II se rapportent à des adultes présentant sur la face des taches rouge-bleuâtres bien limitées, peu accentuées, disparaissant presque complètement par la compression au verre.

Le cas III peut être considéré comme un type de nævus pâle;
il se rapporte à un enfant âgé de 5 mois présentant une tache
triangulaire de 5 sur 6 centimètres partant de la racine du nez
et s'irradiant vers le front en se confondant insensiblement avec
la peau saine. Cette tache a des tendances à grandir, elle n'avait

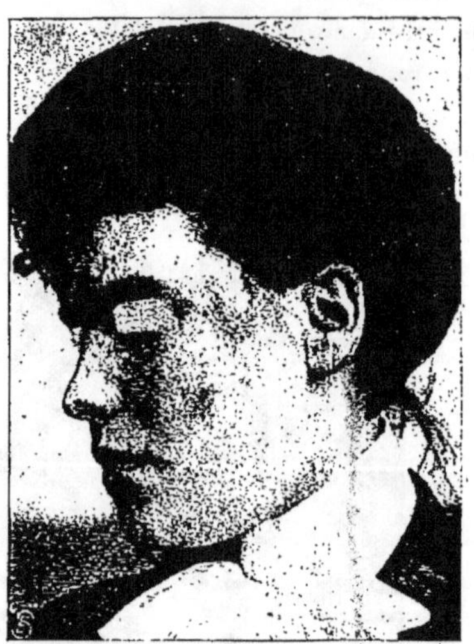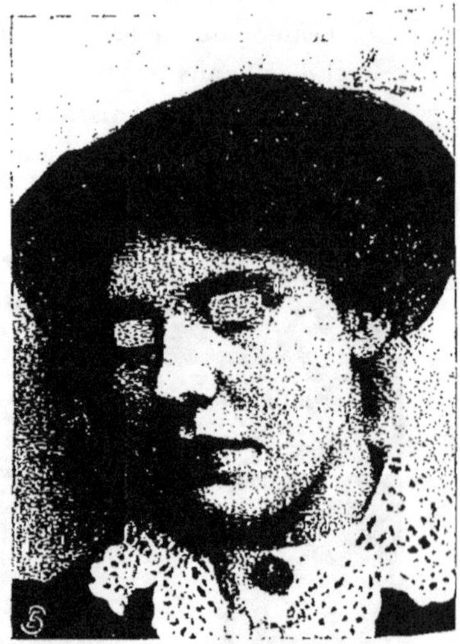

au début que la grandeur d'une pièce de 2 francs; elle disparaît complètement par la compression du verre.

La zone d'action des rayons violets a été localisée au moyen
d'un papier noir qui circonscrivait les bords de la tache; la
lampe était appliquée aussi intimement que possible contre la
peau pour l'anémier; la durée des séances a été de dix minutes;
l'appareil raccordé sur secteur à 220 volts, la manette du rhéostat étant arrêtée au milieu de la graduation.

Quelques heures après l'application, un violent érythème se
manifestait à la peau, s'accompagnant quelquefois de phlyctènes
et d'écoulement de sérosité; vers le cinquième ou le sixième jour
l'inflammation diminuait et au bout de quinze jours disparais-
sait, laissant bientôt après elle un tissu de coloration normale
où tous les capillaires dilatés étaient obturés.

Quant aux suites éloignées, les cas I et II datent depuis bientôt un an et la guérison s'est maintenue complète; le cas III date de trois mois.

Nos essais ont été faits avec la lampe de Kromayer, sans interposition d'écran coloré, mais depuis quelque temps l'inventeur place entre la lampe et la peau des écrans de verre genre uviol colorés en bleu qui permettent une plus grande pénétration des rayons et qui peuvent agir ainsi sur des vaisseaux plus profondément situés. Il a également perfectionné sa lampe en y ajoutant des compresseurs spéciaux qui font arriver les rayons aussi bien dans les sillons de la peau que sur les surfaces planes.

Cette méthode, si efficace, présente le grand avantage d'être peu coûteuse, de pouvoir agir en une fois sur une grande surface de peau, d'exiger des applications de peu de durée et surtout de ne laisser après elle aucune modification anormale de la peau qui rend si délicat l'emploi du radium dans les nævi pâles.

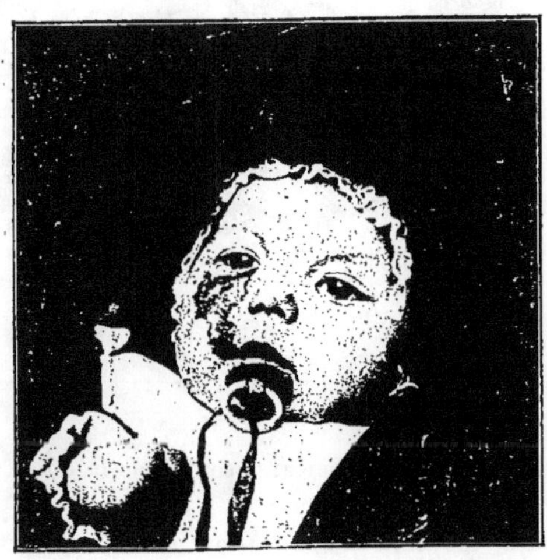

Pour compléter notre étude, nous devons encore signaler deux méthodes nouvelles qui viennent tout récemment de faire leur entrée dans le monde. Ce sont la réfrigération et l'électro-coagulation.

La *réfrigération* a été préconisée il y a un peu plus d'un an par le Dr Geyser, de New-York, et par le Dr Morton en Angleterre ; elle est obtenue au moyen de l'acide carbonique solide qui se prépare en détendant rapidement de l'acide carbonique liquide. La neige ainsi produite est comprimée dans des moules où on lui donne la forme de crayons. Sa température est de — 79° centigrades.

On doit serrer le crayon contre la peau, et plus la pression est forte, plus l'action est profonde. C'est là le point délicat du traitement et qui exige de la part de l'opérateur une certaine expérience.

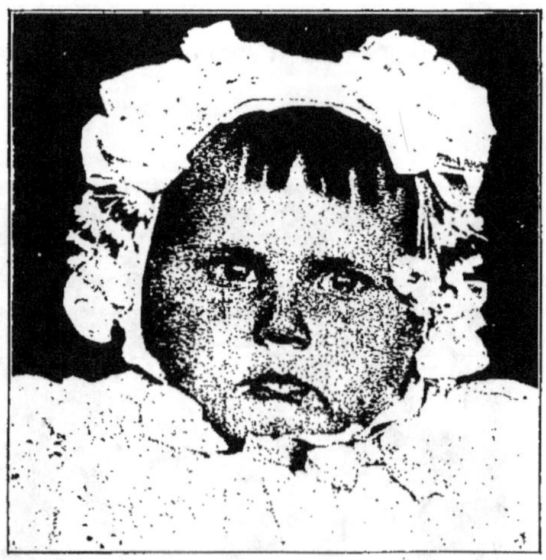

Les deux facteurs importants sont donc la durée de l'application et le degré de pression.

La durée moyenne d'application pour un nævus est de quarante secondes et la pression doit être assez forte pour expulser le sang ou arrêter la circulation.

Les tissus ainsi traités sont gelés et deviennent d'un blanc pur ; le dégel se fait rapidement et laisse à sa suite une pustule, fréquemment une vésicule, qui donne lieu à une croûte ; au bout d'une quinzaine de jours, la surface est complètement couverte.

Le résultat final est une cicatrice pâle, molle, flexible et élastique. La méthode est indolore.

Ne possédant que depuis peu de temps l'outillage nécessaire, nous n'avons pas encore pu acquérir l'expérience suffisante pour pouvoir juger de l'efficacité de ce procédé. Nous pouvons toutefois lui reprocher de provoquer une destruction de la peau et de donner lieu à une ulcération qui expose à tous les inconvénients de l'infection.

Enfin, von Behrend et surtout Nagelschmidt viennent d'introduire en thérapeutique, sous le nom de *transthermie, dia-*

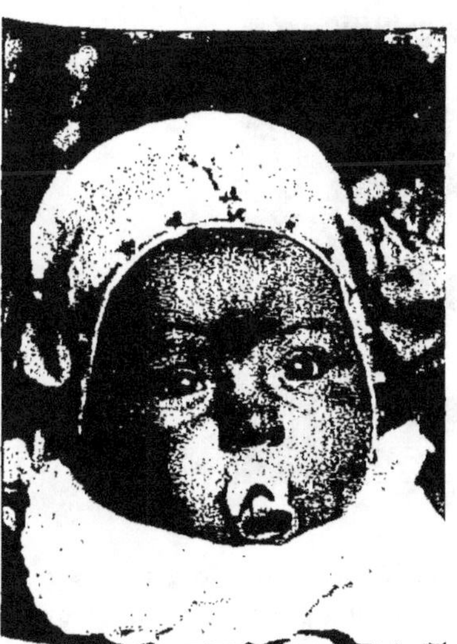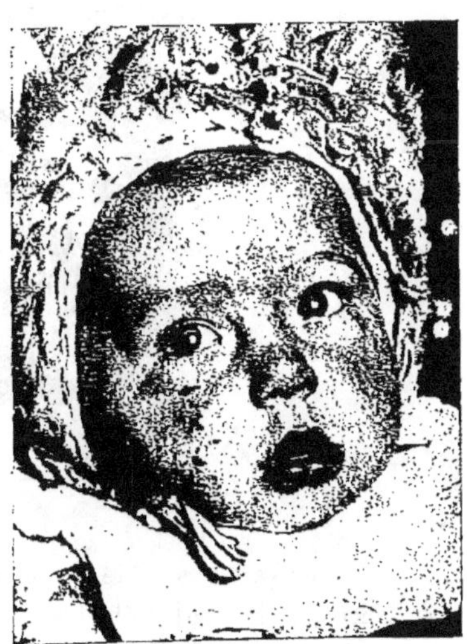

thermie et, après eux, Doyen, sous le nom d'*électro-coagulation*, une méthode nouvelle, basée sur les effets calorifiques des courants de haute fréquence. La température ainsi produite peut atteindre celle de la coagulation de l'albumine et par conséquent du sang.

Deux méthodes sont ici applicables : ou bien l'électrode active est réduite à une simple aiguille, qui introduite dans le tissu télangiectasié, produit autour d'elle une zone de coagulation. Cette action peut être comparée à celle de l'électrolyse, mais elle est moins douloureuse et sa pénétration s'étend beaucoup plus loin. Toute la zone coagulée prend immédiatement une coloration blanc mat qui donne lieu à une petite escbarre laquelle s'élimine au bout de quelques jours, laissant à sa place une cicatrice lisse, bien nette, non rétractile. Ou bien, lorsqu'on veut attaquer des nævi plans, l'électrode active prend la forme d'une plaque de un ou de plusieurs centimètres de diamètre. La durée d'application est très courte, quelques secondes suffisent; elle dépend de la profondeur à laquelle on veut atteindre. La surface traitée se boursoufle, forme une cloche à laquelle succède une ulcération qui guérit en laissant une peau absolument normale.

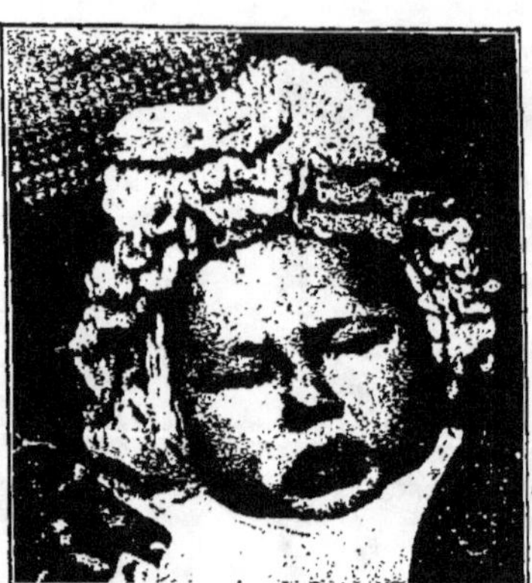

Nous croyons cette méthode appelée à rendre de grands services, réservant l'électrode en forme d'aiguille pour les nævi érectiles au sein desquels on provoque des foyers de cicatrisation fibreuse qui étranglent et obturent les vaisseaux dilatés.

Nous l'appliquerions également dans les nævi stellaires et pour faire disparaître les petits îlots vasculaires qui persistent quelquefois après le traitement des nævi par le radium.

Quant à la méthode en surface, elle semble plus indiquée pour les nævi plans superficiels et profonds.

Nous avons traité aussi une femme présentant un nævus plan à infiltration profonde sur le front. La tache avait la grandeur d'une pièce de 1 franc. Application pendant quelques secondes d'une électrode plate de la grandeur de la tache, production de phlyctènes et, au bout de quelques jours, d'ulcération qui se cicatrise complètement en quatre semaines. La partie traitée se distingue à peine de la peau voisine.

Nous concluons : 1° la radiothérapie et l'étincelle de haute fréquence sont peu recommandables pour le traitement des nævi parce qu'elles sont dangereuses et souvent peu efficaces ;

2° La radiumthérapie, bien que très efficace, ne doit pas être considérée comme traitement exclusif de tous les cas de nævus ;

3° L'électrolyse donne d'excellents résultats dans les angiomes caverneux ;

4° Les rayons ultra-violets sont d'un effet esthétique remarquable dans les nævi plans pâles ;

5° La réfrigération et l'électro-coagulation sont d'une application trop récente pour que nous puissions être fixés sur leurs résultats éloignés ;

6° Il y a avantage dans bien des cas à combiner ces différents procédés.

TRAITEMENT DU CANCER

PAR UNE MÉTHODE RADIO-BIOLOGIQUE
COMBINÉE

par le Dr Ivan BAGGE, de Gothembourg (Suède)

—

Parmi les nombreux moyens qui, dans la suite des temps, ont été tentés contre l'affection du cancer, aucun, sauf l'opération radicale, n'a parfois agi efficacement, jusqu'au jour où les expériences de radiothérapie ont donné, dans quelques cas, de tels résultats que l'espoir d'un nouveau succès s'est de plus en plus accentué.

Pour celui qui, dès les débuts de la radiothérapie, a eu l'occasion de s'occuper de cette science, il est évident que l'idée d'essayer l'effet des nouveaux rayons sur les tumeurs malignes s'est de suite présentée à l'esprit.

Ma première tentative d'influencer le cancer radioactivement se fit en avril 1900, lorsque j'appliquai les rayons X sur une tumeur cancéresue du thorax. C'était une récidive accompagnée de douleurs aiguës des glandes mammaires carcinomateuses.

Un effet très calmant des rayons fut constaté clairement. A partir de cette époque, j'ai continué mes essais en appliquant la méthode radiologique aux néoplasies malignes et aux carcinomes qualifiés qui se sont présentés pour le traitement.

Dans l'espace de dix ans, j'ai traité 148 cancers, 51 épithéliomes, 39 sarcomes, 12 autres tumeurs, soit au total 250 cas.

Pendant ces expériences, une particularité encore inexpliquée s'est dressée devant moi comme devant d'autres radiothérapeutistes; je veux parler des notables différences des résultats obtenus par les rayons, dans des cas qui paraissaient presque analogues.

Même les cancroïdes de la peau, qui généralement se guérissaient sans peine sous l'influence des rayons X, se sont parfois montrés réfractaires et ont exigé d'autres modes de traitement pour diminuer et disparaître complètement.

Aussi longtemps que l'agent qui donne naissance au cancer reste inconnu, un vaste champ d'activité spéculative est ouvert devant ceux qui voudraient réussir à entraver les progrès du mal.

Celui qui croit à une cause parasitaire a raison d'avoir recours à des moyens qui semblent inutiles à ceux qui envisagent le cancer comme le signe d'une dégénérescence spéciale de l'organisme.

La tendance de la tumeur cancéreuse à croître et à former des métastases nous porte à envisager chaque cellule cancéreuse comme un parasite destructeur de l'organisme atteint. Les cas où le traitement de Röntgen ne s'est montré que partiellement efficace, nous forcent à rechercher les méthodes d'obtenir des résultats plus satisfaisants en améliorant les procédés utilisés jusqu'ici.

Parmi les moyens employés par moi, de concert avec les rayons X et le radium, les suivants m'ont paru propres à fournir d'heureux résultats :

1° L'*arsenic* (acidum arsenicosum);

2° L'*iodure de potassium* (kalium jodatum);

3° Les *courants de haute fréquence;*

4° Les *injections de cinnamylate de soude* (natrium cinnamylicum);

5° Le *sérum cancéreux*.

En partant de l'observation faite que les jeunes cellules riches en lécithine doivent être plus sensibles au rayonnement et se dissolvent plus facilement sous l'action de la choline vénimeuse qui peut causer la mort et la destruction des cellules, je me suis efforcé par mes expériences d'influencer l'assimilation et la désassimilation du protoplasme cellulaire des tumeurs et des rapports biologiques, de façon que la tendance des cellules à la nécrose sous l'acvtion des rayons X, c'est-à-dire leur radiosensibilité, soit augmentée.

Parmi les moyens considérés comme agissant sur l'assimilation et qu'on pourrait croire posséder les qualités nécessaires pour être combinés avec le traitement par les rayons X, j'ai d'abord essayé l'arsenic.

Nous savons que l'arsenic, pris à petites doses, exerce une action irritante sur le protoplasme cellulaire, augmente l'activité cellulaire et l'urée et développe la force vitale.

En conséquence on a réussi, par l'arsenic, à obtenir des effets favorables sur maintes néoplasies pathologiques, telles que des lymphadénomes et des épithéliomas qui ont cédé à un simple traitement arseniqué.

Je n'ai remarqué aucun inconvénient à une cure simultanée d'arsenic et de Röntgen et je prescris souvent à mes malades atteints de tumeurs de l'arsenic à dose ordinaire, ou je leur injecte de l'*arsyodile* (natrium kakodylicum).

Après l'arsenic, j'emploie l'*iodure de potassium* parmi les moyens divers à essayer.

Nous connaissons déjà par la pharmacologie l'influence de l'iodure de potassium sur les tissus cellulaires, sa décomposition lors d'une rencontre avec les protoplasmes cellulaires formant l'iode libre, et la tendance supposée de l'iode à réagir contre les néoplasies.

L'iodure de potassium n'a été administrée que par doses légères de 30 centigrammes à 3 grammes maximum journellement, d'après la quantité supportée. En cas de symptômes d'iode, de coryza ou de pénibles sécrétions glaireuses, le traitement est interrompu.

Un diagnostic exact a été exigé par moi avant d'employer l'iodure de potassium par séries expérimentales. Avec les malades dont il n'a pas été possible d'obtenir des parcelles microscopiques, ou quand le diagnostic n'a pas été absolument clair, j'ai évité l'iode, afin de ne pas risquer d'appréciations fausses. Vu le rôle important joué par les leucocytes, dans la lutte contre les micro-organismes infectieux, je me suis parfois aussi servi d'injections de *natrium cinnamylicum* (Hétol).

Nous savons que ces injections augmenetnt notablement le nombre des corpuscules blancs sanguins. J'ai eu recours à des injections sous-cutanées de 1 milligramme de natrium cinnamylicum chaque fois.

J'ai cherché à obtenir un effet spécifique toxique sur les cellules de la tumeur en me servant d'*antimeristem* (= *cancroïdin*

Schmidt). Un essai fait avec cette préparation à l'hôpital communal de Sahlgren, à Gothembourg, par le D* H. Köster, dans un cas de cancer mésentérique, n'a abouti qu'à des résultats négatifs et les injections durent bientôt cesser, par suite des douleurs causées.

De nombreux essais avec cet antimeristem ou cancroïdine Schmidt eurent lieu à Heidelberg par Czerny qui, dans la trente-neuvième assemblée de la Société allemande de chirurgie, communique les résultats obtenus sur quarante-cinq malades. Cette communication est publiée dans la *Münchener Mediz. Wochenschrift*, du 26 avril 1910.

Czerny nous dit que sous l'effet de la toxine, beaucoup de tumeurs paraissaient diminuer ou restaient stationnaires. Dans un tiers des cas, il vait constaté un effet favorable, mais jamais de véritable guérison.

On ne peut donc attendre qu'un succès médiocre de la cancroïdine seule. A part une tentative en 1908, je ne m'en suis servi depuis octobre 1909 que pour m'assurer si, par hasard, une augmentation de radiosensibilité pouvait être obtenue.

D'accord en cela avec Czerny, je suis arrivé à la conclusion qu'un certain effet, dans certains cas, provient de ce moyen qui peut être utilisé, afin d'atteindre des résultats plus satisfaisants par le rayonnement. A part cela, il est inefficace et cause souvent aux malades de telles douleurs qu'ils refusent absolument de s'y soumettre davantage.

Dernièrement, j'ai commencé à employer un nouveau *sérum cancéreux* préparé à Gothembourg par le D* Göthlin, ancien préparateur du laboratoire pathologique. Ce sérum est encore à l'essai.

En novembre 1906, j'enrichis mon arsenal de physique de deux appareils pour les *courants à haute fréquence* et je m'en suis de plus en plus servi pour combattre les tumeurs malignes.

Incité par les rapports d'auteurs français, faisant autorité, quant à l'effet stimulant des courants de haute fréquence sur l'assimilation et la désassimilation en général, j'ai cru possible de produire un stimulus local pour augmenter le renouvellement des substances dans les tumeurs, en appliquant ces courants un instant avant les rayons, et par là tirer immédiatement parti de la plus grande radiosensibilité résultant d'un renouvellement plus actif des substances.

Sans aborder la question ; si une augmentation directe de l'assimilation a lieu ou si c'est une chaleur plus intense des cellules du protoplasme qui a le plus d'importance, les conjectures spéculatives s'y rattachant paraissent avoir été exactes.

Avant de se prononcer catégoriquement sur la valeur de ce facteur, il faudra encore de longues études.

En résumé, l'expérience que j'ai acquise jusqu'ici dans cette voie me porte à croire que l'application de Röntgen est plus efficace précédée d'un traitement de haute fréquence.

Ce rapport est constaté concernant les plaques invétérées de psoriasis.

Je me suis donc procuré un appareil de haute fréquence pour chacune des six installations de Röntgen sous ma direction et en général je fais précéder chaque traitement par les rayons X d'un traitement de haute fréquence.

Depuis la fin de l'année 1906, j'ai employé un autre moyen en vue d'utiliser les courants à haute fréquence, en faisant irradier l'ensemble des effluves Tesla d'une électrode pointue sous forme d'un *courant continu d'étincelles* cautérisantes.

D'abord j'ai traité de cette manière les bourgeons du lupus et les verrues, ensuite jusqu'aux épithéliomas et aux légères récidives du cancer.

Cette méthode a été plus tard développée par de Keating-Hart, en connexion avec l'opération et en se servant d'étincelles plus grosses et plus puissantes connues sous le nom de *fulguration*. Je les ai utilisées afin de détruire les foyers accessibles et raccourcir par là le long traitement combiné.

Ces temps derniers, j'ai aussi employé un *courant continu* à milliampère élevé, parmi les moyens destinés à détruire plus vite les foyers accessibles.

Pendant que l'organisme est travaillé et la tumeur soumise au traitement ci-dessus mentionné, je commence simultanément avec les *rayons X* et le *radium*.

L'outillage de Röntgen consiste en grandes bobines provenant, soit des fabriques de Seifert, soit de celles de Hirschmann-Reiniger. La plupart des bobines sont munies de moteurs interrupteurs de mercure ou d'interrupteurs de Wehnelt.

Les tubes Röntgen sont choisis parmi les types les plus solides de Gundelach, Müller, Bauer et Burger.

Les *préparations de radium* ont toutes la forme d'une capsule. Deux renferment chacune 5 milligrammes de bromure de radium pur. Deux autres contiennent 10 milligrammes de radium pur d'une activité de 2,000,000 d'unités chacune. Une cinquième capsule a une activité de 200,000 unités.

Le *traitement par les rayons X* a lieu généralement au moyen de tubes très durs.

Ce n'est que lors d'affections superficielles circonscrites, telles que de légers épithéliomes où l'on pouvait supposer qu'il n'existait pas de foyers avoisinants cachés, que j'ai pris des tubes plus mous et des doses pleines, me dirigeant d'après les tablettes dosées de Sabouraud et l'échelle de Bordier.

Pour les tumeurs plus grosses et plus profondes, je prends des tubes si durs qu'on ne peut s'en servir pour autre chose. J'emploie les tubes aussi longtemps que le courant électrique peut les traverser.

La technique habituelle du traitement de Röntgen a été des séances quotidiennes de quinze minutes.

La distance de l'épiderme au verre est de 15 à 25 centimètres; la force du courant secondaire est de 1 à 2 milliampères.

Cette somme d'énergie n'est souvent que partiellement transformée en rayons X, parce qu'en travaillant avec des tubes dirigeables automatiquement, le régulateur peut être en mouvement durant le traitement.

Au début, l'irradiation s'applique sans filtre, à cause de la dureté des tubes. Si l'épiderme montre la velléité de réagir, on interrompt quelques jours et ensuite le rayonnement est filtré au travers d'une plaque d'aluminium de 1/2 millimètre ou d'une simple lame de verre.

L'application du radium s'est faite au moyen d'une toile radifère sur la tumeur ou dans des cavités provenant de décomposition. La durée ordinaire d'une séance a été de une heure par jour, quelquefois de plusieurs heures consécutives.

Lors d'un nouveau cas cancéreux, le mode habituel de procédure est le suivant : d'abord des séances quitidiennes de Röntgen. Chaque séance est précédée de cinq minutes de *courants de haute fréquence.* Quelques malades reçoivent simultanément de *l'arsenic.*

On continue aussi longtemps que l'amélioration va de l'avant. Une légère réaction survient-elle, on interrompt quelques jours.

Aucune réaction fâcheuse ne s'est produite durant mes onze années de pratique des appareils Röntgen, quoique tous les cas traités avec les six appareils sous ma direction l'aient été par des gardes-malades. Si l'amélioration ne se produit pas ou se ralentit, l'on a recours à l'*iodure de potassium* et à des *injections de sérum.*

Les *injections de sérum* se font journellement à la poitrine, commençant avec 1°10 de centimètre cube, en augmentant graduellement jusqu'à 1 centimètre cube par jour, avec arrêt en cas d'inflammation des parties injectées.

S'il se forme un abcès douloureux, la cure cesse jusqu'à discontinuation des sécrétions de l'endroit injecté.

Des *injections de natrium cinnamylicum (hétol)* ont été faites plutôt occasionnellement, par exemple durant une interruption du traitement par le sérum.

On a recours à l'*application du radium*, de préférence dans les localisations peu accessibles aux rayons X, telles que le nez, le pharynx, le rectum, etc.

Plusieurs cas ont été traités alternativement par les rayons X et le radium, afin de constater la supériorité de l'un ou le l'autre moyen.

J'ai trouvé que tantôt l'un, tantôt l'autre, avait le plus d'efficacité, et j'emploie maintenant souvent les rayons X et le radium tous les deux jours alternativement.

Outre les moyens ci-dessus mentionnés en vue d'augmenter la sensibilité, une nouvelle méthode, la *diathermie* ou *méthode de thermopénétration*, provoquant un échauffement interne des tissus cellulaires, est supposée contribuer à développer la sensibilité. Même la manière de procéder de Doyen (Paris), consistant à augmenter le degré de chaleur jusqu'à ce que la *coagulation* destructive se produise, peut être fort utile dans bien des cas.

Mes propres expériences dans ce domaine en sont encore à leurs débuts.

La marche de certains cas traités l'année dernière m'a décidé à essayer de rassembler les moyens thérapeutiques employés en une méthode combinée.

Cas I. — Mᵐᵉ O. R..., 48 ans, est entrée en traitement, le 10 juin 1909, pour deux tumeurs au sein gauche. Sa famille témoigne d'une disposition prononcée au cancer héréditaire. Le père est mort deux ans auparavant d'une carcinose générale, un an après avoir été opéré du cancer d'un testicule. Ses nombreuses métastases cancéreuses étaient extrêmement radiosensibles. Une quantité de tumeurs superficielles disparurent après quelques irradiations.

Deux sœurs du père ont succombé au cancer, l'une d'elles à un cancer abdominal. La grand'mère est morte d'un cancer au sein. Ma cliente s'était toujours bien portée jusqu'au moment où, deux ans auparavant, elle observa à la glande mammaire gauche une grosseur qui augmentait peu à peu. En même temps, elle éprouvait des tiraillements du côté du cou et du bras.

État le 10 juin 1909 :

Dans la glande mammaire gauche, deux tumeurs, une au dessus, l'autre en dessous du mamelon.

La tumeur supérieure, la moindre des deux, mesure 35 millimètres sur 47. L'autre mesure 44 × 55 millimètres. *(Casus I. fig. 1.)* Toutes deux sont mobiles sous la peau et au dessus du thorax.

Au fond de l'aisselle gauche, une glande lymphatique palpable. Certaine d'être atteinte du cancer, et par suite du résultat de l'opération subie par le père, peu disposée à être opérée, elle demanda de son propre chef l'application des rayons X.

La cure commença immédiatement et continua jusqu'à la fin d'octobre 1909, sans être combinée avec un autre traitement. Le 28 octobre, après soixante-huit séances, la tumeur inférieure avait légèrement diminué = 30 × 35 millimètres. La tumeur supérieure, par contre, s'était élargie de 13 millimètres et mesurait 30 × 60 millimètres. Le ganglion de l'aisselle avait aussi un peu grossi. *(Casus I, fig. 2.)* Nonobstant l'emploi des rayons X pendant quatre mois et demi, la maladie avait progressé.

Comme la malade préférait malgré tout subir sans opération

le sort qui lui était réservé, je lui proposai de tenter l'emploi du sérum cancéreux et je commençai simultanément à faire précéder les séances de Röntgen d'une application de haute fréquence. Le résultat d'un traitement de moins d'un mois, d'après cette méthode combinée, fut des plus surprenants. On peut s'en assurer par *Casus I, fig. 3.*

La tumeur supérieure était réduite à 9 × 12 millimètres et la tumeur inférieure à 20 × 25 millimètres.

La parcelle restante de la tumeur supérieure adhérait davantage au tissu glandulaire.

Dans l'aisselle, on pouvait maintenant sentir deux glandes lymphatiques, l'une comme une fêve, l'autre un peu plus grande. Un mois plus tard encore, le 22 décembre 1909, la tumeur supérieure avait disparu, l'inférieure était réduite à 18 millimètres sur 22 et les glandes de l'aisselle étaient bien diminuées.

Vers la mi-janvier, les injections de cancroïdine durent cesser, des abcès s'étant formés; Mme R avait reçu en tout 31 injections.

Au bout de trois mois, le 8 avril 1910, les glandes de l'aisselle avaient aussi disparu. A l'endroit occupé auparavant par la tumeur supérieure, l'on ne sentait rien d'anormal. La tumeur inférieure ne témoignait cette fois que d'un progrès incomplet, 18 × 20 millimètres. A partir du 8 avril, nous eûmes aussi recours au radium, par des séances de soixante minutes, alternant avec les rayons X, au moyen d'une toile radifère de 10 milligrammes de bromure de radium pur sur la peau.

La tumeur inférieure continuait à régresser, quoique lentement, et aujourd'hui, 27 juillet 1910, après environ quatorze mois de traitement, seule une trace très faible de l'ancienne tumeur inférieur est sensible au toucher.

La tumeur supérieure et les ganglions de l'aisselle n'ont pas reparu. Les tiraillements du début ont graduellement cessé, aucune métastase n'a pu être constatée et l'état général est excellent.

Le 1er juillet 1910, Mme R... avati subi en tout 235 séances de Röntgen et trente-trois heures quarante minutes de radium.

L'iodure de potassium n'a pas été administrée à cette occasion, car il n'a pu être question de coupe microscopique, l'expérience ayant pour but d'essayer ce qu'on pouvait obtenir avec un cas de tumeur maligne cliniquement diagnostiqué, sans intervention chirurgicale.

En décembre 1909, la malade a été l'objet d'une démonstration devant la Société de médecine de Gothembourg.

Cas II. — Mme E. A..., 52 ans, commença, le 25 novembre 1909, un traitement de Röntgen pour une tumeur cancéreuse qui s'étendait sur toute la glande mammaire droite.

Elle ne pouvait indiquer l'âge de la tumeur, mais elle savait que l'ulcération avait commencé quatre ans auparavant. Elle avait alors consulté un chirurgien qui avait conseillé une opération à laquelle elle ne voulut pas se soumettre.

Maintenant la glande mammaire droite toute entière était transformée en une tumeur *(Casus II, fig. 1)* qui ulcérait sur une étendue de 11 centimètres de large sur 6 centimètres de haut, et présentait une surface gangréneuse, sentant mauvais.

De cette masse cancéreuse, j'enlevai une parcelle pour l'*examen microscopique*, qui fut exécuté par le préparateur de pathologie, le Dr G. Göthlin.

Sa déclaration fut la suivante :

Les coupes, qui renferment un tissu conjonctif mou, montrent de nombreuses glandes formées atypiquement et des cellules d'épithélium disséminées sans ordre spécial. L'ensemble a exactement l'aspect d'un adéno-carcinome. Diagnostic : adéno-carcinome.

Du néoplasme mammaire même s'étendait une bride dure et épaisse jusqu'à l'aisselle droite; le long de cette bride on sentait plusieurs grosses glandes lymphatiques et l'aisselle était remplie d'un paquet volumineux de ganglions enflés.

L'apparence générale était mauvaise, le teint pâle, l'air souffrant. Le malade commença immédiatement le traitement combiné : courants à haute fréquence, rayons X, injections de sérum, tout à la fois. Une semaine plus tard, l'amélioration était déjà marquée. Au bout d'un mois, la plaie était à moitié guérie, les ganglions lymphatiques, de même que l'enflure de la bride

des vaisseaux lymphatiques, considérablement réduis. Une nouvelle photographie du 3 janvier 1910 représente l'aspect général
d'alors.

Après un second mois de traitement, toute la surface de la
plaie était recouverte d'une mince peau neuve, qui peu à peu
acquit de l'épaisseur et de la fermeté et enfin reprit son aspect
normal. Les ganglions et les brides des vaisseaux lymphatiques
avaient encore régressé.

De l'ancienne tumeur, il ne restait pas trace, le tissu entre la
peau et le thorax était de molle consistance, sans fragments
durcis. Seule la partie supérieure de la cicatrice, là où la perte
de la substance avait été la plus forte, avait laissé des traces
sans forme, d'une contraction plus profonde, limitée par un
tissu cicatrisé plus ferme. Une continuation du traitement fit
disparaître l'enflure des vaisseaux lymphatiques et les ganglions
de l'aisselle se contractèrent jusqu'à ne plus former qu'un reste
insignifiant. Lors d'un examen médical, en mai 1910, on pouvait encore palper une glande dans la fosse droite supraclavi-
culaire et une dans l'aisselle gauche.

Aussitôt qu'elles furent exposées aux rayons X, une régression ne tarda pas à se produire.

A l'inspection du 30 juillet 1910, l'état général est parfait;
la grosse tumeur, toujours absente, ne montre aucune velléité
de retour. Toutes les glandes lymphatiques enflées ont diminué.
Le reste de l'amas glandulaire dans l'aisselle droite est à peine
sensible au toucher.

Durant l'espace de huit mois, la malade a reçu 139 séances
de Röntgen, 100 séances de haute fréquence, 53 injections de
sérum.

Dans le cas actuel, on n'a employé ni iodure de potassium
ni radium.

Cas III. — Une femme âgée de 65 ans, souffrant d'un cancer
au sein depuis dix ans, se présenta chez moi le 12 janvire 1910,
la glande mammaire gauche entièrement transformée en une
tumeur granulée qui mesurait 16 centimètres de gauche à droite
et 12 centimètres du bord supérieur au bord inférieur. La grosseur était presque entièrement recouverte d'une peau mince et
atrophiée et de croûtes desséchées.

L'endroit où le mamelon s'était trouvé était occupé par une escarre mortifiée, desséchée, d'une dimension de 3 × 5 centimètres.

Le néoplasme était absolument adhérent aux muscles pectoraux. De la périphérie de la tumeur s'étendaient vers le cou et l'aisselle des veines gonflées. Des ganglions lymphatiques enflés se montraient au dessus et au dessous de la clavicule gauche et formaient un gros paquet sous l'aisselle gauche. Pas de vives douleurs, seulement des tiraillements modérés.

Une coupe prélevée sur la partie supérieure de la tumeur montra une surface luisante, d'un blanc grisâtre pareille à celle du lard. Le *diagnostic histologique* du Dr Göthlin se résuma ainsi :

Les coupes renferment de très nombreuses cellules d'un stroma assez serré. Les cellules sont plutôt un peu arrondies ou polygonales, de grandeur moyenne et pourvues d'un noyau riche en chromatine. Les mitoses irrégulières sont abondantes. Les cellules sont en général rangées à côté les unes des autres, dans de vastes appareils cellulaires. Quelquefois l'on peut distinguer entre les cellules un gracile filet conjonctif et ces formations ont un aspect de sarcome. D'autres parties, là où les cellules sont rangées en brides plus typiques, d'une grosseur épithéliale, indiquent par contre, sans hésitation possible, le diagnostic du cancer. *Diagnostic :* cancer médullaire. Cette malade fut soumise dès le début au traitement combiné des rayons X, des courants Tesla et des injections de sérum, le tout à la fois. Déjà au bout d'un mois, une amélioration réelle s'était déclarée. Les escarres desséchées qui, à l'origine, couvraient l'ulcère, commençaient à se détacher et laissaient à nu un épiderme sain. Les ganglions de l'aisselle et de la cavité de la clavicule supérieure avaient considérablement régressé.

Encore un mois plus tard, le 15 mars 1910, tous les ganglions avaient disparu, à l'exception de quelques. durs petits restes ganglionnaires de la fosse supra-claviculaire.

L'ensemble de la tumeur était si réduit que la glande mammaire avait repris sa forme naturelle ; elle avait été mobile, s'avançant par rapport au thorax ; le tissu mobile avait une consistance granulaire.

Le mamelon, remplacé par une croûte suppurante, avait reparu. Au mois d'avril, on fit une légère tentative de radium en appliquant sur la peau, pendant huit heures et demie, un tube contenant 10 milligrammes de bromure de radium pur.

La malade étant devenue trop irrégulière dans son traitement, une aggravation se produisit et de petites papilles gélatineuses d'une rouge-violet reparurent.

En conséquence, le traitement de Röntgen recommença et dès lors l'amélioration a continué sans arrêt, de sorte qu'à l'examen du 30 juillet 1910, certaines parties du tissu auparavant granulé avaient repris une consistance molle et normale, avec une peau à l'apparence saine. Plus de trace de ganglions, sauf quelques restes dans le creux sus claviculaire.

L'ancien tiraillement douloureux avait cessé. La malade n'a pris aucun remède interne.

Jusqu'en juillet inclus, la malade a reçu en tout : 84 séances de Röntgen, 83 séances de haute fréquence, 8 1/2 heures d'irradiation de radium, 63 injections de sérum.

Cas IV. — M. S. L..., pêcheur, 40 ans, atteint d'un épithélioma de la muqueuse nasale.

A la fin de l'année 1908, un ulcère s'était manifesté dans la narine droite et avait grossi de plus en plus.

Lorsque le malade s'adressa à moi, le 4 septembre 1909, les progrès du mal avaient amené une forte ulcération avec désagrégation des tissus de la muqueuse, s'étendant à plusieurs centimètres au dessus du septum et le long de l'aile du nez.

Extérieuremnet, on apercevait une rougeur gonflée sur la moitié droite du nez.

L'*examen histologique* fait par le Dr Göthlin avec des coupes prises pendant le traitement de Röntgen, donna les résultats suivants :

Les tout petits morceaux sont formés d'un tissu très ferme, partiellement riche en nucleus cellulaires étroits, fortement colorés, enfoncés entre les fibres. Ces morceaux ressemblent beaucoup à un tissu conjonctif ratatiné. L'on rencontre ensuite des bandes cellulaires plus ou moins grandes, de nature épithéliale, d'une structure presque atypique. Les cellules dentelées, à côte.

de même que les cellules basilaires placés en forme de palissade, se retrouvent, quoique d'un type irrégulier.

Les bandes cellulaires elles-mêmes pénètrent à travers les tissus très irrégulièrement, dans le genre du cancer.

Ajoutons à ceci que la marche en avant a lieu par soubresauts, de sorte qu'un nombre minime de cellules épithéliales surgissent ici et là dans la conjonctive. *Diagnostic : cancroïde*.

Ce cas fut traité d'abord par les rayons X et 3 grammes d'iodure de potassium journellement. L'ulcération commença à guérir dans l'aile du nez, mais, dans le septum, le mal continua à progresser, en se frayant un passage.

A la fin de novembre, après soixante séances environ de Röntgen, le traitement à haute fréquence et au radium fut entrepris. Aprsè une lutte acharnée, et des chances longtemps douteuses, après la perte d'une parcelle du septum, nous entrevîmes la guérison. A l'examen médical du 30 juillet 1910, les cavités ulcéreuses originelles de la muqueuse sont remplies d'un tissu cicatrisé, régulier et souple, et la circonférence de l'ouverture perforée est bien et distinctement guérie.

Le traitement ne cesse pourtant pas encore, la muqueuse au dessus du septum ayant une apparence rugueuse. Il n'y a cependant pas de perte de substance. A la fin de juillet, le malade avait eu 138 séances de Röntgen, 41 séances de haute fréquence, 95 1/2 heures de radium, 141 injections de sérum.

Outre ces notices détaillées, je vais esquissre à grands traits un certain nombre de cas traités par moi.

Cas V. — G. S..., 58 ans, fut soigné de décembre 1909 à août 1910. Depuis un an souffrant d'un cancer à la lèvre inférieure, il est cité ici parce que, durant six mois, il a été réfractaire au traitement simultané de haute fréquence et de Röntgen, tandis qu'en six semaines la plaie diminua de moitié lorsque nous eûmes recours à l'iodure de potassium et au radium.

Cas V.. — Traité de novembre 1909 à juin 1910.

Cancer du pénis, au développement rapide, datant de six mois, chez un homme, C.-J. N..., âgé de 49 ans, s'améliora rapidement avec le traitement combiné de Röntgen, haute fréquence, radium et iodure de potassium. Lorsque le nombre des séances diminua, l'état du malade empira. Les circonstances obligeant le malade à accélérer le plus possible le traitement, on pratiqua l'amputation. Le mal fut ensuite traité phophylactiquement et aucun signe de récidive n'a paru jusqu'ici.

CAS VII. — Traité de novembre à décembre 1909.

M. E. V..., 37 ans, me fut envoyé d'une clinique de chirurgie pour une tumeur de la parotite à envahissement rapide, impossible à opérer; il me quitta guéri, après un traitement de six semaines de Röntgen et d'iodure de potassium.

CAS VIII. — Mme T. W..., 54 ans, traitée de novembre 1909 à août 1910, opérée en 1908 pour un cancer mammaire, récidive en 1909; les rayons X seuls ne produisent aucune guérison qui ne s'obtient qu'avec Röntgen radium et haute fréquence combinés.

CAS IX. — Mlle G. W..., 64 ans, traitée avec intervalles d'octobre 1909 à mai 1910. Récidive après cancer mammaire opéré. Guérie par le Röntgen et les étincelles de haute fréquence combinés.

CAS X. — Mlle A. D..., 67 ans, traitée de septembre 1909 à juin 1910. Un cancer de la peau, remontant à cinq ans, de la grosseur d'une prune, dans la région temporale gauche. Réfractaire aux rayons X seuls. Guérie par les rayons X combinés avec les étincelles de haute fréquence et le radium.

CAS XI. — Mlle A. H..., 49 ans, traitée de septembre 1909 à août 1910. Récidive d'un cancer mammaire après opération en 1909.

Réfractaire aux rayons X seuls. Lorsque ceux-ci sont combinés avec les étincelles de haute fréquence, le mal prend une tournure favorable.

CAS XII. — Mlle H. B..., 78 ans, traitée de juin 1909 à décembre 1909. Ancienne cancroïde du nez. Amélioration insignifiante par le Röntgen seul. Guérie au moyen du Röntgen et des étincelles de haute fréquence combinés.

— 225 —

Cas XIII. — L'ouvrier K-C. E..., 24 ans, traité irrégulièrement de juin 1909 à avril 1910. Récidive après un sarcome imparfaitement opéré à la cuisse droite. Amélioration par le rayonnement X combiné avec des injections de sérum. Régression de la tumeur et augmentation de poids ds 8 kilogrammes.

. Le traitement ayant cessé en avril 1910, la tumeur grossit de nouveau.

Cas XIV. — Mlle M. P..., 20 ans, sarcome mélanique à la joue. Opérée deux fois à Stockholm après un *diagnostic fait au microscope*. En partie cautérisé, en partie excisé. Récidive. Traité à Londres par le radium avec résultat négatif.

Traitée par moi périodiquement, de novembre 1907 à février 1910.

Fosses pigmentaires sont ouvertes par l'électro-caustique; pigment enlevé au moyen d'un instrument émoussé, d'électro-caustique et d'acide carbonique concentré.

Sous l'action de Röntgen et du radium, les plaies profondes se cicatrisent. De fréquentes récidives se déclarent jusqu'à ce que les anfractuosités pigmentaires soient traitées avec des étincelles de haute fréquence. Alors les récidives cessent.

Depuis février 1910, ma cliente est en parfaite santé et m'a informé, le 30 juillet 1910, qu'aucune récidive ne s'est produite.

Les points qui, dans les cas décrits ci-dessus, peuvent présenter un intérêt spécial, sont les suivants :

Concernant le cas I, le fait que les tumeurs, réfractaires pendant quatre mois au traitement de Röntgen, ont commencé à régresser à partir du jour où l'on a eu recours aux procédés de sensibilisation. Nous ne pouvons expliquer autrement la chose qu'en admettant que le pouvoir curatif plus grand des rayons X est dû à la combinaison des courants de haute fréquence et du sérum.

. Le radium n'est entré en scène qu'après que la plus grande partie du travail fut terminée.

Quant au diagnostic du cas actuel, le développement tout entier indique une tumeur maligne qui seule peut causer des métastases ganglionnaires. D'ailleurs, la supposition de tumeurs bénignes rendrait le cas encore plus extraordianire, car la sensibilité de ces dernières aux rayons X est moindre que celle des carcinomes.

Le cas II, lorsqu'il s'adressa à moi, était trop avancé pour permettre un temps de probation des rayons X seuls. C'est pourquoi je me servis de suite du traitement combiné.

C'était un véritable phénomène que de voir, déjà au bout de peu de jours, la surface gangrenée de la plaie s'éclaircir, les granulations se ratatiner, les tumeurs régresser, une peau neuve se former, les brides épaisses des vaisseaux lymphatiques et les gros paquets ganglionnaires se dessécher.

C'était un rêve fantastique qui prenait corps et devenait réalité. Dans ce cas le radium n'a nullement été employé.

Le cas III montré les mêmes particularités que le cas II. L'ulcère cancéreux est dans un stage si avancé qu'une tentative de traitement ordinaire serait vaine.

Sous l'action d'un traitement combiné, la tumeur rétrograde lentement, mais sûrement; le tissu dégénéré prend peu à peu une consistance normale, les métastases des glandes lymphatiques disparaissent.

Le cas IV est égaement remarquable par le fait que le traitement au moyen des rayons X n'était pas suffisant pour arrêter les progrès de destruction, succès qui ne fut obtenu que par la méthode combinée.

C'est au radium qu'il faut attribuer l'heureux résultat final, car le foyer du mal dans le nez était difficilement accessible aux rayons X, tandis que les toiles radifères l'atteignaient parfaitement.

Quant aux rapports entre le Röntgen et le radium, il faut remarquer que, dans le cas I, le radium n'entre en scène qu'après la disparition presque complète de la tumeur; dans les cas II, VII, IX, XI, XII, XIII (soit six cas), le radium n'a point servi; dans le cas XIV, il s'est montré impuissant aussi longtemps qu'il fut employé seul; dans le cas III on s'en est servi si peu qu'on est justifié en le passant sous silence, dans le cas IV, par contre, le radium a joué un rôle considérable, la localisation compliquant le rayonnement de Röntgen.

Dans les cas V, VI, VIII, X, on ne peut préciser la valeur du radium comparé au Röntgen. Comme mes matériaux proviennent tous, sans exception, de ma clientèle privée, les intérêts des recherches hospitalières ont dû passer au second rang, et j'ai placé en première ligne l'avantage d'obtenir les meilleurs résultats pratiques possibles ,parfois en sacrifiant les moyens d'approfondir lesquels, des facteurs employés, avaient rendu les services les plus importants.

Les cas XIII et XIV, quoique des sarcomes, sont mentionnés, à cause de l'intérêt qu'ils ogrent pour comprendre la méthode suivie.

Le cas XIV, qui exigea un travail énorme, a été récompensé par un résultat satisfaisant.

La question de savoir si, oui ou non, un malade délivré d'une tumeur cancéreuse sans avoir recours au couteau, a plus de chance d'éviter une récidive ou des métastases que par une opération, dépend naturellement, soit de l'état possible des métastases avant le début du traitement, soit de laquelle des méthodes, de l'opérative au de la radiologique, offre le plus d'espoir d'éviter la propagation de la semence qui formerait de nouveaux foyers. Cette question jouera un rôle important dans la décision des indications de l'avenir.

Les cas traités par l'ancienne méthode habituelle, avec les rayons X et le radium, méthode suffisante dans la plupart des épithéliomes et pour certaines récidives de cancers mammaires, de cancers linguals, etc., ne sont pas cités dans ce rapport, dont le but avant tout est de découvrir les moyens à employer quand le Röntgen et le radium se montrent insuffisants.

Durant le court laps de temps, neuf mois, depuis les débuts de la métolhde combinée, le nombre des cas, dans ma clientèle privée, que j'ai pu traiter, en vue d'en tirer parti pour des démonstrations, ne peut encore être que très restreint.

Cependant, ce ne sont pas uniquement les quelques cas qui se sont prêtés à ma démonstration d'aujourd'hui, qui m'ont fortifié dans mon point de vue, ce sont encore les expériences rassemblées pendant mes onze années de tentatives radiologiques, après avoir, dans ma propre clinique, administré plus de 41,600 séances de Röntgen et 7,800 séances de haute fréquence.

Les principes fondamentaux de la méthode combinée ont été rendus publics, en décembre 1909, dans un rapport présenté à la Société de médecine de Gothembourg, et sont inscrits dans le dernier protocole de la même année.

Sans en référer à une statistique de plusieurs années, les détails peuvent déjà maintenant être soumis au public, la méthode n'ayant qu'une modeste prétention, celle d'être un pas en avant dans le domaine déjà occupé par la radiologie comme auxiliaire de la chirurgie; un pas qui nous encourage à ne pas envisager un cas comme désespéré, parce que, soit le Röntgen, soit le rayonnement du radium, soit les deux ensemble, n'ont pas été efficaces.

Il y a encore alors une possibilité, celle d'augmenter la radiosensibilité et à continuer le traitement commnecé.

Quelle sera la meilleure manière d'obtenir la radiosensibilisation ? Cela ne peut être démontré que par les expériences futures, en prenant en considération les différences des cas.

Ces quelques tentatives d'augmenter la radiosensibilité sont ce que j'ai désigné sous le nom de *méthode radiobiologique*.

UN NOUVEAU TUBE RÖNTGEN

LE TUBE " RADIOLOGIE "

Par le Dr Robert FURSTENAU

Un tube de Röntgen doit montrer une grande constance dans son état de vacuité et être à même de supporter de fortes charges électriques. A côté de ces deux qualités, il en est encore une qui ne laisse pas que d'être non moins importante, ne fût-ce qu'au point de vue économique : nous entendons parler de la longue carrière que le tube doit fournir. La durée du fonctionnement dépend de son mode de construction, de l'importance de la charge qui lui est imposée, de la fréquence de son emploi, enfin et avant tout, de la façon dont il est manipulé.

Aussi le constructeur avisé s'efforcera-t-il sans cesse de trouver des artifices de nature à prolonger cette durée : naturellement, son attention se portera en premier lieu sur le dispositif de régénération, qui a pour but de remplacer le gaz progressivement consommé par fonctionnement. Mais tous les dispositifs, employés actuellement et contenant le gaz régénérateur à l'état occlus dans des substances appropriées, telles que le charbon, le mica, etc., ont des défauts reconnus par tout le monde. Ou bien, ces substances ne renferment pas la quantité de gaz occlus suffisante à des régénérations répétées et efficaces, et alors le courant secondaire ne parvient à en dégager le gaz qu'avec grande difficulté. Ou bien, ces substances renferment une quantité notable de gaz occlus, et alors celui-ci tend à s'en dégager spontanément, du moment que nous chargeons quelque peu l'ampoule : si bien que souvent celle-ci mollit, et mollit malencontreusement à la suite d'une pose prolongée.

Exception faite pour l'osmorégulateur dont le tube de palladium, porté au rouge, livre passage à l'hydrogène de la flamme chauffante ; exception faite encore pour tous les dispositifs plus ou moins défectueux dont le réservoir de gaz occlus est constitué par tout autre substance que le charbon, nous trouvons que les constructeurs se sont évertués à introduire dans le tube de l'air atmosphérique au moyen des artifices les plus divers (robinet, soupape poreuse, etc.). Tous ces systèmes n'ont pas résisté à l'épreuve de la pratique : les uns, parce que la substance, qui doit assurer l'hermétisme parfait du dispositif (graisse, mercure), se volatilise dans le vide, provoque la métallisation du tube et le met ainsi rapidement hors d'usage ; les autres, parce que l'air atmosphérique ne peut remplacer avantageusement le gaz consommé. En effet, de par le fait du fonctionnement de l'ampoule, les éléments constitutifs de l'air se combinent rapidement aux parties métalliques : aussi le tube tend-il à durcir facilement après chaque régénération, dont le résultat est partant illusoire.

Tenant compte de ces faits et de ces considérations, nous sommes arrivés à construire un dispositif nouveau qui n'emprunte pas de gaz à l'atmosphère extérieure, qui ne renferme pas de substance dégageant du gaz dans le vide et qui ne met pas ainsi le tube hors d'usage.

Les gaz occlus ont été soigneusement chassés de la substance active de notre générateur : celle-ci en est absolument dépourvue ; une régénération spontanée, c'est-à-dire un dégagement spontané des gaz occlus, soit pendant le fonctionnement même soit pendant le repos du tube, est donc absolument impossible. La substance active ne s'évapore pas dans le vide et n'exerce donc pas, par sa présence, la moindre influence sur l'état de vacuité.

Pour régénérer le tube, il faut (fig. 2) relier l'électrode en connexion avec la substance active au pôle positif de l'inducteur, et la petite cathode, qui fait vis-à-vis, au pôle négatif. La connexion du dispositif avec la bobine est donc bipolaire. Les rayons cathodiques, qui émanent de la petite cathode, tombent sur la subsatnce régénératrice qu'ils transforment par voie chimique en gaz, sous l'influence de la chaleur y engendrée. Ce gaz n'attaque pas les parties métalliques; l'état de vacuité du tube, après régénération, se maintient longtemps au même degré et ne se modifie que peu à peu, au fur et à mesure que le tube fonctionne. Comme chaque régénération ne consomme qu'une

portion absolument minime de la provision de substance active
et que celle-ci est en abondance, nous pouvons dire que, pratiquement, le régénérateur est inépuisable ; car l'emploi normal
mettra le tube hors de service déjà bien avant qu'une partie notable de la substance active soit consommée.

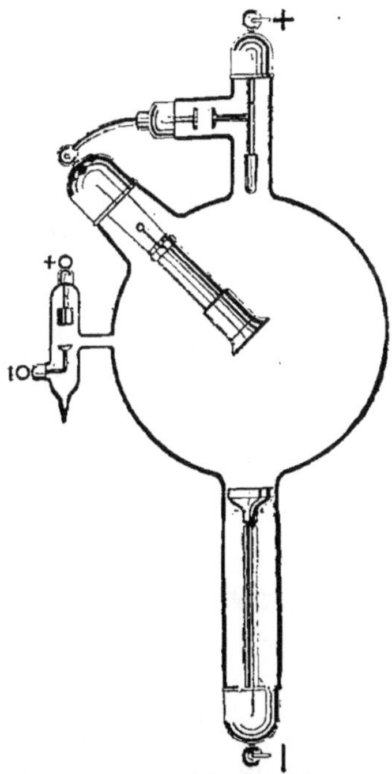

Fig. 1. — Le tube Radiologie

Si un régénérateur efficace prolonge déjà notablement la durée
de fonctionnement, nous pouvons encore augmenter cette durée
d'une autre façon, et notamment en mettant l'ampoule à l'abri
des effets fâcheux du courant de fermeture, c'est-à-dire de l'onde
inverse. C'est l'anticathode que nous devons en préserver, car
c'est le seul organe de l'ampoule par lequel l'onde inverse arrive
réellement à déployer son action nuisible.

De façons bien diverses, on a cherché à éviter l'action de
l'onde inverse sur l'anticathode : dans ce but, on a intercalé dans
le circuit secondaire différents appareils, des tubes soupapes à

vide, des éclateurs à plateau-pointe : mais tous ces dispositifs sont entachés de défectuosités notoires et bien connues. On a cherché encore à éviter cette action, en adaptant à l'ampoule elle-même des disposotifs qui s'inspirent invariablement du même principe et qui consistent à opposer au passage de l'onde inverse la plus grande résistance possible. Sans doute, par cette résistance, on arrive à affaiblir, à supprimer même la malencontreuse onde inverse. Mais nous ne connaissons que trop les effets

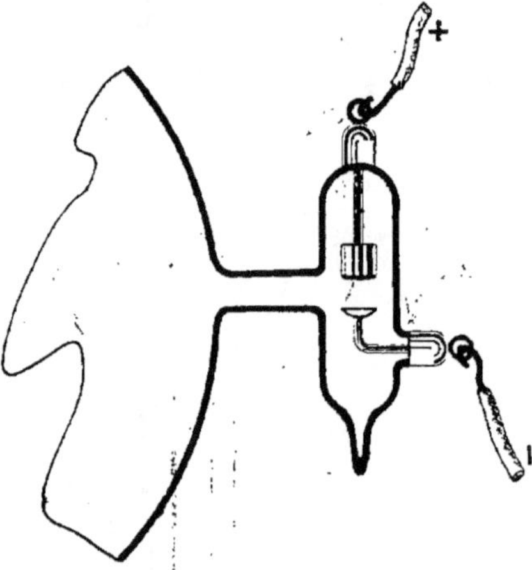

Fig. 2. — Le régulateur du tube Radiologie

et les inconvénients qui résultent de l'emploi de ces systèmes. Cette résistance affaiblit tout aussi bien le courant d'ouverture que le courant de fermeture ; sa mise en circuit provoque le fonctionnement défectueux et le vacillement de l'ampoule, et cela d'autant plus que l'tat de vacuité de ce dernier est plus élevé.

Dans l'*ampoule Radiologie* (fig. 1) nous trouvons l'application de tout un autre principe : ici on n'a pas cherché à supprimer l'onde inverse par quelque résistance que ce soit ; l'onde inverse, tout aussi bien que l'onde directe, peut traverser le tube ; bien plus, elles est même appelée dans le tube pour y créer les conditions favorables à un fonctionnement normal et irréprochable.

Mais dans nos *tubes Radiologie*, l'action fâcheuse qu'elle

exerce sur l'anticathode a été éliminée de la façon suivante : l'onde inverse, qui entre donc par l'anode, n'est pas dérivée directement vers l'anticathode. Elle passe par une électrode branchée sur l'anode et logée dans une petite tubulure annexe. Au niveau de cette anode accessoire, le courant inverse se transforme en rayons cathodiques : mais comme dans nos *ampoules Radiologie* cette anode est en aluminium, toute évaporation métallique est impossible. Dans toutes les autres ampoules, où l'anode est en connexion directe avec l'anticathode, l'onde inverse se transforme évidemment en rayons cathodiques au niveau de l'anticathode et provoque par suite une pulvérisation intense du platine.

Les rayons cathodiques, émanant de l'anode accessoire, tombent sur une anticathode minuscule en platine, qui est également logée dans la tubulure annexe, et qui les transforme en rayons X. Ces rayons sont très peu pénétrants : ils sont incapables de traverser les parois de verre de la tubulure : mais ils rendent conducteur le gaz contenu dans le tube.

Comme l'anticathode principale est reliée à la petite anticathode accessoire, il s'ensuit que les charges électriques, accumulées au niveau de la première, peuvent neutraliser celles qui sont accumulées au niveau de l'anode, et cela au travers du milieu gazeux conducteur contenu dans la tubulure.

Le courant positif pénètre dans l'ampoule par l'anode principale et ne rencontre aucun obstacle à son passage, de la part des électrodes ou autres parties quelconques.

L'ampoule admet donc tout le courant de fermeture, mais elle le transforme, de façon qu'il contribue directement à son fonctionnement régulier, *sans que l'anticathode principale puisse produire de métallisation.*

Ce dispositif assure donc à l'ampoule *une marche régulière et calme*, même quand le vide est très élevé ; il *prolonge notablement sa durée d'activité* ; il *supprime enfin les tubes soupapes et les éclateurs* avec leurs défectuosités et leurs inconvénients.

Et même, aucun préjudice n'est porté aux *tubes Radiologie* par une erreur de connexion, erreur qui peut être fatale au bout de quelques secondes à tous les autres tubes, par suite de la métallisation intense qui en résulte. Relions, en effet, le pôle positif de la bobine à la cathode du tube, et son pôle négatif à l'anode ;

dans ces conditions, l'onde d'ouverture se transforme en rayons cathodiques au niveau de l'anode principale et de l'anode accessoire, mais l'anticathode reste à l'abri de toute action fâcheuse. De son côté, l'onde de fermeture engendre des rayons cathodiques au niveau de la cathode et des rayons X au niveau de l'anticathode. Avec cette connexion fautive, on pourrait même à la rigueur procéder à un examen ; mais il est vrai que la quantité de rayons X engendrés dans ces conditions est relativement faible et dépend de l'intensité plus ou moins grande du courant inverse que produit la bobine.

Il est bien entendu que l'oscilloscope ne peut servir de criterium, s'il s'agit de juger de l'absence ou de la présence de l'onde de fermeture : le courant de fermeture et le courant d'ouverture pénètrent tous deux, sans encombre, aussi bien dans l'oscilloscope que dans l'ampoule Radiologie elle-même : le courant de fermeture, nous le répétons, est même utile ; il est transformé dans l'ampoule pour en assurer le fonctionnement facile et régulier. L'absence de toute onde de fermeture s'apprécie, bien mieux que par l'oscilloscope, par la différenciation nette de l'hémisphère cathodique, qui doit montrer une belle fluorescence, d'avec l'émisphère anodique, qui doit être dépourvue de toute luminescence.

ENDODIASCOPIE RADIOLOGIQUE

par L. BOUCHACOURT

Chef du service de radiologie à la Maison Dubois
Ancien Chef de Clinique de la Faculté de médecine de Paris

Le bureau du *Congrès international de radiologie et d'électricité* de Bruxelles m'ayant fait l'honneur de me demander, au début de cette année, de lui faire un rapport sur la question de l'endoradiologie, dont je suis le père (paternité [1] qui date déjà de douze ans), je viens vous faire connaître l'état actuel de ce sous-chapitre très spécial de la radiologie.

Comme transformateur électrique, je suis resté fidèle au générateur unipolaire d'induction, que j'ai longuement décrit dans le *Traité de radiologie médicale de Bouchard*, en 1904.

Cet appareil est surtout caractérisé par ce fait, que l'inducteur n'est qu'à demi engagé dans l'induit, et que l'enroulement de ce dernier commence dans le voisinage du noyau inducteur, pour s'éloigner ensuite progressivement de lui. Le courant primaire est dirigé de façon à ce que le pôle du secondaire, placé près de l'inducteur, et au niveau duquel la tension est presque nulle, soit + . C'est à ce pôle qu'on fixera toute la partie anticathodique de l'ampoule, après l'avoir reliée, pour plus de sûreté, par un fil souple, à une conduite d'eau ou de gaz, ou simplement à la borne d'un accumulateur, ou même à une masse métallique quelconque (balcon, réducteur de potentiel, etc.).

Je tiens d'ailleurs à affirmer de nouveau, qu'un appareil quelconque d'induction peut servir également en endoradiologie, à la seule condition de mettre le pôle + de l'induit à la terre, de la même façon que je viens de l'indiquer, et cela sans crainte

---

(1) De l'exploration des organes internes par la lumière non éclairante, endoscopie par les rayons de Röntgen. (Thèse de Paris, 1839. G. Steinheil, édit.)

do perforer l'isolant qui est entre l'inducteur et l'induit (1). Mais il faut, bien entendu, que cet appareil ait une puissance suffisante, pour supporter la réduction plus ou moins importante de courant induit qui est la conséquence de ce mode de connexion. Cette réduction est d'ailleurs variable suivant les appareils (et aussi suivant le sens du courant primaire dans ces appareils).

Quant à la question des ampoules spéciales en endoradiologie, elle n'a pas subi non plus de changements importants depuis 1905, époque à laquelle j'ai présenté de nouveaux endodiascopes au *I*er *Congrès de Röntgen* de Berlin. Ces ampoules ont toujours leur anticathode située au fond d'un long tube, lequel est entouré, au moment du fonctionnement, d'un manchon métallique, qui assure un bon contact électrique, et filtre les rayons suivant les besoins.

Mais un des inconvénients de ces ampoules très allongées étant la production de chaleur, ayant pour effet de les ramollir rapidement, et en même temps de ne pas permettre le fonctionnement prolongé de celles-ci au sein de l'organisme, j'ai cherché à remédier à ce défaut très important que présentait l'instrumenstation ancienne. Pour cela, j'ai fait faire par M. Drissler, qui s'y est prêté très complaisamment, de nouveaux endodiascopes à double gaine de verre dans leur partie anitcathodique (de l'eau pouvant même être introduite dans l'espace situé entre ces deux gaines).

Ces ampoules étant de fabrication récente, je n'ai pas voulu les expérimenter, avant de les avoir fait étudier, au point de vue de leur production en rayons de Röntgen (qualité aussi bien que quantité), par quelqu'un dont la compétence en radiométrie ne fut pas discutable.

M. Guilleminot ayant bien voulu se charger de ce soin et endosser cette responsabilité, je tiens à le remercier ici tout spécialement. Voici les résultats qu'il a obtenus :

1° Etude fluoroscopique directe.— Le modèle n° 1 (sans eau) donne une équivalence de 60 cm. avec 0 m. A. 5.

Le modèle n° 2 (à eau) donne E = 53 c m.

---

(1) J'ai entendu si souvent exprimer cette crainte, que j'insiste tout spécialement sur l'absence de danger de crevaison de la bobine par cette mise à la terre d'une des bornes de l'induit.

En appliquant simplement la loi du carré de la distance, on a un débit de 9 M à 10 cm., ou 900 M à 1 cm. (c'est-à-dire tout contre la gaine) pour le n° 1, et 450 M à 14 ou 15 mm.; pour le n° 2, on a un débit de 7 M à 10 cm., ou 700 M à 1 cm., ou 350 M à 14 ou 15 mm.

Autrement dit, en supposant que la source d'émission fut rigoureusement ponctiforme, on débiterait au contact même de la paroi, savoir : pour le n° 1, 900 M ou 7 H par minute; pour 'e n° 2, 700 M ou 5 H 1/2 par minute.

On débiterait à 14 ou 15 mm. (condition qui se trouverait réalisée, si une autre gaine protectrice de 4 millimètres d'épaisseur enveloppait le tube, sauf au niveau d'une fenêtre devant l'anti-cathode, ou pour toute autre circonstance), savoir : pour le n° 1, 450 M ou 3 H 1/2; pour le n° 2, 350 M ou 2 H 3/4.

2° ÉTUDE RADIOGRAPHIQUE AVEC QUANTITOMÉTRIE EN UNITÉS M. — La plaque étant placée à 15 millimètres du centre de l'anti-cathode (à 5 millimètres de la paroi), et six poses de 1'', 2'', 3'', 4'' 5'', 6'' ayant été prises avec chacun des tubes, puis une échelle de trente-six teintes ayant été constituée avec 0 M 15, 0 M 30, 0 M 45..., et ainsi de suite jusqu'à 5 M 40, on a obtenu les résultats suivants :

N° 1 (tube à air). — La pose de 1'' est voisine de la teinte 4 M 50; c'est donc 270 M par minute, ou environ 2 H 1/4.

N° 2 (tube à eau.) — La pose de 1'' est voisine de la teinte de l'échelle correspondant à 3 M 30, c'est-à-dire 298 M par minute, ou environ 1 H 3/4.

3° EXPLORATION PAR LA MÉTHODE DE BORDIER. — Une pastille de Bordier, appliquée directement devant l'anticathode sur la paroi donne, en une minute, à peu près la teinte 0 à 1, c'est-à-dire 3 H à 4 H.

4° CONCLUSIONS. — De toute façon, et quel que soit le réactif employé, si l'on tient compte de ce fait, que la surface d'émission n'est pas rigoureusement ponctiforme, et que peut-être d'autres causes peuvent modifier d'une façon appréciable, la loi du carré à partir du quatrième ou du troisième centimètre, et cela d'une façon d'autant plus marquée, qu'on se rapproche davantage de l'anticathode, on peut tirer, de cette étude, les conclusions suivantes :

a) Le débit du tube à air, marchant à 0 mA 5, et de manière à donner du n° 5 Benoist, est un peu supérieur à celui du tube à eau, et peut être évalué à 2 H 1/2 à 4 ou 5 millimètres, et à 5 H environ au niveau même de la gaine.

b) Le débit pour le tube à eau, marchant à 0 mA 5, et de manière à donner du n° 5 Benoist, est de 2 H à 2 H 1/2 à 4 ou 5 millimètres de la gaine, et de 4 H environ au niveau même de la gaine;

Les conclusions de M. Guilleminot ne permettent-elles pas d'espérer que la question de l'endoradiologie est susceptible d'être bientôt reprise, au point de vue spécial de l'endoradiothérapie ? Déjà en 1905, à Berlin, j'avais présenté trois observations de malades traités par cette méthode, qui me paraissait mériter de se généraliser, surtut dans la pratique des radiologues. Mais mon exemple ne paraît pas avoir été suivi.

Depuis cette époque est née toute la question du radium, qui a détourné un instant à son profit l'attention des personnes qui paraissaient susceptibles de s'intéresser à l'endoradiothérapie. Mais aujourd'hui une réaction se produit.

Combien n'y en a-t-il pas d'entre nous, en effet, qui hésitent à faire l'acquisition de radium, pour traiter un cancer de la base de la langue, de l'amygdale, du col utérin, etc. ? Etant donné le prix de location actuel du radium, le nombre de malades ne pouvant recourir à ce mode de traitement est véritablement trop considérable, pour que la méthode puisse se généraliser.

Or, comme action, je crois qu'on tend de plus en plus à admettre, aujourd'hui, l'identité des effets de ces deux ordres de radiations, à condition, bien entendu, d'employer des filtrations appropriées à l'effet que l'on veut produire.

Dans ces conditions, on ne voit pas bien pourquoi les médecins ayant à leur disposition un matériel de production de rayons de Röntgen, préféreraient d'une façon systématique la radiumthérapie à l'endoradiothérapie.

Enfin, je tiens à insister, en terminant, sur un des avantages importants de l'endoradiothérapie sur la radiumthérapie : c'est la possibilité de n'introduire dans les cavités naturelles (ou artificielles) ainsi traitées, que des appareils parfaitement stérilisés (à l'étuve à 120° ou par tout autre procédé de stérilisation).

Or, il n'en est certainement pas de même des tubes radifères.

Je connais en effet personellement un cas d'ostéo-sarcome de la cavité orbitaire, qui a été traité, après l'intervention chirurgicale, par la radiumthérapie intracavitaire, laquelle a donné lieu à la production d'un abcès du cerveau (1). Ce cas, et d'autres analogues dont je n'ai eu connaissance qu'indirectement, 'ne prouve-t-il pas que, au point de vue aseptique, la radiumthérapie se rapproche parfois de la vieille méthode de traitement par les sétons, qui est encore employée dans l'art vétérinaire ?

---

(1) Après une seule application d'une durée de 24 heures

SUR LE TRAITEMENT DES FIBROMES UTÉRINS
PAR LES RAYONS X

Effets thérapeutiques variables suivant la technique employée

par M. le Dr H. BORDIER

Professeur agrégé de la Faculté de Médecine de Lyon

—

A la liste des radiothérapeutes qui les premiers ont appliqué la radiothérapie röntgénienne (X-thérapie) pour essayer d'améliorer ou de guérir les fibromes utérins, s'ajoutent aux différents Congrès des noms de plus en plus nombreux de médecins radiologues de tous les pays ayant obtenu, eux aussi, des résultats qui méritent de retenir fortement l'attention.

Déjà cette très importante question a fait l'objet d'un rapport au récent Congrès de l'Association française pour l'avancement des sciences, à Toulouse (4 août 1910) et la lecture de ce rapport fut suivie de plusieurs communications intéressantes.

Pour ma part, j'ai déjà publié trois mémoires sur le traitement radiothérapique des fibromes; j'ai montré au Congrès de physiothérapie de Paris (avril 1910), des croquis de fibromes dessinés avant le traitement par les médecins ou les chirurgiens traitants, puis après le traitement radiothérapique : ces dessins ont prouvé à tous ceux qui les ont examinés que nous possédons dans les rayons X un agent capable, dans certains cas, de guérir les fibromes et, dans d'autres, d'amener chez les malades une amélioration symptomatique telle que les fibromateuses peuvent être considérées comme *cliniquement* guéries.

Enfin, à ce même Congrès de Toulouse, j'ai pu, poursuivant l'étude des effets des rayons X dans cette voie, poser pour la première fois les *indications* du traitement radiothérapique des fibromes utérins.

Je désirerais, par la présente note, répondre à quelques questions qui me sont posées souvent par des radiologues et compléter les renseignements que j'ai déjà fournis sur cette intéressante question, puis montrer combien sont variables les effets des rayons X suivant la technique employée.

On peut, sans aucun danger pour la malade, faire pénétrer tous les mois, dans la direction du fibrome, une dose de rayons X correspondant, pour chaque porte d'entrée, à 5 unités *i* environ, en trois applications consécutives. On s'arrange de façon à ce que les règles aient lieu pendant le repos : la patiente reste ainsi trois semaines sans recevoir de rayons X.

La technique que je conseille et que j'emploie depuis plus de deux ans a été indiquée dans mes différents mémoires et très bien résumée par le Dr Guilleminot dans son rapport. (Voir *Archives d'électr. méd.*, 10 juillet 1910, p. 553.) Je n'y reviendrai pas ici, si ce n'est pour donner quelques renseignements complémentaires et effacer quelques incertitudes concernant l'évaluation des doses. Ainsi que je l'ai mis en évidence, c'est 1° au chromoradiomètre *(Archives d'électrcité médicale,* 10 juin 1906), datant de bientôt six ans, que je dois rapporter les progrès que j'ai réalisé dans ce traitement, 2° à la filtration des rayons X ; 3° à la dureté énorme de mon ampoule.

En ce qui concerne le dosage de la quantité de rayons nécessaire pour obtenir les heureux résultats que j'ai fait connaître, je déclare tout d'abord qu'il est indispensable de s'assurer, en opérant à blanc, que l'installation radiothérapique utilisée (courant d'excitation de l'ampoule, ampérage surtout, qualité et construction de l'ampoule et principalement de son anticathode, etc.) permet le virage du platino-cyanure de baryum (effet Villard) dans les temps que j'ai indiqués *(Technique radiothérapique,* collection Léauté, Paris, 1908) et vérifier en particulier que la teinte I du chromoradiomètre est atteinte à nu après six à huit minutes, tout au plus, à l'abri de l lumière du jour. Si cet essai ne donne pas le résultat voulu en choisissant convenablement la distance de l'ampoule au réactif, 5 à 8 centimètres par exemple, avec une Müller *à anticathode refroidie,* il est préférable de renoncer à l'emploi de mon chromoradiomètre ! Autrement, on s'exposerait à des mécomptes et l'on ne pourrait « arriver à réaliser pratiquement la posologie » que j'ai établie (Laquerrière, *Gazette des hôpitaux*, 16 août 1910, p. 1300).

Quant à la possibilité d'attendre les doses de rayons X correspondant à mes différentes teintes chromoradiométriques, elle est trop connue des nombreux radiologues qui m'ont fait part de leurs résultats ; je l'ai vue affirmer trop souvent pour que je m'arrête à répondre à ceux qui prétendent « que les hautes doses sont difficilement compatibles avec le peu de durée des séances ». (*Archives d'électricité médicale*, 10 août 1910, p. 667.) Je ne m'explique vraiment pas comment on peut arriver à de telles conclusions, alors que tant de radiothérapeutes parviennent à obtenir le virage du platino-cyanure aux teintes indiquées dans des temps corrects : certains m'ont déclaré, il est vrai, s'être exercés, peut-être avec quelque peine au début, à obtenir ces teintes exactement.

Malheureusement, je l'ai déjà dit ailleurs (1) beaucoup d'installations de rayons X, très bonnes pour faire des radiographies, deviennent et sont réellement insuffisantes pour obtenir un débit de rayons X comme celui qui est nécessaire au virage du platino-cyanure après les durées d'irradiations que j'ai indiquées.

Cela étant dit une fois pour toutes, je m'occuperai de certaines techniques que j'ai trouvées dans les publications spéciales et je montrerai les différences énormes qui existent entre elles, de façon à mettre les radiothérapeutes en garde contre les résultats très aléatoires auxquels les conduiraient les procédés ne s'appuyant pas sur une évaluation exacte des doses et dans lesquels la quantité de rayons X dirigée vers le fibrome est manifestement insuffisante.

Parmi ces procédés, je citerai celui qui consiste à irradier *deux fois par mois* chacune des quatre portes d'entrée choisies; à chaque irradiation, faite avec un filtre d'aluminium de 1 millimètre d'épaisseur, la dose incidente est d'environ 2 H. 1/2.

Les rayons sont dirigés suivant deux portes d'entrée antérieures et deux portes d'entrée postérieures.

____

(1) Soc. nat. de médecine de Lyon, séance du 6 juin 1910 et Lyon médical 7 août 1910.

Je ferai à ce procédé deux objections : 1° la dose incidente est de 5 par mois, soit 3.5 unités I. C'est une quantité bien faible et, d'après mon expérience personnelle, un traitement ainsi pratiqué doit rester sans grand effet aussi bien sur le fibrome que sur les règles, à moins de le continuer très longtemps ;

2° Le choix des portes d'entrée postérieures me paraît mauvais pour plusieurs raisons : d'abord les rayons X (le peu qui pénètre), tombent sur l'ovaire *par sa face postérieure ;* or, les follicules de Graaf se trouvent sur la face antérieure de l'ovaire ; c'est par là qu'il importe de toucher cet organe si l'on cherche à produire la ménopause. Ensuite, les rayons dirigés sur la région postérieure du bassin ont à traverser des parties très épaisses avant d'arriver sur le fibrome et sur la matrice. Il est probable que si l'on pouvait mesurer directement la quantité qui parvient à traverser cette masse de tissus, on trouverait une quantité infime de rayons et dont l'effet serait à peu près nul.

D'autres radiologues appliquent une dose presque suffisante de rayons, mais ils la font absorber en une seule fois par chaque porte d'entrée : je préfère diviser la dose nécessaire, soit 5 unités I (7 H. environ) en trois irradiations, car les effets des rayons X dans les couches profondes et en particulier sur des éléments comme les follicules de Graaf et sur des cellules comme celle des fibromes, sont bien plus marqués quand la quantité voulue d'énergie radiante est absorbée en plusieurs fois qu'en une seule. En outre, la peau supporte beaucoup plus aisément sans réagir plusieurs doses peu élevées qu'une seule équivalente à la somme des doses appliquées successivement.

Une observation qu'il est tout indiqué de faire aux auteurs qui évaluent en unités H les quantités administrées, ou du moins qui se présentent à la peau près filtration, c'est que ces auteurs ne disent pas comment ils mesurent ces quantités de n unités H. Il serait utile de savoir comment ils opèrent, avec le radiomètre de Sabouraud-Noiré qu'ils utilisent, pour s'assurer que c'est bien n H qui est la quantité reçue par la peau sous le filtre et non pas $2\,n$ H ou $1/2\,n$ H !

Enfin, une objection que je ne manquerai pas de faire aux radiothérapeutes ayant écrit sur la question, est relative au degré de pénétration des rayons qu'ils utilisent; la plupart emploient une ampoule dont l'anticathode rougit et donnant des rayons de 7 à 8 Benoist. C'est insuffisant; j'ai toujours employé des rayons marquant 10 à 12 B., *plutôt 12 que 10*. Evidemment, une telle ampoule ne serait peut-être pas très bonne pour la radiographie, et c'est une raison de plus pour se spécialiser en radiothérapie, d'autres ne faisant que la radiographie. C'est la ligne de conduite que j'ai adoptée il y a longtemps.

Les considérations que je viens d'énumérer permettent de comprendre facilement que les résultats obtenus dans le traitement des fibromes doivent dépendre essentiellemnt de la technique employée, aussi bien pour l'application de la *dose suffisante* que de l'*évaluation de cette dose* et que de la *qualité des rayons* employés.

Ceux qui suivent la technique que j'ai décrite déjà deux fois obtiennent les mêmse effets thérapeutiques que moi-même; ceux qui voudront bien s'y conformer pourront vérifier eux aussi que la radiothérapie constitue le traitement idéal de beaucoup de fibromes; mais s'ils suivent des procédés défectueux, tant par la quantité absorbée que par la qualité des rayons utilisés, défectueux aussi par la façon d'appliquer les rayons, je ne crois pas, en toute sincérité, qu'ils doivent s'attendre à de bien brillants résultats. En opérant de cette dernière manière, ils arriveront probablement à cette conclusion erronée, c'est que le traitement radiothérapique ne donne pas de meilleurs effets que le traitement électrique des fibromes.

Ce n'est, d'après ce que mon observation personnelle m'a appris, que dans une technique où la quantité et la qualité des rayons X administrés sont mauvaises qu'il faut rechercher la cause des différences dans les résultats thérapeutiques obtenus, et non pas ailleurs. (Congrès de Toulouse, *Archives d'électr. méd.*, 10 août 1910, p. 666.) J'ai vu, en effet, des fibromes d'âge peu avancé, 3 à 4 ans, résister à des irradiations évaluées pourtant par un certain nombre d'unités H, même après des séances sans doute insuffisantes, comme quantité mais non pas comme nombre et guérir entièrement, après quatre séries d'irradiations faites d'après la technique que j'ai indiquée. On sait d'ailleurs que les fibromes jeunes, quel que soit l'âge de la malade, font partie des cas où la radiothérapie a les plus nettes indications.

Il faut bien se pénétrer ,en effet, de cette vérité, c'est que tout le secret des succès dans les traitements radiothérapiques y compris celui des fibromes là où cette méthode thérapeutique est indiquée. (Voir *Archives d'électr. méd.*, 10 août 1910, p. 665) réside dans la technique employée, je ne saurais trop le dire et le répéter. En veut-on une preuve directe et palpable ? Une malade ayant un épithélioma grave de la joue, à grande surface bourgeonnanteet sanieuse, avait fai tquatorze séances de radiothérapie sans le moindre résultat (à Paris). Or, cette femme a été guérie *après une seule irradiation* où lá dose appliquée fut de 15 unités I, teinte IV de mon chromoradiomètre !

Enfin, je terminerai en rappelant que dans l'effet curatif des rayons X dans les fibromes utérins, il faut rapporter une certaine part à l'action directe de ces rayons sur les cellules mêmes du fibro-myome. Tout en attribuant une importance très grande à la production de la ménopause précoce chez les fibromateuses, je soutiens, car j'en ai des preuves manifestes et en assez grand nombre, que cette action directe existe. Au Congrès de physiothérapie (Paris, avril 1910), j'ai montré deux croquis de malades, en traitement à cette époque, dont le fibrome avait diminué, chez chacune d'elles, dans de fortes proportions, mesurées par les médecins traitants; or, *ces femmes avaient toujours leurs règles à ce moment-là.* Depuis lors, j'ai encore observé deux cas qui méritent d'être rapportés ici : le premier est relatif à une femme ayant un très volumineux fibrome interstitiel et qui avait subi l'opération de l'ovariotomie à droite pour salpyngite; la tumeur dépassait comme volume celui d'un fœtus à terme ; il se fit une diminution énorme de ce fibrome, aussi bien à droite qu'à gauche, bien avant l'atrophie des follicules de Graaf du seul ovaire restant.
à droite qu'à gauche, bien avant l'atrophie des follicules de Graaf du seul ovaire restant.

Le deuxième cas se rapporte à une jeune femme de 38 ans dont le fibrome, du volume d'un fœtus de 6 mois, diminua considérablement de volume, la malade ayant toujours ses règles (constatation faite par le professeur A. Pollosson en juillet dernier). D'ailleurs les radiothérapeutes qui suivent la technique

que je préconise ont certainement fait ou feront des constations analogues.

Pour conclure, je dirai que : 1° le traitement radiothérapique des fibromes utérins ne peut donner des résultats sérieux — diminution notable ou disparition de la tumeur, suppression des hémorragies, abolition des règles — qu'à la condition de faire pénétrer les doses suffisantes de l'ordre de grandeur de celles que j'ai indiquées et d'empoyer des rayons (filtrés par 1 à 3.5 millimètres d'aluminium) ayant 10 à 12 degrés radio-chromométriques ; 2° les indications de ce traitement sont : les fibromes jeunes, de cinq ans d'existence par exemple, et les fibromes petits occasionnant de fortes métrorragies. Les fibromes ayant dix ans et plus peuvent retirer, avec la technique préconisée, un grand bénéfice, mais il est rare qu'ils guérissent aussi complètement que les fibromes jeunes ; 3° lorsque le traitement radiothérapique sera appliqué, soit sans dosages, soit avec des doses insuffisantes, soit avec une qualité mauvaise de rayons, il ne faut pas compter obtenir des résultats thérapeutiques bien marqués.

On comprend aisément que pour faire résorber une tumeur située profondément, comme le fibrome, sous une grande épaisseur de tissus, et pour produire l'atrophie des follicules de Graaf, il soit nécessaire que les rayons utilisés aient d'abord un très grand pouvoir de pénétration et que la quantité d'énergie radiante qu'ils représentent soit relativement très grande. Et c'est pour parvenir à introduire les fortes doses nécessaires, *sans amener une réaction cutanée* ne dépassant pas l'érythème, qu'une bonne technique doit être suivie.

LES FILTRES EN RADIOTHÉRAPIE

par le Dʳ J. BELOT

Chef de service d'Electrologie et de Radiologie
à l'Hôpital Saint-Louis

—

L'effet physiologique d'un rayonnement bien défini dépend avant tout de la fraction absorbée par les éléments cellulaires considérés. Selon leur nature, les radiations voient leur action se limiter aux plans les plus superficiels ou s'étendre en profondeur. De tous les rayonnements utilisés en thérapeutique, les rayons émis par l'ampoule de Röntgen et par les corps radioactifs, possèdent, au plus haut degré, la propriété de traverser les tissus. Au cours de ce trajet, ils abandonnent une fraction de leur énergie; de ce dernier phénomène dépend l'effet thérapeutique. Aussi l'action des rayons X et des radiations similaires n'est pas limitée aux plans les plus superficiels, mais s'étend aux couches sous-jacentes. Dans certains cas, des éléments profondément situés ont été modifiés ou détruits grâce à leur exquise sensibilité.

Cependant, si l'on considère une lésion, soumise à cette thérapeutique, le résultat dépend avant tout de la situation qu'elle occupe. Moins elle sera profonde, moins elle mesurera d'épaisseur, plus rapide sera la régression, plus grandes seront les chances de complète guérison.

Pour s'en convaincre, il suffit d'examiner une coupe d'épithélioma cutané soumis aux rayons de Röntgen. On constate que la dégénérescence des éléments épithéliomateux va en s'atténuant très rapidement de la surface cutanée vers les plans profonds : souvent même, ces derniers ne présentent aucune modification apparente.

La loi suivant laquelle se fait l'absorption et la transmission des rayons X par la matière, explique ces faits.

Etude physique de la filtration

Il faut se rappeler le caractère essentiellement sélectif des phénomènes d'absorption et de transmission.

Si l'on prend un corps bien défini et d'épaisseur connue, la fraction du rayonnement transmise par lui dépend de la composition du faisceau incident, c'est-à-dire de son degré radiochromométrique, et de l'épaisseur traversée.

Pour un faisceau hétérogène donné, la fraction transmise représente une fonction *complexe*. Si l'on rapporte cette fraction à l'unité d'épaisseur, elle n'est pas constante pour chacune des unités traversées.

Elle augmente d'abord rapidement de chacune d'elles à la suivante; puis l'augmentation est de plus en plus lente pour tendre vers une valeur constante qui, si l'épaisseur est suffisante, se réalise pour les dernières unités.

En effet, la première unité traversée modifie le faisceau hétérogène qui arrive à sa surface. Les rayons les moins pénétrants, les plus mous, sont arrêtés. Le faisceau s'est partiellement épuré; sa pénétration a augmenté. Par suite, en traversant la seconde unité, l'absorption sera nécessairement moins élevée.

Il en sera de même pour chaque unité, jusqu'au moment où le faisceau sera à peu près monochromatique, c'est-à-dire sensiblement réduit à une seule espèce de rayons. A partir de ce moment, le coefficient de transmission prend une valeur constante. Si l'on fait la courbe des quantités transmises dans ces conditions, cette courbe est une logarithmique ou s'en rapproche de très près. La pénétration du faisceau considéré atteint son maximum.

Deux phénomènes d'ordre physique régissent l'absorption en radiothérapie :

Supposons que le rayonnement soit monochromatique. Le coefficient d'absorption par un tissu considéré restera bien le même pour chacune des unités d'épaisseur; mais comme le faisceau va en s'affaiblissant d'une unité à l'autre, la quantité retenue par chacune d'elles va en décroissant rapidement. Ainsi se propagent toutes les radiations.

L'hétérogénéité du faisceau rend le problème plus complexe et le résultat plus imparfait. En effet, en traversant les premières unités d'épaisseur, le rayonnement s'épure en leur abandonnant une grande partie de son énergie : l'absorption est maximum pour la première unité, décroît rapidement et n'atteint une valeur sensiblement constante que pour les derniers éléments.

Ainsi s'expliquent les fréquents insuccès de la radiothérapie appliquée aux tumeurs profondes et la diminution rapidement progressive des phénomènes réactionnels, de la superficie vers la profondeur.

On a cherché à améliorer le résultat de diverses façons. Le choix d'un rayonnement pénétrant, les irradiations multipolaires, la compression et les trames métalliques sont autant de procédés intéressants et utiles. Il est un artifice qui domine tous les autres sans en supprimer un seul, c'est la *filtration*.

Cette méthode consiste à interposer sur le trajet du faisceau utilisé différents corps, auxquels on a donné le nom générique de *filtres*.

Leur rôle est d'éliminer la plus grande partie des rayons les moins pénétrants, d'épurer le faisceau : on recueille ainsi de l'autre côté, un rayonnement se composant de la partie la plus élevée entrant dans la composition du rayonnement incident et aussi de la faible proportion des autres rayons qui a traversé le filtre.

Comme l'a très bien dit mon collègue et ami Guilleminot, les filtres à rayons X sont comparables à des flacons laveurs imparfaits, qui, dans un mélange gazeux, ne retiendraient qu'incomplètement les impuretés, et cela non sans absorber en même temps une partie des gaz utiles. Selon les variations de composition de ces gaz et suivant la qualité du liquide laveur, on recueille un mélange plus ou moins épuré, avec plus ou moins de perte.

Choix du filtre

On sait que l'absorption sélective effectuée par la matière est variable d'un corps à un autre. Elle prend, par analogie avec la lumière, le nom de *radiochroïsme*. Il existe des corps qui, pour un faisceau incident de qualité définie, effectuent au maximum cette absorption sélectice, c'est-à-dire laissent passer avec une absorption minimum, les rayons les plus pénétrants et retiennent au passage les moins pénétrants; ces corps ont un radiochroïsme maximum : l'aluminium appartient à cette catégorie.

D'autres, au contraire, possèdent un radiochroïsme minimum : ils présentent une transparence anormale pour les rayons mous; tels sont l'argent et les corps de poids atomique voisin. On dit qu'ils sont *aradiochroïques* ou sensiblement aradiochroïques.

On a utilisé comme filtres les corps les plus divers, pris sous des épaisseurs variables.

Les considérations précédentes permettent de déterminer *a priori* la valeur filtrante d'un corps simple : les corps les plus radiochroïques seront les meilleurs. La valeur du poids atomique indiquera la place dans l'échelle de radiochroïsme.

Pour un filtre quelconque, on peut déterminer expérimentalement :

a) La qualité du faisceau incident et celle du faisceau émergent;

b) La fraction transmise par rapport à la valeur totale du rayonnement émis par l'ampoule.

En opérant sur diverses épaisseurs d'un même corps, on obtiendra une série de fractions qui permettront de construire des courbes d'absorption et de transmission; ces deux valeurs sont complémentaires l'une de l'autre.

Mon collègue et ami le Dr Guilleminot a, pour ces recherches, utilisé sa méthode fiuorométrique. Il a publié toute une série de courbes du plus haut intérêt. Elles ont permis d'élucider quelques-unes des questions soulevées par l'important problème de la filtration.

En même temps, j'ai étudié le pouvoir filtrant de différents corps, leur absorption sélective et les variations d'absorption d'un corps donné pour un rayonnement filtré et non filtré. J'ai eu recours à une méthode radiographique dont le principe a été donné par M. Benoist (1).

« Soit une plaque photographique enveloppée de papier noir et placée en partie sous le corps étudié; elle reçoit du rayonnement total qui tombe sur ce corps, en un certain temps, une fraction qu'il s'agit d'évaluer.

---

(1) L. BENOIST. Méthode et dispositif pour l'étude pratique des absorptions en radiothérapie (*Arch. Electr. méd.*, 10 avril 1906).

» Pour cela, faisons tomber directement, sur une autre partie de la même plaque, des fractions connues, telles que 1/10, 2/10, 3/10, 4/10 jusqu'à 10/10 du même rayonnement total. Il suffira, dès lors, de comparer, après développement, la teinte obtenue sous le corps, aux diverses teintes correspondant à ces fractions connues. On saura immédiatement que la fraction transmise par le corps est égale, par exemple, à 3/10, ou comprise entre 5/10 et 6/10. »

Pour que les résultats soient exacts, il suffit que le fonctionnement de l'ampoule radiogène soit uniforme, pendant tout le cours de l'expérience. Un petit dispositif accessoire permet de voir, sur la plaque elle-même, si les conditions expérimentales ont été réalisées.

On peut ainsi évaluer en dixièmes et même en centièmes, la fraction du rayonnement transmise. Les variations radiochromométriques sont indiquées par deux radiochromomètres, placés l'un directement sous la plaque, l'autre sous le corps étudié.

Un châssis facile à réaliser rend ces mesures d'une grande simplicité : la difficulté réside dans l'appréciation et la comparaison des teintes.

Les résultats obtenus par M. Guilleminot et par moi, à l'aide de procédés très différents, sont sensiblement concordants.

Il existe évidemment un écart entre nos chiffres. On peut l'attribuer à ce fait que nous avons eu recours à des phénomènes différents : la fluorescence et la réduction photographique. Il est, du reste, possible de passer de l'un à l'autre; nos courbes marchent parallèlement.

Je passerai en revue les divers corps préconisés comme filtres, en indiquant leur pouvoir filtrant et leur coefficient d'absorption. Je m'efforcerai de ne citer que peu de chiffres, afin de ne pas compliquer ce travail.

Cuir. — Sur les indications de Kienböck (de Vienne), on a utilisé comme filtre le *cuir* sous des épaisseurs variées. On disait que ce corps, de même nature que la peau, absorbait les rayons nocifs pour le tégument : l'explication était simpliste. Je critiquai dès le début l'emploi de ce filtre; il eut néanmoins quelques partisans.

Courbe I

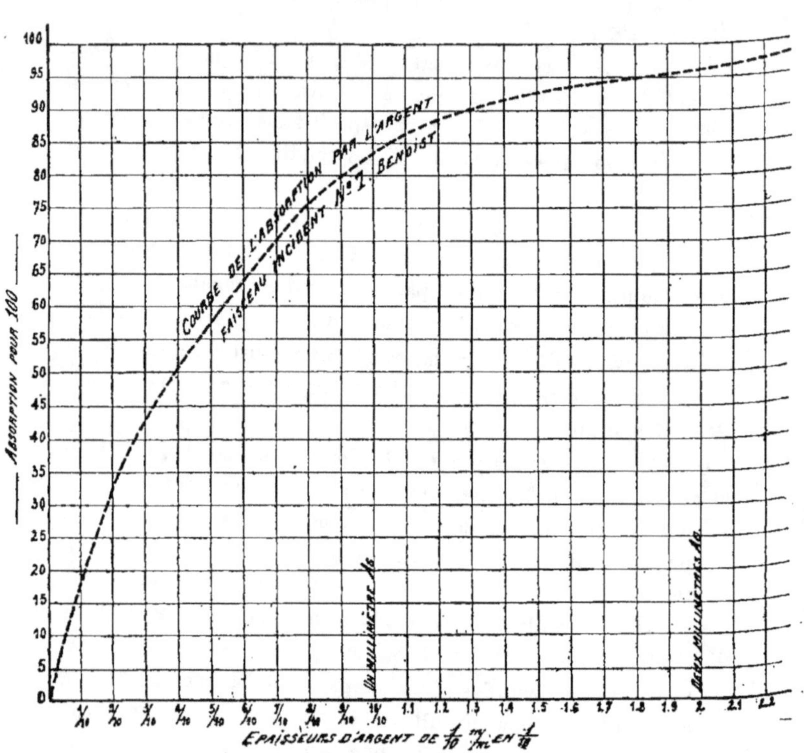

Courbe d'absorption par l'Argent

Un échantillon de cuir de 5 millimètres d'épaisseur m'a donné les résultats suivants pour un faisceau incident de degré radio-chromométrique n° 7 :

Rayonnement incident	Rayonnement émergent
Qualité = N. 7	Qualité — N. 7.5
Quantité = 100	Quantité = 62

Quantité absorbée : 38 p. c.

Ce simple tableau montre que le pouvoir filtrant de ce corps est presque nul et son coefficient d'absorption élevé. Il ne doit pas être utilisé comme filtre.

ARGENT. — Quelques auteurs, et en particulier MM. Fleig et Frenkel, ont préconisé l'*argent*. *A priori*, ce choix ne paraissait pas heureux, car ce corps est précisément un des plus aradio-chroïques.

Les recherches de M. Guilleminot et les miennes ont montré que l'absorption globale était rapide et la filtration presque nulle.

Ainsi, un rayonnement de degré 7 marque encore 7 après avoir traversé une lame d'argent de 6/10 de millimètre d'épaisseur.

Je reproduis ici une des courbes (v. courbe I) que j'ai obtenues. En abcisses sont les épaisseurs d'argent interposées et en ordonnées l'absorption pour cent. L'allure de la courbe montre la rapidité de l'absorption.

Pour la facilité de la lecture, j'ai relevé dans un tableau quelques-uns des chiffres obtenus :

Épaisseur millimètres	Transmission p. 100	Absorption p. 100	Degré
0	100	0	7
0.1	82	18	»
0.3	57	43	»
0.6	37	63	»
0.9	20	80	»
1.2	12	88	»
1.8	7	93	»
2.4	2 (?)	97	»

L'argent ne filtre donc pas : il absorbe *rapidement* et en pure perte le rayonnement incident.

OUATE, ÉTOFFE. — Je ne citerai que pour mémoire l'emploi de la feuille de ouate. Ce filtre eut les faveurs de quelques spécialistes. Son succès fut heureusement de courte durée, malgré l'article retentissant d'après lequel il aurait empêché toute radiodermite. Comme la feuille de carton, la feuille d'ouate peut arrêter quelques rayons très peu pénétrants, rayons pariétaux ou rayons focaux d'ampoules très molles : son pouvoir filtrant est nul.

L'étoffe rouge, bleue, noire n'a pas plus de valeur; l'ignorance des propriétés physiques des rayons X dut présider au choix des couleurs.

VERRE. — Le verre est un filtre meilleur. Kienböck conseilla la lame de cliché photographique.

J'ai mesuré le pouvoir filtrant d'une lame de verre mesurant 0.00143 d'épaisseur; je citerai quelques-uns des chiffres :

Qualité des rayons incidents	Epaisseur du verre	Qualité du faisceau émergent
N° 7	0.00143	N° 9 (faible)
N° 5.5	0.00143	N° 7.5 —

La transmission du rayonnement s'effectue ainsi pour un faisceau n° 7 :

Epaisseur de verre millimètres	Transmission p. 100	Absorption p. 100
0.5	65	35
1	48	52
1.43	40	60
2	30	70
3	20	80

Le verre est un bon filtre. Il élève la pénétration du rayonnement émergent, sans opérer sur la totalité du faisceau une absorption globale trop élevée : son absorption est sélective.

Les verres sont des silicates doubles; quelques-uns sont des silicates doubles d'alumine et de fer. Le silicium, dans les courbes de radiochroïsme établies par Benosit, se trouve très voisin de l'aluminium. Ainsi peut s'expliquer le pouvoir filtrant du verre. On peut lui reprocher, avec raison, sa composition différente d'un échantillon à l'autre; en même temps varient et le pouvoir filtrant et le coefficient d'absorption. M. Guilleminot a présenté, l'an dernier, un excellent filtre de verre comparable à l'aluminium. Il provenait d'une grosse masse de verre capable d'être découpée en une multitude de lames filtrantes; il avait sur l'aluminium l'avantage de ne pas être conducteur. Sa fragilité, son prix, en épaisseurs diverses calibrées, et le fait pour le praticien d'être tributaire d'un seul fabricant, ont retardé son adoption.

ALUMINIUM. — M. Guilleminot et moi avons montré l'excellence de l'aluminium. Ce corps est un filtre parfait; c'est à lui que je donne la préférence.

Pour justifier ce choix, il me paraît utile de résumer ici quelques-unes des expériences que j'ai faites.

J'ai établi expérimentalement la courbe de transmission de lames d'aluminium d'épaisseurs croissantes, pour un faisceau incident marquant 7 au radiochromomètre; en même temps, j'ai mesuré les variations de composition du faisceau, ou, si l'on aime mieux, l'augmentation de son degré radiochromométrique. Le tableau ci-dessous résume les résultats obtenus :

Alumin., épaisseurs millimètres	Transmission p. 100	Degrés radio-chromométriques
0	100	7
0.2	85	»
0.5	70	7.5 à 8
1	50	8 à 8.5
1.5	37	»
2	29	«
2.5	23	»
3	18	»
3.5	16	»
4	14	»
4.5	13	»
5	12	10 à 11
10	7 à 8	»

COURBE 11

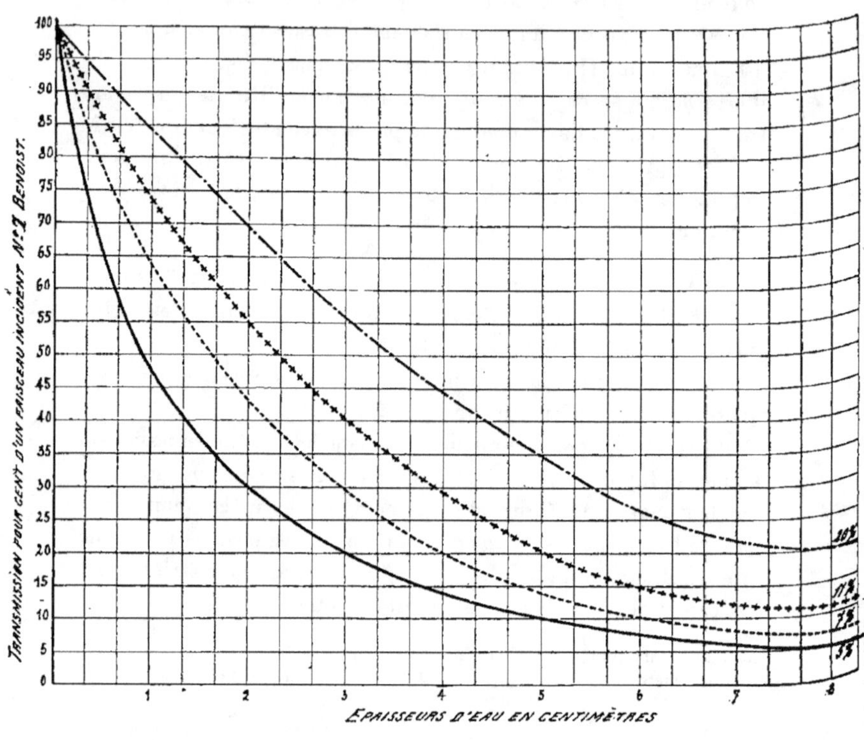

Transmissions comparées par des épaisseurs d'eau d'un faisceau incident N° 7 B. filtré et non filtré.

LÉGENDE
- ———— transmission par l'eau sans filtration
- ········· » » » avec filtre Aluminium 3/10
- ++++ » » » » » » 1 mm.
- —·—·— » » » » » » 5 »

Il montre que l'aluminium, tout en possédant un coefficient de transmission élevé, épure le faisceau : il élève la pénétration globale avec une absorption minimum.

Plus probante est l'expérience suivante (v. courbe II) :

J'ai déterminé, pour un rayonnement incident bien défini et constamment uniforme, la fraction absorbée par des épaisseurs d'eau progressivement croissantes de 1 centimètres à 8 centimètres. Puis j'ai fait les mêmes mesures, sans rien changer aux conditions expérimentales, mais en filtrant le rayonnement précédent à l'aide de quelques-uns des échantillons d'aluminium dont le pouvoir de transmission avait été précédemment étudié. J'ai pu ainsi tracer des courbes qui montrent le mode suivant lequel la filtration modifie l'absorption et la transmission, pour un rayonnement initial de degré n° 7.

J'ai adopté l'eau de Paris (Vanne), dont la densité est voisine de celle des tissus : l'erreur apportée au résultat par la différence de densité est faible. Du reste, je ne donne ces chiffres que comme indication, sans vouloir leur attribuer une exactitude mathématique.

Des courbes ci dessus on peut extraire le tableau suivant :

Rayonnement n° 7. Fractions transmises p. 100

Epaiss. d'eau raversées (cm.)	Sans filtre	Eau av. filtre Alumin. 3/10	Eau av. filtre Alumin. 1 mm.	Eau av. filtre Alumin. 5 mm.
1	49	65	75	83
2	30	44	55	70
3	20	30	40	55
4	14	20	29	45
5	10	14	20	35
6	7	10	15	26
7	6	8	13	23
8	5	7	11	20

Les fractions absorbées sont complémentaires des nombres ci-dessus.

Les déductions que l'on peut tirer de ces chiffres sont intéressantes.

On voit que dans le cas d'un rayonnement n° 7, 8 centimètres

Etude de la transmission par l'aluminium d'un faisceau 7 non filtré et avec filtres

(D'après M. Guilleminot)

Epaissours d'aluminium	Faisceau n° 7 B non filtré Transmission %	TRANSMISSION % Faisceau n° 7 B préalablement filtré par des épaisseurs d'aluminium de :					
		1/2 millim.	1 millim.	2 millim.	3 millim.	4 millim.	5 millim.
0	100	100	100	100	100	100	100
0.1	95.2 %	95.8 %	96.3 %	97.2 %	97.7 %	98 %	98.2 %
0.2	90.8 »	92 »	93 »	94.6 »	95.5 »	96.1 »	96.5 »
0.5	79.4 »	81.8 »	84 »	87.4 »	89.5 »	90.9 »	91.7 »
1	65 »	68.8 »	72.2 »	77.4 »	80.9 »	83.1 »	84.5 »
2	46.9 »	51.8 »	55.9 »	62.8 »	67 »	70.2 »	72.2 »
3	36.3 »	41 »	45.1 »	52 »	56.8 »	60 »	62.2 »
4	29.4 »	33.6 »	37.5 »	44 »	48.5 »	51.8 »	53.8 »
5	24.4 »	28.2 »	31.8 »	37.5 »	41.9 »	44.8 »	46.8 »
6	20.6 »	24 »	27.1 »	32.5 »	36.1 »	39 »	non mesuré
7	17.6 »	20.6 »	23.4 »	28 »	31.4 »	non mesuré	»
8	15.2 »	17.6 »	20.1 »	24 »	non mesuré	»	»
	13.1 »	15.3 »	17.5 »	non mesuré	»	»	»

d'eau ou de tissus (si l'on veut passer de l'un à l'autre) ne transmettent plus que 5 p. c. du rayonnement initial, tandis que cette quantité s'élève à 7 p. c. avec un filtre d'aluminium de 3/10, à 11 p. c. avec 1 millimètre, et à 20 p. c. avec 5 millimètres. Les écarts entre les fractions absorbées par le premier centimètre sont très grands. Sans filtre, le premier centimètre absorbe 51 p. c. du rayonnement initial (7); cette fraction s'abaisse à 35 p. c. avec un filtre d'aluminium de 3/10 de millimètre, à 25 p. c. avec un filtre de 1 millimètre d'épaisseur et à 17 p. c. avec un filtre de 5 millimètres.

Mon collègue et ami le Dr Guilleminot a bien voulu me communiquer les courbes qu'il a obtenues à la suite de ses intéressantes mesures sur la transmission des rayons X. Ses expériences s'ajoutent aux miennes pour montrer l'excellence et la nécessité de la filtration. Aussi ai-je cru utile de résumer en un tableau quelques-uns des résultats qu'il a obtenus.

Ces chiffres montrent le mode selon lequel se transmet un faisceau n° 7 Benoist, à travers diverses épaisseurs d'aluminium, selon que ce même faisceau est filtré ou non filtré.

Les chiffres sont un peu différents de ceux que j'ai obtenus : comme je le disais précédemment, cet écart provient des méthodes utilisées et aussi de l'extrême difficulté de ces mesures.

Quoi qu'il en soit, je crois avoir suffisamment établi le rôle des filtres et leur nécessité.

Ces diverses recherches nous montrent que plus est grande l'épaisseur du filtre, plus est réduit l'écart entre la quantité absorbée par les couches superficielles et celle arrêtée par les plans plus profondément situés.

Avec le filtre de 10 millimètres (aluminium), on arriverait à des résultats plus parfaits, puisque le rayonnement émergent se comporte sensiblement comme un monochromatique, ainsi que l'a démontré M. Guilleminot. Ce serait donc le filtre idéal pour lésions profondément situées; mais il réduit une quantité q de rayonnement n° 7 émis par une ampoule au 7/100 environ de sa valeur primitive.

Mesures et filtrations

Si le filtre possède le grand avantage d'épurer le faisceau qui le traverse, il présente l'inconvénient de réduire considérablement la quantité de rayons X qui arrive sur le tégument. Ainsi, une lame d'aluminium pur de 1 millimètre d'épaisseur interposée sur le trajet d'un rayonnement n° 6 à 7 B. réduit à la moitié environ de sa valeur quantitative le faisceau incident. La filtration ne s'opère qu'aux dépens de la quantité globale.

Il est de la plus haute importance de connaître ces variations si l'on veut atteindre et ne pas dépasser la dose thérapeutique.

Le radiochromomètre placé entre le filtre et le tégument nous renseignera sur la qualité du faisceau émergent. La mesure du facteur quantité présente de plus grandes difficultés.

L'idée qui vient à l'esprit est d'effectuer la mesure après le filtre. Cette solution est possible si l'on utilise un réactif reposant sur le tégument lui-même. Avec la pastille de Sabouraud-Noiré, le problème est plus compliqué. Chacun sait, en effet, que ce réactif doit être placé à mi-chemin entre le foyer d'émission des radiations et la surface cutanée. On peut le recouvrir d'un petit filtre (aluminium) de même épaisseur que celui qui a été choisi. Le changement de coloration sous le filtre indiquerait la quantité arrivant sur le tégument. Cette pratique présente quelques inconvénients. Il est difficile de mettre en place et de maintenir sur la pastille le petit filtre. Sa faible surface, nécessaire pour s'adapter aux porte-pastilles des localisateurs, en rend les manipulations délicates. Mais il est un inconvénient plus sérieux sur lequel je désire appeler l'attention. Le virage du platino-cyanure s'effectue, dans les conditions habituelles, sous l'influence du rayonnement global émis par l'ampoule considérée. Rien ne prouve que le fait d'interposer une lame d'aluminium ne modifie pas les conditions du phénomène.

Quelques expériences m'ont montré que, dans certaines circonstances, il existait un écart important entre la quantité transmise par le filtre et celle indiquée par la pastille. En particulier, le contact entre le filtre et le réactif peut troubler la mesure (rayons secondaires et chaleur).

Pour ces diverses raisons, j'ai donné la préférence à une autre façon de procéder.

J'ai déterminé pour des faisceaux de rayons X de qualité connue, le coefficient de transmission des filtres d'aluminium usuels. Un des tableaux précédents donne ces chiffres pour un rayonnement incident n° 7. M. Guilleminot a publié toute une série de courbes indiquant ces valeurs pour des faisceaux de diverses qualités.

A l'aide de ces coefficients, on peut calculer facilement la durée de l'irradiation.

Il suffit d'opérer avec un matériel régulier et stable et de mesurer préalablement, sans filtration, le temps nécessaire pour obtenir la dose choisie. On note les constantes. Chaque opérateur les détermine pour son installation.

L'équation suivante, que j'ai établie, rend ce calcul très simple.

Désignons par t le temps nécessaire pour obtenir une unité H sans filtre avec un matériel donné; par y le coefficient de transmission pour cent d'un filtre d'aluminium d'épaisseur connue, et par Tx le temps que nous cherchons, nous aurons :

$$Tx = \frac{t \times 100}{y}$$

Appliquons cette formule à un filtre transmettant 50 p. c. d'un faisceau n° 7, utilisé avec un appareillage donnant à 15 centimètres une unité H en deux minutes (rayons n° 7). La durée de la pose, pour une unité H, sera donnée par :

$$Tx = \frac{2' \times 100}{50} = 4'.$$

Dans ce cas particulier, le temps de pose est doublé.

A l'aide de cette formule, on peut construire des tables indiquant la variation de la durée des irradiations, en fonction de l'épaisseur des filtres utilisés. J'ai adopté ce procédé à l'hôpital Saint-Louis; il évite toute erreur de calcul pour le personnel hospitalier.

Ces tables n'ont évidemment de valeur que pour une installation fonctionnant avec les mêmes constantes.

Pratique de la filtration

Puisque la filtration élève la pénétration du faisceau de rayons X émis par l'ampoule, il y aura intérêt, chaque fois que l'on interposera un filtre, à utiliser un tube dur. Plus sera pénétrant le rayonnement incident, meilleurs seront les résultats de la filtration. En pratique, il n'est guère possible, avec les ampoules actuelles, de dépasser les n°s 7 ou 8 du radiochromomètre.

Si l'on dépasse ce chiffre, l'ampoule oscille, s'éteint et se rallume ; le fonctionnement est irrégulier. M. Guilleminot et moi avons constaté qu'un tube Chabaud, à osmo-régulateur, fonctionne dans les meilleures conditions de rendement et de régularité quand il émet des rayons 7 à 8 B. Presque toutes les ampoules utilisées en radiothérapie se comportent de la même façon.

EMPLOI DES FILTRES. — J'aborderai maintenant une question d'intérêt pratique : quand et comment faut-il utiliser les filtres ?

Le rôle de la filtration me permettra de répondre à la première partie du problème.

Le filtre a pour but de réduire au minimum la différence entre les fractions absorbées par les différentes couches des tissus, si on les suppose divisés en une infinité de plans parallèles. Autrement dit, cet artifice diminue l'écart entre la quantité absorbée par la peau et les plans sous-jacents.

Il s'ensuit que la filtration est nécessaire chaque fois que l'irradiation doit atteindre une lésion profonde en passant au travers d'une peau saine. Elle est particulièrement indiquée dans la leucémie, les néoplsames profonds, les fibromes, les tumeurs cérébrales, les adénopathies trachéo-bronchiques, les lésions osseuses, etc., etc. Son emploi est justifié pour toutes les lésions sous-cutanées : kéloïdes, épithélioma non ulcéré, affections des glandes sébacées et sudoripares, en un mot lorsqu'il est nécessaire de respecter l'intégrité d'un tégument sain en apparence.

Dans le traitement de la plupart des dermatoses, la filtration est inutile ; il est avantageux de n'y point avoir recours. Ainsi, j'irradie directement le mycosis fongoïde, les acnés, pelades, trichophyties, eczémas, séborrhéides, verrues planes et cornées. Dans quelques cas d'acné, il peut être avantageux de commencer le traitement avec un rayonnement non filtré et de le continuer avec un faisceau légèrement épuré.

Je procède de la même façon lorsque les irradiations doivent être répétées pendant longtemps. On évite ainsi, ou du moins on atténue les réactions cutanées, telles que la pigmentation et les télangiectasies. Un exemple fera mieux comprendre ma façon de procéder. J'épilerai un cuir chevelu trichophytique sans interposer un filtre. Je ferai de même s'il s'agit d'une hypertrichose, pour l'épilation primitive, mais j'utiliserai un filtre dans la suite.

L'épaisseur du filtre varie avec les lésions.

Comme je l'ai dit précédemment, le filtre idéal serait celui de 10 millimètres (aluminium). Le faisceau émergent se comporterait à peu près comme un monochromatique. Malheureusement, il ne laisse passer que 7/100 d'un faisceau incident n° 7.

La durée du temps de pose serait démesurément exagérée et ne pourrait s'adapter aux exigences de la pratique.

Le filtre de 5 millimètres donne un faisceau suffisamment épuré. Il pourra être avantageusement utilisé dans la pratique courante, chaque fois que le traitement s'adressera à des lésions profondes. Il transmet de 15 à 20 p. c. d'un rayonnement n° 7.

La durée de l'irradiation sera notablement prolongée. Ainsi, avec mon installation, il faut *près d'une heure* pour obtenir sur le tégument une dose de cinq unités H. Ce temps s'élève rapidement si l'on éloigne la source radiogène pour atténuer encore l'écart entre la dose absorbée par le tégument et les plans profonds. L'emploi d'ampoules dites intensives permet de réduire la durée des séances; il est nécessaire, toutefois, qu'elles soient réellement réglables, afin qu'elles puissent être maintenues au même régime durant l'application.

J'emploie un filtre de 1 millimètre pour les lésions sous-cutanées et pour les adénopathies fistulisées de la région cervicale.

Les filtres de 3/10 à 5/10 de millimètre d'épaisseur sont réservés aux affections du derme et de ses annexes lorsqu'il y a intérêt à éviter toute réaction superficielle. J'ai recours à eux pour le traitement de l'hypertrichose, de l'acné (deuxième période). de l'hyperhidrose, etc., etc.

Enfin, je conseillerai d'interposer soit une feuille de carton, soit une lame d'aluminium de 1/10 de millimètre, sur le trajet du rayonnement, lorsque celui-ci doit porter sur le visage, le cou, la face dorsale des mains. Cette pratique sera particulièrement réservée au traitement des affections n'intéressant pas la totalité de la surface cutanée; à cette catégorie appartiennent les verrues planes juvéniles. Souvent, on évitera ainsi la préréaction. Ce filtre arrête les rayons très mous émis par le verre de l'ampoule; il est possible qu'ils soient la cause de cet érythème fugace souvent observé.

Il ne faut pas oublier, du reste, que le verre de l'ampoule joue le rôle d'un filtre; à ce titre, une ampoule à paroi épaisse serait préférable.

Position du filtre. — Où doit-on placer le filtre ? Quelques auteurs l'ont déposé au contact immédiat des téguments. Je trouve cette pratique mauvaise.

M. Sagnac a montré que chaque élément de matière placé sur le trajet des rayons X émet en tous sens, des rayons dits secondaires qui excitent à leur tour des rayons tertiaires, et ainsi de suite.

Si la matière frappée par le rayonnement renferme certains éléments à poids atomique suffisamment élevé, tels que le platine, le plomb, le nickel, le fer, le zinc ou le cuivre, les rayons secondaires émis sont bien plus absorbables que les rayons X générateurs. Il en est, parmi eux, qui sont absorbés en grande partie par une couche d'air de 1 millimètre. Point n'est besoin, du reste, que les éléments chimiques précédemmnet énumérés et ceux qui en sont voisins, soient à l'état de pureté : il suffit qu'ils soient mélangés ou combinés à d'autres éléments.

L'activité secondaire de l'aluminium dépend, à un haut degré, des traces de métaux très actifs qu'il renferme ordinairement : l'aluminium pur est très rare.

Dans ces conditions, il est préférable d'éloigner du derme le corps filtrant; on évite ainsi l'effet des rayons secondaires : les plus nocifs sont absorbés par l'air *ou par une feuille de carton dont on peut doubler le filtre.*

En pratique, la lame d'aluminium occupe l'ouverture ménagée dans mon localisateur pour la sortie du faisceau utilisée. Un dispositif spécial a été prévu pour cet usage. Les appareils de Drault comportent un système analogue.

Avec mon localisateur, je n'ai pas constaté que la lame filtrante ait quelque influence sur le fonctionnement du tube.

Ceux qui préfèrent utiliser un tube nu fixeront le filtre à l'aide d'une pince montée sur le porte-tube. Il devra être placé sur le trajet du faisceau, à quelques centimètres de la paroi de l'ampoule.

Résultats de la filtration

La pratique s'accorde avec la théorie pour justifier l'emploi des filtres en radiothérapie.

Quelques auteurs ont prétendu qu'il existait des filtres derrière lesquels on pouvait se mettre à l'abri de toute radiodermite. Cette opinion est fausse et on ne saurait trop la combattre. En soutenant cette hypothèse, on fait preuve d'une complète ignorance de la physique des radiations.

Le but de la filtration est de diminuer l'écart inévitable entre la dose superficielle et la dose profonde. Quoi que l'on fasse, quelque artifice que l'on utilise, le derme cutané et muqueux absorbera plus que les plans sous-jacents. C'est là une loi physique contre laquelle nous ne pouvons rien. En supposant même que le rayonnement très filtré se comporte comme un monochromatique, la superficie absorbera plus que la profondeur; l'absorption va en décroissant suivant une exponentielle à fonction simple ou complexe.

On sait que la réaction des tissus est fonction, pour un élément considéré, de la fraction de rayonnement qu'il a absorbée. Dès lors, on comprendra que si par des irradiations prolongées ou répétées on arrive à faire absorber à tels éléments cellulaires la dose de radiations qui en détermine la réaction, celle-ci se produira, que le rayonnement ait été filtré ou n'ait subi aucune épuration. Mais il est bien évident que pour une même dose absorbée en profondeur les éléments cutanés interposés seront moins influencés si on utilise un filtre convenable. La réaction sera moins apparente. Si l'on interprète mal le phénomène, on dira : le filtre empêche la radiodermite. En réalité, il diminue l'écart entre la quantité absorbée par la peau et celle qu'arrêtent les plans profonds.

Mais, dira-t-on, pour une même dose l'expérience montre des résultats différents. L'érythème apparaît rouge et violent si le rayonnement n'a pas été filtré; on constate à peine un peu de pigmentation si l'on a eu la précaution d'interposer un filtre.

Admettons que dans les deux expériences la quantité reçue par le tégument soit la même : on obtiendra ce résultat en prolongeant convenablement le temps de pose dans le cas de filtration. Où l'erreur se glisse, c'est quand on parle de dose absorbée par la peau. Les instruments de mesure nous indiquent ce qui arrive sur le tégument et ne nous renseignent qu'imparfaitement sur ce que celui-ci absorbera. Il est bien évident que pour une même dose arrivant sur elle, la peau absorbera plus, si le faisceau n'a pas été filtré que si un filtre d'aluminium l'a préalablement épuré. Tout, en cette question, est affaire de quantité absorbée.

Aussi, en fait, peut-on admettre qu'apparemment le rayonnement filtré est moins nocif pour la peau. Celle-ci peut, sans entrer en réaction aussi violente, être frappée par une quantité plus élevée parce qu'elle en arrêtera une plus faible quantité. La réaction apparente sera différente dans sa forme et son évolution, puisque l'absorption ne se produit pas dans des conditions comparables.

La pratique de la filtration permet de constater des phénomènes réactionnels un peu différents de ceux qui se produisent habituellement.

Ainsi, la dose qui est suivie, après un stade de latence plus ou moins long, d'un érythème nettement visible, ne s'accompagne souvent d'aucune réaction cutanée si le rayonnement a traversé un filtre efficace. Tout au plus, si la quantité a été dépassée ou si la peau est particulièrement sensible, verra-t-on un peu de pigmentation brunâtre, peu prononcée et ordinairement fugace. Elle persistera si les irradiations sont longtemps prolongées.

L'expérience m'a montré qu'en utilisant des filtres de 1 à 5 millimètres d'épaisseur, on peut augmenter de 1/5 à 1/4 la dose thérapeutique, sans craindre de voir apparaître des phénomènes réactionnels ennuyeux.

Il m'a semblé que l'usage des filtres atténuait ou retardait l'atrophie cutanée et l'apparition des télangiectasies. J'ai cependant vu quelquefois ces altérations apparaître malgré la filtration dans des cas où le traitement avait été longtemps poursuivi.

Quoi qu'il en soit, la filtration permet de diminuer l'intensité des réactions cutanées pour une même dose absorbée en profondeur. La clinique justifie la théorie.

La filtration constitue un grand progrès de la technique radiothérapique. Cette méthode est le fruit des recherches physiques sur l'absorption sélective de la matière. Grâce à son emploi judicieux, on peut réduire au minimum l'écart inévitable entre la quantité absorbée par la peau et celle que retiennent les couches sous-jacentes. En ajoutant à la filtration l'éloignement du foyer radiogène, le choix d'une ampoule résistante, l'irradiation multipolaire, le radiothérapeute obtiendra des résultats qu'il n'aurait pu espérer.

NOUVELLE COMMUTATRICE

A VOLTAGES MULTIPLES ET INSTANTANÉS

du Dr ANGEBAUD, de Nantes

—

Nous avons l'honneur de présenter au Congrès une nouvelle commutatrice, dite à voltages multiples et simultanés (brevetée

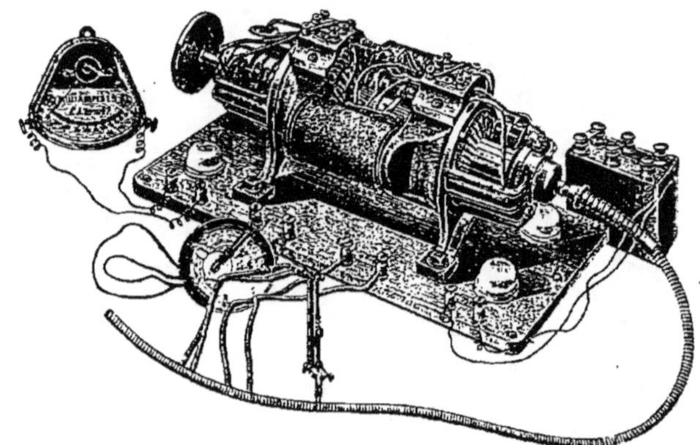

S. G. D. G. en France et à l'étranger, particulièrement en Belgique), qui est appelée, croyons-nous, à rendre de réels services tant en électricité médicale qu'en électricité industrielle.

Cette machine peut être utilisée soit comme génératrice, soit en transformatrice.

En génératrice, cette machine peut donner jusqu'à 11 voltages, différents, variant de 4 à 150 volts, et en commutatrice ; elle prend le courant du secteur, soit 110, soit 220 volts, et le transforme en les courants continus suivants que l'on peut du reste utiliser simultanément : 25 volts, 8 ampères; 12 volts, 6 ampères; 5 volts, 37 ampères. Elle fournit, en outre, du courant sinusoïdal. Elle peut encore servir de moteur et actionner un tour, un flexible, une pompe, un interrupteur, etc.

Comment sommes-nous arrivé à ce résultat ? Nous allons l'expliquer en quelques mots en donnant quelques détails sur la construction de cette machine et sur sa disposition toute spéciale.

Cette commutatrice n'est pas autre chose, en réalité, que deux dynamos intimement unies au point d'être fondues l'une dans l'autre, ou, mieux encore, un moteur et plusieurs génératrices utilisant les mêmes inducteurs, le même arbre, les mêmes paliers (1). En effet, cette machine est schématiquement composée d'un seul circuit magnétique, ici horizontal, constitué par les inducteurs communs et entre les épanouissements polaires desquels, à chaque extrémité de la machine, se déplace un induit. Grâce à cette construction, nous disposons donc ainsi de deux induits. Sur l'un d'eux est bobiné le fil moteur qui recevra le courant du secteur ; sur ce même fil sont également connectées les bagues alternatives ; puis, sur ce premier circuit, soigneusement isolé, est disposé un second enroulement destiné à alimenter l'un des appareils. Le second induit est également constitué d'enroulements superposés représentant les circuits respectifs des autres voltages prévus.

L'excitation totale du système est généralement prise sur le secteur et est calculée pour n'admettre que quelques dixièmes d'ampère (2). On conçoit facilement, étant donnée cette disposition, que si nous lançons le courant dans les inducteurs et progressivement ensuite dans l'enroulement moteur, l'induit sur lequel ce dernier est disposé se mettra nécessairement en mouvement, entraînant ainsi le second induit claveté sur le même arbre. On comprend encore comment, grâce à ce dispositif, le transformateur devient complètement inutile : il suffit en effet de recueillir directement aux bornes de la machine les courants

---

(1) Cette disposition a l'avantage d'augmenter le rendement ainsi que la puissance et de permettre d'obtenir un ensemble élégant plus homogène et très robuste, bien que léger. La puissance de cette machine, de dimensions très restreintes, est de près de 1 cheval.

(2) Les pertes de la machine en excitation sont donc extrêmement faibles, ce qui augmente encore le rendement du système.

désirés. Enfin, l'on s'explique également pourquoi, comme il sera dit plus loin au cours de cette étude, la machine peut se régler d'elle-même sans amener des variations de lumière et d'intensité quand sa charge varie soit par l'allumage d'un ou de plusieurs cautères ou miroirs, soit par leur extinction.

Disons maintenant quelle est son utilité.

DANS L'INDUSTRIE. — Elle permet simultanément l'éclairage, la galvanoplastie, la charge des petites batteries d'accumulateurs d'automobiles, les expériences de laboratoire, etc., la même machine ayant des voltages et intensités convenables pour toutes ces différentes utilisations. Cette machine est donc d'une utilité incontestable chez les *constructeurs électriciens, dans les garages*.

Elle a encore sa place toute marquée dans les *laboratoires, écoles industrielles, lycées*, etc., comme machine d'essais et de démonstrations.

AU POINT DE VUE MÉDICAL. — Les service qu'elle rend au point de vue médical sont peut-être plus nombreux encore ; c'est du reste le but tout spécial que nous nous sommes proposé en l'établissant.

Au médecin électricien, elle fournit à la fois le courant galvanique, elle alimente la bobine du courant faradique, elle donne le courant nécessaire aux cautères et aux lampes d'examens, miroirs frontaux, etc, fournit le mouvement aux interrupteurs et le courant nécessaire aux bobines pour rayons X, permet enfin la charge des accumulateurs, et cela avec une économie considérable. Jusqu'à ce jour, chaque fois qu'un spécialsite avait besoin de courants suffisants pour cautères et lampes d'examen, il utilisait le dispositif suivant :

Une petite dynamo, dite commutatrice, reçoit le courant du secteur. Sur son enroulement induit deux bagues sont connectées où des balais recueillent un courant alternatif. Ce dernier courant est envoyé dans le primaire d'un transformateur magnétique à circuit fermé et cautère et lumière sont branchés sur les secondaires de l'appareil où deux curseurs permettent de les graduer. Cet ensemble permet un cautère et un miroir, ou àu choix un sinusoïdal ; il a de plus le mérite de fournir, grâce à sa commutatrice, le mouvement nécessaire ou flexible de petite chirurgie, de vibro-massage et à la pompe à air.

Cette solution était certainement la meilleur, et c'est celle que nous retrouvons encore dans les meubles actuels à courants multiples.

Dans un article très détaillé, notre confrère, le Dr Louis Vacher, d'Orléans (2), nous le démontre fort bien après avoir passé en revue les différents autres systèmes susceptibles d'être utilisés.

Pourquoi cette solution est-elle la meilleure ?

1° Parce que, seule, elle met malade et médecin à l'abri de tout contact possible avec le courant urbain ;

2° Parce qu'elle est la plus économique ;

3° Parce qu'elle ne dépense rien au repos.

C'est du reste également l'avis du Dr Ducellier qui, dans sa thèse (1), nous dit que lorsque l'on dispense soit du courant continu, soit du courant alternatif, la meilleure solution est donnée par l'emploi des transformateurs.

Toutefois, bien que très supérieure à toutes les autres, cette solution ne nous sembla pas encore parfaite; aussi de notre côté, avons-nous cherché à établir un appareil qui répondit mieux encore, autant qu'il se pouvait, aux besoins de nos confrères et aux nôtres. Nous sommes arrivé à établir l'appareil que nous avons l'honneur de vous présenter.

Nous l'avons dit, cette machine se branche directement sur le secteur et fournit *à la fois* tous les courants *continus* suivants : 25 volts, 8 ampères pour la charge des accumulateurs; 12 volts, 6 ampères, pour l'alimentation des miroirs; 4 volts, 40 ampères, pour l'alimentation du cautère et du courant sinusoïdal pour bains hyroélectriques.

A un bout se fixe, d'un côté, soit une poulie, soit une pompe à air et, à l'autre bout, un flexible pour massage vibratoire et petite chirurgie.

Indépendamment de la construction toute spéciale de cette machine, avec paliers et billes, les avantages que nous croyons y avoir réunis sont les suivants :

Elle ne consomme rien au repos.

---

(1) Une installation électrique pour oto-rhino-laryngologie (*Annales des maladies de l'oreille et du larynx*, 1903, pp. 229 et suivantes).

Elle met le malade et le médecin à l'abri de tout contact avec le courant urbain, et cela par le fait même de sa construction, nous venons de le voir, tous les courants étant isolés les uns des autres. Elle est plus économique que tous les systèmes préexistants : elle supprime un intermédiaire, le transformateur. Elle supprime encore les ennuis et les inconvénients des courants alternatifs. c'est-à-dire les secousses désagréables pour l'opérateur et l'opéré. Voici ce que dit, en effet, le Dr Vacher au sujet de l'installation avec commutatrice et transformateur dont il a été question plus haut : « Cependant un transformateur construit de cette manière expose, si on brûle un cauter pendant une opération, à électriser le malade au point de contact avec 8 à 20 volts alternatifs, ce qui est insupportable » (1).

Même avec les installations les plus perfectionnées, il y a toujours aux pointes de platine la force électro-motrice qui a travaillé pour rougir le cautère. A notre avis, cela est suffisant pour être désagréable.

Un second ennui des courants alternatifs est incontestablement l'usure rapide des appareils qu'ils alimentent et en particulier des lampes frontales.

Avec les commutatrices à courants alternatifs et transformateurs, quand nous voulons faire de l'air chaud et nous servir du miroir, nous obtenons un résultat déplorable au moment où nous réduisons la vitesse de la commutatrice. A ce moment, en effet, la lumière de notre miroir devient sautillante et inutilisable, et cela parce que les alternances ne sont plus assez rapides (2). Or, cet inconvénient ne saurait exister avec notre machine : à quelque vitesse que ce soit, tous les courants étant continus, la lumière reste invariablement fixe.

Tout en opérant à notre cabinet ou à la clinique, notre machine nous permet la charge des batteries d'accumulateurs dont nous nous servons au domicile du malade ou dans nos opérations à la campagne. Cet avantage lui est spécial et ne se trouve pas dans les autres installations. Ici, la charge s'effectue avec une telle économie qu'il semble intéressant d'en dire quelques mots.

---

(1) *Annales des maladies de l'oreille et du larynx*, 1903, p. 239.

(2) Ce résultat déplorable est obtenu chaque fois que, pendant un examen, on veut réduire la vitesse de la commutatrice.

Généralement, en effet, jusqu'à ce jour, nous chargions nos accumulateurs sur le secteur en nous servant de lampes comme résistance ; mais pour prendre quelques chiffres et tabler sur eux, envisageons le cas d'une batterie de 4 éléments, 40 ampères-heure de capacité. Le régime de charge de ces éléments est de 4 ampères-heure environ ; il nous fallait les mettre en série sur 8 lampes de 16 bougies ou de 4 lampes de 32 bougies (le voltage du secteur étant supposé ici de 110 volts). Dans ces conditions, nous consommions exactement 440 watts à l'heure et cela pendant 10 heures (pour obtenir nos 40 ampères, en supposant notre batterie absolument vide au début de la charge). Nous arrivons ainsi à une consommation de 4,400 watts, alors que théoriquement 400 watts devaient suffire. Or, actuellement, cette même batterie, sur notre transformatrice, se charge en 8 heures et la dépense totale est de 670 watts, en tenant compte du rendement, qui est de 60 p. c. Il y a donc une différence de consommation de 3,730 watts en moins, soit, en comptant l'hectowatt à fr. 0.07, nous réalisons, dans l'exemple précité, une économie de fr. 2.60, qu se trouvera doublée sur un courant de 220 volts.

Avec les commutatrices fournissant du courant alternatif, cette charge est impossible ; ici, elle se fait sans surveillance spéciale, pendant que nous faisons notre consultation.

Enfin, cette machine peut alimenter simultanément dix à douze miroirs et de deux à quatre cautères.

Sa construction est telle qu'elle se règle d'elle-même, suivant le débit demandé. Il en résulte que l'allumage ou l'extinction d'un ou plusieurs cautères n'a aucune répercussion sur les miroirs allumés et réciproquement. Chaque voltage a son enroulement propre et ne peut subir les influences des autres voltages dont il se trouve ainsi entièrement séparé. Or, avec les installations actuelles, des variations très sensibles sont enregistrées lorsque l'on diminue ou augmente la charge de la commutatrice par l'extinction ou l'allumage d'un miroir ou d'un cautère.

Elle permet la charge de 10 accus de 100 ampères-heure de capacité.

Pour le spécialiste installé dans une ville où l'éclairage électrique n'existe pas, actionnée par un petit moteur, soit à gaz, soit à pétrole, elle permettrait :

L'éclairage de ses appartements à 110 volts ou à un autre voltage à son choix;

L'alimentation de ses cautères à 4 volts 40 ampères;

L'alimentation de ses miroirs à 12 volts 7 ampères;

L'alimentation d'une bobine ou la charge d'accumulateurs, grâce aux 25 volts 9 ampères, qu'elle pourrait encore lui fournir.

Nous avons établi la même machine pour être branchée directement sur courant alternatif, et les courants qu'elle fournit pour les miroirs, cautères et charge d'accus, naturellement, sont encore continus.

Etant donnée la puissance de cette machine et le nombre de postes qu'elle peut alimenter, elle est la machine de clinique, d'hôpital ou de laboratoire. Mais actuellement nous possédons un modèle plus réduit, donnant simplement un miroir et un cautère avec charge de six accumulateurs de 40 ampères-heure de capacité; autrement dit, ce modèle donne simultanément en courant continu 12 volts 4 ampères et 4 volts 20 ampères. Nous avons spécialement établi ce dernier type pour cabinet de consultation. Ajoutons qu'il permet également le massage vibratoire, la petite chirurgie et l'air chaud.

En résumé, ces machines rendent les plus grands services toutes les fois que des voltages différents et simultanés avec intensités variables sont nécessaires.

RADIOGRAPHIE RAPIDE
ET RADIOGRAPHIE INSTANTANÉE

par le Docteur F. JAUGEAS

Assistant de radiologie à l'hôpital Saint-Antoine (Paris)

Depuis quelques années, on fait un fréquent usage de ces termes, radiographie rapide et aussi radiographie instantanée, sans que bien souvent une semblable dénomination soit justifiée, et tout récemment encore, dans une société médicale, on qualifiait de radiographie rapide une épreuve obtenue avec des temps de pose de quelques minutes. Pour accepter ce terme, il faudrait admettre que les temps de pose du début de la technique radiographique dépassant souvent le quart d'heure sont restés habituels. Mais tous les radiologues savent qu'ils peuvent maintenant disposer d'un outillage leur permettant d'abréger le temps de pose dans des limites très étendues. Cependant il n'est pas inutile, pour la précision du langage, de fixer le moment où commencent la radiographie rapide et la radiographie instantanée. On avait parlé tout d'abord de radiographie intensive, mais ce terme demeure trop vague et il faut lui préférer celui plus net de radiographie rapide.

Nous appliquerons le terme de *radiographie rapide toutes les fois que le temps de pose sera resté inférieur à une minute*; c'est dire que le tableau des temps de pose ne doit comporter que des secondes. Une telle définition demeurerait insuffisante si on ne faisait pas entrer en ligne de compte l'épaisseur de la région à radiographier, car les plus modestes installations radiologiques pourraient se permettre la radiographie rapide s'il s'agissait seulement d'obtenir une radiographie de la main en quelques secondes. La radiographie sera donc dite rapide lorsque ce temps de pose de quelques secondes conviendra même pour les régions les plus épaisses du corps, comme la région lombaire, très variable avec les sujets, et qui peut être considérée comme la pierre de touche du radiologiste.

D'une manière analogue, je définirai la radiographie instantanée, celle qui est pratiquée en un temps correspondant à une fraction de seconde. Il est difficile de pousser plus loin la précision en prenant, par exemple, comme indication, la fréquence des mouvements des organes dont on veut fixer l'image (cœur), car l'appréciation exacte du temps de pose de cette valeur est délicate et ne peut être couramment pratiquée. J'estime donc que les définitions précédentes doivent suffire pour le langage courant en radiologie médicale.

La recherche des moyens d'obtenir la pose la plus courte a fait l'objet de nombreuses études qui ont conduit les constructeurs à la réalisation d'appareils variés et souvent à des dispositions nouvelles fort intéressantes. Il est à remarquer d'ailleurs que les appareils destinés à produire des courants de haute intensité ont été généralement construits à l'étranger; les constructeurs français se sont surtout préoccupés de permettre l'utilisation la meilleure des courants de moyenne intensité autorisés par les secteurs distributeurs d'énergie électrique ,en mettant à la disposition des médecins radiologistes des appareils simples et capables de fournir des intensités secondaires suffisantes pour les cas où la radiographie rapide est utile. Et c'est là une conception qui doit séduire le modeste praticien qui ne peut disposer que d'intensités primaires très limitées ou de crédits insuffisants.

Aussi, je m'attacherai moins à présenter les différents appareillages actuellement construits, qu'à réunir des renseignements d'ordre pratique, espérant ainsi apporter des indications intéressantes aux nombreux médecins venus écouter les discussions du Congrès pour y trouver une opinion.

J'envisagerai donc successivement, en me plaçant à ce point de vue restreint :

1° Les indications de la radiographie rapide;

2° Les conditions qu'il faut réaliser;

3° Les appareils pour la radiograhie rapide et la radiographie instantanée;

4° Les moyens auxiliaires.

Indications de la radiographie rapide

Ce qu'il importe surtout en radiographie, c'est de bien faire; il faut moins s'attacher aux moyens techniques qu'au résultat, si ceux-ci ne doivent aboutir qu'à un gain de temps, à une opération plus rapide. Le côté séduisant, élégant que prend une opération radiographique par un temps de pose très réduit doit rester secondaire s'il n'apporte pas un élément intéressant à l'exploration pratiquée. Il ne s'agit pas, en effet, d'accomplir un exploit sportif, de détenir le record de la rapidité, mais d'obtenir des images capables de fournir des renseignements utiles au diagnostic. A ce point de vue, l'intérêt de la radiographie rapide se présente avec des degrés différents suivant les régions considérées.

Parmi les conditions qui doivent être remplies pour l'obtention d'une bonne image radiographique, à contours nets et précis, il en est une nécessaire, c'est l'immobilité de la région explorée.

Lorsqu'on s'adresse à un sujet conscient et de bonne volonté, cette immobilité est facilement obtenue pour les membres, le bassin, d'une façon générale pour tout le squelette, à l'exclusion de la cage thoracique, dont les déplacements sont dus aux mouvements respiratoires, à l'aide de certains dispositifs · sacs de sable, bande fendue de Robinsohn, etc.

Chez un malade fébrile, délirant, chez un dément, chez un malade agité de mouvements involontaires, tremblement, chorée, chez un enfant craintif et qu'on ne peut raisonner, cette immobilité ne peut être obtenue que très difficilement et très peu de temps.

Pour les organes internes, il y a à distinguer les mouvements qui peuvent être influencés par la volonté et ceux qui échappent à son action. Les mouvements respiratoires qui entraînent les déplacements des poumons, mais aussi par les mouvements du diaphragme, des déplacements de la rate, du foie et des reins, peuvent être suspendus pendant un temps variable, d'ordinaire quinze à vingt secondes chez l'adulte normal, souvent trente secondes après un peu d'entraînement. D'autres organes, le cœur, le tube digestif, estomac et intestin grêle ne peuvent pas être immobilisés volontairement.

La radiographie rapide apparaît donc indispensable si on veut obtenir des images précises, d'une part toutes les fois que le sujet ne pourra conserver une immobilité suffisante, d'autre part lorsque l'exploration portera sur des organes dont l'immobilité ne peut être assurée que pendant un temps très court.

Il faut remarquer que l'exploration radiographique du parenchyme pulmonaire n'est devenue possible que grâce à cette méthode, qui peut alors fournir des renseignements plus précis que la radioscopie et qui est devenue par suite très précieuse dans la recherche de lésions légères, dont la découverte peut avoir la plus grande importance pour l'institution d'un traitement efficace. C'est ainsi que l'exploration méthodique du hile pulmonaire par la radiographie, le sujet étant en apnée, révèle des manifestations ganglionnaires de la tuberculose qui échappent aux procédés cliniques et qui, en raison de leur caractère souvent primitif, se trouvent particulièrement justiciables de nos moyens thérapeutiques. De même l'exploration des sommets comporte désormais plus de sécurité.

C'est aussi l'exploration de la région lombaire qui a bénéficié de la radiographie rapide. Alors que les temps de pose de plusieurs minutes ne permettaient pas d'obtenir la silhouette du rein et que des calculs de petite taille, déplacés par les mouvements passifs de cet organe, échappaient à l'exploration, la radiographie en apnée donne la possibilité d'obtenir très fréquemment l'ombre rénale et de déceler des concrétions de petites tailles. De ce fait, l'exploration du rein ne s'est plus limitée à la recherche des calculs, mais a été étendue à la recherche d'autres états pathologiques du rein ; la radiographie rapide peut en effet fournir des renseignements sur la situation du rein, ses dimensions et même sur certaines altérations du parenchyme rénal (1).

C'est enfin la recherche si incertaine des calculs biliaires qui a trouvé dans la radiographie rapide des conditions plus favorables et qui a pu être l'objet d'une technique précise dont les différents points ont été fixés par Béclère (2).

Il résulte donc de ces considérations que la radiographie rapide permet une exploration plus complète du parenchyme pulmonaire, de l'appareil urinaire et de la vésicule biliaire, et ce sont là des résultats qui doivent en faire rechercher l'emploi par tous les médecins radiographes soucieux de retirer de la radiographie toutes les indications qu'elle est maintenant capable de

---

(1) Pasteau et Belot. *Paris Chirurgical*, février 1910.

(2) Béclère. Société de Radiologie médicale de Paris, 14 avril 1909.

fournir. Son intérêt est moins appréciable en ce qui concerne l'appareil digestif, car l'observation de l'estomac et de ses mouvements par la radioscopie suffit en général. Cependant je ne dois pas négliger de signaler les intéressantes recherches de Rosenthal et Rieder sur la cinématoradiographie de l'estomac, qui donnent à la radiographie l'avantage de montrer les contractions péristaltiques de cet organe et qui permettent d'en faire une étude plus minutieuse.

Il convient de rappeler l'ingénieux dispositif imaginé par Guilleminot pour assurer automatiquement l'impression intermittente de la plaque sensible pendant une phase déterminée des mouvements respiratoires ou à un moment donné de la révolution cardiaque et permettre ainsi d'obtenir des images nettes d'organes présentant des déplacements rythmiques.

La radiographie rapide apparaît donc nécessaire lorsqu'il s'agit d'explorer rigoureusement la cage thoracique, l'appareil respiratoire et l'appareil urinaire ; elle est précieuse lorsque l'exploration doit porter sur des régions difficiles à immobiliser, l'épaule, le crâne, et lorsque le sujet (enfant ou dément) ne se prête pas à une pose prolongée.

Conditions techniques de la radiographie rapide et de la radiographie instantanée

Le temps de pose, c'est-à-dire l'impression de la plaque sensible en un temps donné, dépend de la quantité de rayons reçus par celle-ci et de son degré de sensibilité.

La quantité de rayons qui frappe la plaque dépend elle-même :

a) De la quantité de rayons émis par l'ampoule de Röntgen ;

b) De la qualité du rayonnement.

On doit ajouter à ces deux facteurs l'épaisseur de la région à radiographier et la distance du foyer d'émission à la plaque, mais nous ne retiendrons ici que les deux premiers parce qu'ils sont de beaucoup les plus importants.

a) D'une façon générale, on admet que la quantité de rayons fournie par une ampoule est sous la dépendance de l'intensité du courant qu'elle reçoit. Cependant, il faut remarquer que cette relation n'est pas rigoureuse. En effet, le tube de Röntgen, sous forme de rayonnement X ne fournit qu'une partie de l'énergie électrique reçue, l'autre partie se dissipant sous forme de chaleur; et il semble que, avec les intensités élevées, cette partie inutilisée prend une plus grande valeur (Spéder). Avec cette réserve, nous dirons encore que la quantité de rayons émis par une ampoule est proportionnelle à l'intensité du courant qui la traverse. C'est donc en augmentant l'intensité de ce courant que nous pouvons réduire le temps de pose, et c'est là, d'ailleurs, le premier point à envisager.

Mais dans quelles limites doit se faire cette augmentation ? Quelle est l'intensité pratiquement utile ?

Avec certains appareils, l'intensité atteint actuellement 50 à 80 milliampères, en utilisant des courants primaires de 60 à 100 ampères, cest-à-dire d'une intensité généralement très supérieure à celle qui est accordée par les secteurs distributeurs d'énergie électrique. D'ailleurs ces intensités élevées, qui permettent la radiographie instantanée pour certaines régions, ne suffisent pas pour d'autres (régions abdominales), pour lesquelles il faut faire intervenir des auxiliaires dont nous aurons à nous occuper, les écrans renforçateurs.

Mais pratiquement, la radiographie rapide peut être convenablement appliquée dès qu'on peut disposer d'une intensité de 15 à 20 milliampères. Pour ma part, je ne dépasse guère 15 milliampères et j'obtiens les radiographies du thorax en dix à quinze secondes et celles de la région lombaire chez des sujets moyens en quinze à vingt secondes. Dans ces conditions, les intensités primaires ne dépassent pas les limites permises par les secteurs avec les bobines d'induction de type maintenant courant. On peut donc les envisager comme les conditions moyennes faciles à réaliser.

A côté de l'intensité du courant, il faut tenir compte de la rapidité avec laquelle les décharges se succèdent dans l'ampoule. Bordier, en effet, par ses expériences avec le platino-cyanure de baryum, a montré que la quantité des rayons X dans un temps donné, est proportionnelle, toutes choses égales, au nombre des décharges qui traversent le tube dans un temps donné. Et c'est ainsi que le Dr Hulst, avec une machine statique débitant 12 milliampères, obtient les mêmes résultats qu'avec un courant de 30 milliampères provenant d'une bobine d'induction; ce fait s'explique par la plus grande fréquence des décharges dans l'ampoule dans le premier cas. Il semble donc indispensable de rechercher des interruptions nombreuses pour accroître la fréquence des émissions, mais il y a intérêt, d'autre part, à ne pas aller au-delà d'une certaine limite comme nous le verrons plus loin.

b) Qualité du rayonnement. — A n'envisager que la rapidité de l'impression de la plaque, il apparaît légitime de réduire le temps de pose par une augmentation de la pénétration des rayons, puisque ainsi la quantité de rayons reçue par la plaque pendant l'unité de temps est augmentée. Et en effet, pour les régions de quelque épaisseur surtout, la qualité des rayons émis est un facteur aussi important, sinon même plus important, que leur quantité. Béclère (1) a rapporté à ce sujet des expériences très précises qui mettent nettement en évidence l'influence de ce facteur. Mais il ne faut pas oublier, d'autre part, que de la qualité du rayonnement employé dépend la qualité de l'image radiographique, c'est-à-dire la richesse de ses contrastes; avec la technique de la radiographie lente, nous étions habitués à utiliser des rayons moyennement pénétrants, à ne pas dépasser les rayons 6 B, à recourir même fréquemment à des rayons 4 ou 5. Dans les cas exceptionnels d'un enfant indocile et lorsqu'il s'agissait de rechercher une lésions grossière, nous faisions usage de rayons d'un degré de pénétration plus élevé. Cette règle, qui a pu être considérée avec raison comme une indication fondamentale en radiographie lente, est devenue moins étroite avec la radiographie rapide. La qualité du rayonnement doit varier avec l'épaisseur de la région à radiographier. Belot dit même que les rayons devront être d'autant plus pénétrants que la pose sera plus courte et que l'épaisseur des tissus mous interposés sera plus élevée. Mais l'emploi des rayons pénétrants exige une appréciation assez rigoureuse du temps de pose convenable, et c'est très fréquemment qu'on dépasse le temps qui permet d'obtenir une différenciation satisfaisante des ombres projetées sur la plaque. D'une manière plus précise, nous pourrons dire que les rayons 5, 6 B conviennent pour des régions peu épaisses (membres) ou très perméables (thorax), mais qu'il est nécessaire d'atteindre le n° 7 lorsqu'il s'agit de régions offrant une grande épaisseur de parties molles (région abdominale).

---

(1) Béclère. Société de Radiologie, 12 janvier 1909.

Il y aurait peut-être lieu de se placer à un autre point de vue pour apprécier l'importance du facteur qualité; c'est de considérer la qualité du rayonnement émergeant de la région interposée et de rechercher pour quel rayonnement la couche sensible en expérience présente le maximum de sensibilité, c'est-à-dire se montre capable d'arrêter la plus grande partie du rayonnement qui la frappe.

La sensibilité de la plaque peut donc aussi intervenir parmi les facteurs qui permettent de faire varier le temps de pose; il existe bien des émulsions de sensibilité différente, mais il faut bien dire que nous ne connaissons guère le mode d'action des rayons X sur les sels d'argent, et cette question est à étudier complètement. D'ailleurs, la solution de la radiographie rapide ne doit pas être cherchée dans ce sens si l'on en croit Destot (1), qui, employant des plaques extra-rapides, 500 fois plus rapides que celles de Lumière bleue, n'a eu que des déboires; de même ses essais de plaques contenant de l'iodure vert d'argent n'ont pas abouti.

Remarquons seulement que l'impression d'une plaque photographique par les rayons X, ainsi que l'a montré Chanoz (2), n'augmente pas régulièrement avec le temps de pose; elle croît d'abord, puis diminue, réalisant une courbe ascendante, puis descendante, courbe mal définie d'ailleurs, mais qui, d'après Guebhard, paraît être continuée par l'action du révélateur. Donc avec une pose de durée convenable, le développement portera le noircissement au maximum, ou dépassera ce point pour tendre vers 0, si le temps de pose a été trop considérable. Ces faits montrent donc l'intérêt d'une posologie aussi approchée que possible pour l'obtention des meilleurs contrastes.

Conditions à réaliser par les appareils destinés à la production du courant de haute tension et de haute intensité

1° TRANSFORMATEUR. — Le transformateur destiné à la radiographie rapide doit fournir un courant secondaire avec les caractères suivants : *haute intensité, haute tension* et *courbe de*

---

(1) DESTOT. Société de Radiologie, avril 1910.
(2) CHANOZ. Société médicale des hôpitaux de Lyon, 1908.

forme déterminée; il doit de plus produire l'onde de fermeture sous une tension réduite.

L'intensité utile doit être d'au moins 15 à 20 milliampères et doit pouvoir être portée au moins à 60 ou 80 milliampères lorsqu'on recherche la radiographie instantanée. Le circuit primaire de la bobine doit alors admettre une intensité de 30 à 60 ampères et au-delà.

Les intensités primaires sont généralement étroitement limitées par les secteurs et seraient insuffisantes si la construction des bobines d'induction n'avait pas été modifiée pour en accroître le rendement, lequel reste toujours assez faible et ne s'élève guère au-dessus de 55 p. c. de l'énergie reçue.

La bobine doit admettre le courant un temps très court. Lorsque le champ magnétique a atteint son maximum, que le noyau de fer est saturé (et cette énergie est constante pour une même intensité et indépendante du temps pendant lequel le courant passe), l'énergie dépensée sous forme de chaleur augmente proportionnellement au temps.

La meilleure utilisation du courant primaire sera donc obtenue avec un interrupteur rapide et un circuit primaire à faible coefficient de self-induction, c'est-à-dire comprenant un petit nombre de spires d'un fil à section élevée.

Que doit être le circuit secondaire ?

Le courant induit doit présenter une tension assez élevée que nous pouvons exprimer par une longueur d'étincelle de 40 centimètres en moyenne. Sans doute cette tension semble très supérieure à celle qui est nécessaire pour exciter une ampoule dont la longueur d'étincelle ne doit pas dépasser 15 à 20 centimètres. Mais il faut tenir compte de la tension critique de cette ampoule, au-dessous de laquelle le démarrage n'est pas obtenu et qui est d'autant plus élevée que l'ampoule est plus dure. La décharge dans le tube commence donc lorsque la tension du courant secondaire a atteint la valeur de la tension critique, et elle est d'autant plus intense que la tension secondaire s'élève davantage au-dessus de cette tension critique.

D'autre part, il faut tenir compte de la forme du courant induit de rupture. D'après Rosenthal, la courbe doit être aussi élevée que possible et aussi étroite que possible, c'est-à-dire que les lignes d'ascension et de descente soient aussi proches que possible des verticales élevées sur l'axe des temps. Pour obtenir ce résultat, l'ouverture du courant primaire doit se faire rapidement et la résistance du circuit secondaire doit être relativement faible.

Enfin, les études de Rosenthal sur les différentes combinaisons permises avec des sectionnements dans le circuit secondaire et dans le circuit primaire d'un inducteur à grande longueur d'étincelle ont montré que l'onde inverse devenait négligeable, même pour une très grande intensité, lorsque les sectionnements du primaire et du secondaire se trouvaient en parallèle, c'est-à-dire lorsque de ce fait la section des fils primaires et secondaires est augmentée, la self-induction des deux circuits étant ainsi diminuée.

De l'ensemble de ces considérations, il résulte qu'une bobine d'induction conviendra à la radiographie rapide lorsque le primaire sera constitué par un fil à grande section et à spires peu nombreuses et que la résistance de la self-induction du secondaire ne sera pas élevée;

2° INTERRUPTEUR. — L'interrupteur doit déterminer une rupture brusque de courants intenses et fournir des interruptions nombreuses. Cependant, la fréquence des interruptions est limitée par la constante de temps de la bobine, c'est-à-dire par la durée de la période d'établissement du courant primaire qui affecte la forme d'une courbe assez étalée. Avec les inducteurs à faible self, cette constante est faible et le nombre des interruptions dans l'unité de temps peut être très augmentée.

A ce point de vue, l'interrupteur électrolytique semblait être l'appareil de choix : il peut fournir, en effet, un très grand nombre d'interruptions, 3 à 600 par seconde, lorsque le circuit est fermé sur une résistance et son réglage est très simple. Cependant il est peu employé. surtout en France, et ce fait s'explique sans doute par le faible rendement qu'il donné et qui est de 33 p. c. environ; si on remarque encore qu'avec cet interrupteur le courant inverse atteint une valeur plus grande qu'avec les interrupteurs à mercure, on peut dire que l'énergie utile est d'environ 25 p. c.

Par contre, les interrupteurs à turbine, avec le perfectionnement important apporté par Béclère et adopté maintenant par la majorité des constructeurs français, qui a consisté à substituer au di électrique liquide (alcool ou pétrole) un di électrique gaz, présentent des avantages tels qu'ils sont préférés dans la majorité des cas. Ils permettent l'interruption brusque des courants de haute intensité, leur vitesse est facilement réglable, ils donnent une onde induite de fermeture de moindre hauteur et enfin leur rendement atteint 50 p. c. Je dois signaler parmi les différents types d'interrupteurs, ceux de Drault, Gaiffe, Ropiquet. Ce dernier modèle présente une particularité intéressante. Il supprime tout rhéostat dans le circuit primaire, grâce à un levier qui permet d'établir et de couper le courant primaire sans le moindre dommage, même s'il atteint 60 ampères, et qui sert en même temps à graduer l'intensité du courant primaire utilisé, car il agit sur deux palettes mobiles triangulaires dont le déplacement augmente ou diminue le temps de contact.

Onde inverse. — La protection rigoureuse de l'ampoule contre l'onde inverse, très importante pour son bon fonctionnement et pour la qualité des images radiographiques, préoccupe à juste titre.

Les soupapes électriques habituelles (type Villard) se montrent rapidement insuffisantes dès qu'elles sont soumises fréquemment à des décharges de haute intensité; aussi s'efforcet-on de les remplacer par des appareils mécaniques ne fermant le circuit de l'ampoule que sur le courant de rupture. Un des mieux étudiés est le sélecteur d'ondes de Ropiquet.

Cet auteur avait eu tout d'abord l'idée d'utiliser l'onde inverse, de sorte qu'un même transformateur pouvait actionner deux tubes, l'un avec l'onde inverse de fermeture, l'autre avec l'onde directe d'ouverture. Mais un appareil de ce genre ayant été réalisé, l'auteur a remarqué que l'onde inverse, pourtant égale comme quantité d'énergie à l'onde directe, donnait des résultats incomparablement plus faibles que l'onde directe, au point de n'être plus intéressante. Aussi s'est-il contenté de construire un appareil, dit sélecteur d'ondes, n'utilisant que l'onde directe et dont le principe est le suivant :

Sur les deux conducteurs allant du transformateur au tube, on ménage symétriquement un certain nombre de coupures de valeur suffisante pour s'opposer au passage de l'étincelle fournie par le transformateur.

D'autre part, un système de contacts entraîné par le moteur de l'interrupteur et tournant en synchronisme avec les jets de mercure porte deux séries de pièces métalliques qui, au moment du passage de l'onde directe, viennent combler les coupures du conducteur et permettent ainsi au courant induit de passer pendant sa durée qui est très courte (1/1000° de seconde environ), puis ces pièces métalliques s'éloignent et rapidement rompent de nouveau le circuit secondaire pendant le passage du courant induit inverse.

Il est facile de mettre le sélecteur en concordance avec les ruptures du courant primaire en décalant l'interrupteur par rapport aux pièces fixes du sélecteur.

A chaque rupture du courant secondaire dans le sélecteur, il se forme sur chaque pôle six coupures, soit en tout douze coupures, ce qui fait que pour un déplacement angulaire très minime la distance multipliée par douze se trouve immédiatement suffisante pour empêcher le passage du courant nuisible.

Cet appareil fonctionne de façon parfaite lorsque l'intensité secondaire ne dépasse pas 20 milliampères.

Un autre dispositif, imaginé par le même constructeur, se montre particulièrement efficace contre l'onde inverse, c'est l'*interrupteur à selfs variables et décroissantes*, dans lequel grâce à une série de contacts reliés à des bobines de self, intercalées entre l'interrupteur et le circuit primaire, l'intensité du courant primaire croît lentement à la fermeture, de sorte que l'onde inverse produite n'a qu'une tension faible insuffisante pour traverser l'ampoule dans le mauvais sens.

L'*interrupteur Deviator* de **Dessauer** se rapproche du précédent, car il est aussi à selfs variables et croissantes. Un vase hémisphérique, renfermant une petite quantité de mercure, est fixé sur l'axe d'un petit moteur électrique qui peut lui communiquer un mouvement de rotation très rapide. Sous l'influence de la force centrifuge, le mercure s'élève contre les parois en formant un anneau qui est déformé en un point par un arrêt fixe, le *deviator*. D'autre part, l'axe du moteur porte un disque dont la tranche est munie d'une dizaine de contacts, réunie entre eux par des petites bobines de fil dont la résistance décroît de la dixième à la première. Dans ces conditions, le disque étant en rleation avec un pôle de la source, l'anneau de mercure avec l'autre, le contact s'établit au niveau du déviateur par le système de touches, de telle sorte que la résistance au passage du courant diminue progressivement et que l'intensité s'élève de 2 à 10 ampères et plus.

Cette lente progression dans l'établissement du courant primaire développe une faible force électromotrice au secondaire qui ne traverse pas l'ampoule.

Cet appareil détermine encore une rupture d'une très grande brusquerie, ce qui lui donne un rendement considérable.

Les appareils

Nous venons d'indiquer les modifications apportées à quelques appareils pour les adapter à un but bien déterminé, ce qui rend inutile une description d'ensemble d'ailleurs bien connue de l'appareillage avec bobine. Nous dirons seulement que soit qu'il s'agisse d'une installation sur courant continu ou d'une installation sur courant alternatif, c'est sur les bobines robustes que nous fournissent maintenant les constructeurs (Gaiffe, Drault, Ropiquet, etc.) que le médecin praticien pourra fixer son choix, s'il a en vue la réalisation d'une installation economique, capable de lui donner des intensités suffisantes pour faire de la radiographie rapide et le plaçant toujours dans d'excellentes conditions, au point de vue de la radioscopie et de la radiothérapie. D'ailleurs, un outillage de cette nature pourra être heureusement complété, comme nous le verrons plus loin, par l'utile auxiliaire qu'est devenu l'écran renforçateur.

LES NOUVEAUX APPAREILS. — Les nouveaux appareils pour la radiographie rapide ont un rendement pratique plus élevé que la bobine d'induction avec interrupteur, parce qu'ils rendent possible l'utilisation de toute l'énergie électrique induite, c'est-à-dire des deux ondes du courant secondaire. Le transformateur reçoit en effet le courant alternatif; l'onde positive et l'onde négative, qui sont alors égales comme quantité et force électromotrice, sont redressées par un appareil mécanique, le contact tournant ou redresseur d'ondes.

Les intensités obtenues sont considérables et il est vraisemblable que la puissance actuelle de ces appareils n'a atteint qu'une limite provisoire.

Il existe déjà plusieurs modèles de ces appareils, chaque maison s'efforce de réaliser le sien, mais ils se rapprochent facilement par un caractère commun, le redresseur, ce qui me dispensera d'en entreprendre séparément une étude détaillée.

Cependant il faut en distinguer le contact tournant de Delon, qui se différencie de cet ensemble par son originalité.

CONTACT TOURNANT DE DELON (Schéma rapport Nogier). — Ce dispositif comprend :

1° Un système tournant composé d'une tige conductrice mobile autour d'un axe C et actionné par un moteur synchrome. Sur la circonférence décrite par les extrémités de cette tige, se trouvent quatre balais fixes, b^1, b^2, b^3, b^4, calés à 90° l'un de l'autre ;

2° Un condensateur C, dont une armature est reliée au balai b^1 et l'autre à l'une des bornes d'un transformateur à haute tension ;

3° Un transformateur de courant alternatif dont l'une des bornes est reliée à une armature de condensateur et l'autre aux deux balais b^2 et b^4. L'ampoule est disposée entre les balais b^1 et b^2. « Dans ces conditions, si le moteur synchrome actionnant le système tourne à une vitesse angulaire égale à la moitié de la pulsation du courant alternatif et si l'appareil est réglé de telle sorte que la tige t se trouve dans la position I lorsque la différence de potentiel aux bornes du transformateur est à son maximum positif, par exemple, le condensateur C se charge sous une différence de potentiel égale à $+ E$ maximum et conserve cette charge, puisque le circuit est immédiatement rompu par le jeu de la tige t. Une demi-période après, la tige a fait un quart de tour et se trouve dans la position II. La différence de potentiel aux bornes du transformateur est alors égale au maximum négatif, et le pôle Q se trouve mis en relation avec la borne b^2. Le transformateur et le condensateur agissent alors comme deux sources de force électro-motrice égales, mises en série, et on dispose ainsi entre les balais b^1 et b^2 d'une différence de potentiel double de la force électro-motrice maxima produite par le transformateur. L'ampoule est soumise à la différence de potentiel totale et elle est parcourue par un courant dont la valeur dépend de la durée du contact b^2, b^4 et de la capacité du condensateur » (1).

____

(1) NOGIER. Congrès de Toulouse, 1910.

Cet appareil permet de faire passer 50 à 60 milliampères dans une ampoule moyennement dure (12 centimètres) sans que la consommation au primaire ne dépasse jamais 40 ampères sous 110 volts.

D'après Fayard (1), on obtient des bassins d'adultes en deux secondes ; des régions abdominales en une à huit secondes, suivant l'intensité passant dans l'ampoule.

APPAREIL DE SNOOK. — L'appareil de Snook, dont le principe a été énoncé par Koch, est le type des appareils à courants alternatifs à ondes redressées.

Nous empruntons au Prof. Wertheim Salomonson (2), qui l'utilise couramment, sa description et les résultats qu'il fournit.

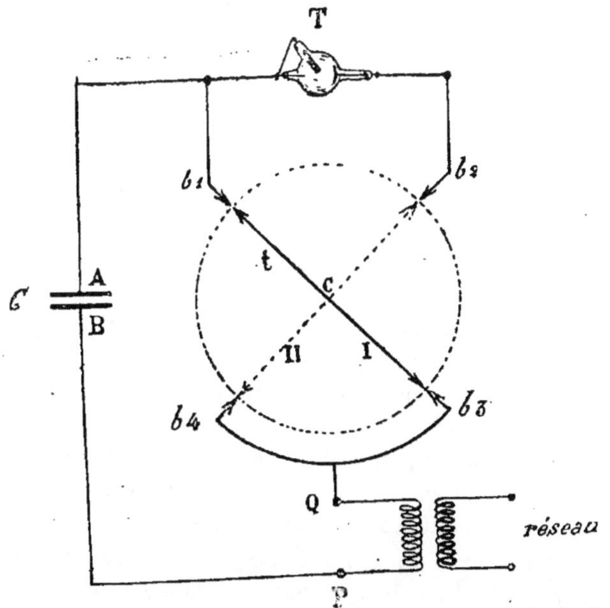

Un moteur à quatre pôles d'une puissance normale de 5 kilowatts, alimenté par du courant continu de 110 volts, est muni de bagues isolées, connectéees aux deux segments diamétralement opposés du collecteur. Deux brosses en charbon frottant sur les bagues en dérivent un courant sinusoïdal de 55 périodes

(1) FAYARD. Congrès de physiothérapie de Paris 1910.
(2) WERTHEIM SALOMONSON. *Archives d'électricité médicale*, 25 nov. 1909.

complètes par seconde. Ce courant traverse le circuit primaire d'un transformateur à haute tension à circuit magnétique fermé, plongeant dans l'huile et enfermé dans une forte enveloppe de fer. Le coefficient de transformation peut être modifié de sorte que la tension moyenne secondaire varie de 30,000 volts à 130,000 volts. Une résistance dans le circuit primaire permet de réduire le voltage à volonté. On recueille donc un courant alternatif de haute tension aux bornes secondaires. Afin de pouvoir utiliser ce courant, l'appareil le redresse et en fait un courant ondulé de sens constant. Pour arriver à ce résultat, le constructeur a monté sur l'axe du moteur un commutateur qui effectue la commutation du courant de haute tension au moment voulu, c'est-à-dire chaque fois que l'intensité du courant passe par 0. Comme l'arbre du commutateur tournant est fixé à l'axe du moteur, la commutation est effectuée toujours à la même place du courant.

Le rendement de l'installation complète atteint 80 p. c. Avec 4 kilowatts primaires, on peut donc compter sur 3,200 watts secondaires, et si l'on surcharge le moteur de 25 p. c., ce qui est sans inconvénient pendant quelques secondes, on en retire à peu près 4 kilowatts secondaires.

L'intensité mesurée sur une étincelle de 30 centimètres atteindrait 100 milliampères environ; elle peut être portée à un chiffre beaucoup plus élevé si on augmente la puissance du transformateur.

Cet appareil permet de faire des radiographies de chaque partie du corps en une seconde environ sans écran renforçateur, un thorax d'adulte en un quart ou une demi-seconde.

APPAREIL « IDÉAL » DE REINIGER, GEBBERT ET SCHALL.— Cet appareil dérive du type Snook; il présente seulement quelques modifications qui permettent son réglage facile pour de faibles intensités. C'est ainsi que, grâce à un invecteur à haute tension, on peut dériver sur une résistance de même valeur que celle de l'ampoule une des deux ondes du courant induit. L'appareil peut donc s'adapter très aisément à la radioscopie et à la radiothérapie, pour lesquelles on n'a pas besoin des intensités élevées nécessaires pour la radiographie rapide.

Le Dr Nogier, qui l'utilise depuis plusieurs mois, l'apprécie de la façon suivante :

« En radiographie rapide, l'appareil « Idéal » se comporte comme une machine vraiment industrielle d'une robustesse extrême. On peut prendre coup sur coup toutes les radiographies intensives que l'on désire et pour cela il est bon d'employer des ampoules donnant des rayons 7 Benoist. Dans ces conditions il passe au primaire, en pleine charge, 40 à 45 ampères. »

Les intensités courantes avec les temps de pose appliqués par cet auteur sont les suivantes :

Colonne vertébrale, 20 milliampères, six secondes; calculs du rein, 25 milliampères, six secondes; genou, 18 milliampères, quatre secondes; coude, 20 milliampères, 2 secondes; main et poignet, 25 milliampères, 0.2 seconde.

AUTRES APPAREILS. — Citons encore comme dispositifs utilisant le même principe l'appareil *Eresco* de Seifert, l'appareil Siemens et Halske, l'appareil Gaiffe, qui, avec une dépense de 100 ampères au primaire, donne 50 à 60 milliampères dans une ampoule de 17 à 19 centimètres d'étincelle.

Nous devons aussi rappeler le *Grissonator*, « appareil très puissant, mais ne donnant pas strictement un courant de même sens (Nogier) et l'*excellent inducteur universel de Rosenthal*.

Radiographie instantanée

L'utilisation de temps de pose représentés par une fraction de seconde a rendu nécessaire, à côté des appareils producteurs de courant de haute intensité, l'usage de dispositifs automatiques pour l'établissement et la rupture rapide du courant primaire.

Les appareils qui permettent la radiographie instantanée sont les suivants :

INDUCTEUR UNIVERSEL DE ROSENTHAL. — Rosenthal (1), en utilisant son inducteur universel et en déterminant la fermeture et la rupture du courant primaire par un disque rotatif, a obtenu une radiographie du cœur en un temps de pose de 1/3600ᵉ de seconde. C'est sans doute la plus grande rapidité qui ait été appliquée jusqu'ici. Elle n'offre d'ailleurs aucun avantage au point de vue du résultat, car l'épreuve obtenue ne pré-

---

(1) ROSENTHAL. Zeitschrift für Röntgenkunde, 1910.

sente aucune différence essentielle dans la netteté des contours du cœur avec une épreuve pour laquelle le temps de pose a été seulement de 1/20e de seconde.

La mesure du temps de pose aussi courte est effectuée par deux méthodes : on projette sur une bande de papier photographique disposé sur un cylindre tournant à une vitesse déterminée la lumière produite dans l'oscilloscope par une décharge unique; la mesure de la largeur des images obtenue lorsque le cylindre est au repos et lorsqu'il est en mouvement permet d'apprécier la durée de l'impression. On peut aussi laisser arriver jusqu'à une bande de papier photographique se déplaçant à une vitesse connue au devant d'une fente pratiquée dans une lame de plomb un faisceau de rayons de Röntgen; la différence de largeur de l'image de la fente, le papier photographique étant d'abord immobile, puis ensuite en mouvement, donne la valeur du temps de pose.

BLITZAPPARAT DE DESSAUER. — Le circuit primaire de cet ingénieux dispositif comprend un commutateur et un *fusible;* pas d'interrupteur.

Le fusible est constitué par un fil d'argent enfermé dans une capsule de gypse, formant ainsi une cartouche qui éclate avec un léger bruit lorsque son échauffement est suffisant. La dérivation sur les deux extrémités du conducteur entre lesquelles se place la cartouche est un condensateur destiné à supprimer toute étincelle ou tout arc pouvant se former.

Lorsqu'il s'agit de faire une radiographie, on ferme le circuit; l'intensité première s'élève suivant une courbe déterminée par la constante de temps du transformateur jusqu'à une certaine valeur pour laquelle le fusible saute, produisant ainsi une brusque rupture du courant primaire. Dans ces conditions, le courant induit dans le secondaire atteint une intensité très élevée; dans une ampoule de dureté moyenne, la décharge atteint environ 100 milliampères.

Pour faire une nouvelle épreuve, il suffit de replacer un nouveau fusible. Il existe d'ailleurs des cartouches pour des intensités plus ou moins fortes, suivant l'épaisseur de la région à radiographier; on fixe ainsi le temps de pose par le choix convenable du fusible.

La durée du temps de pose varie entre 1/50e et 1/120e de seconde : avec des écrans renforçateurs, elle devient 1/200e à 1/3000e de seconde.

Les images obtenues sont remarquables par leurs détails; des radiographies prises pendant que le sujet riait ou parlait sont restées très claires. Les contours du cœur, de l'aorte, des côtes, du diaphragme semblent tracés au crayon. L'image du poumon et du thorax présente des aspects si nouveaux qu'on n'a pu encore les interpréter exactement (1).

Remarquons enfin qu'on peut utiliser des ampoules ordinaires sans dispositif de réfrigération.

APPAREIL « UNIPULS », DE REINIGER, GEBBERT ET SCHALL. — Dans cet appareil, la rupture du circuit primaire est obtenue à l'aide d'un dispositif mécanique comprenant essentiellement une pointe métallique plongeant dans un bain de mercure et servant anisi, par sa brusque sortie hors du mercure, à rompre brusquement le circuit.

D'après les mesures effectuées, la valeur exacte du temps de pose est de 1/1000e de seconde.

En l'absence de tout instrument de mesure utilisable pour ces décharges brusques, il n'est pas possible de donner, pour les intensités secondaires, des valeurs en chiffres.

Les résultats obtenus avec cet appareil sont tels que l'image du thorax d'un adulte de forte constitution montre le cœur avec des contours nets, et de fins détails dans les champs pulmonaires. Les épreuves des mains, des coudes et des pieds s'obtiennent facilement, mais il n'est pas encore possible de faire des épreuves du bassin, des reins, du haut de la cuisse, du genou et du crâne.

Les ampoules

L'utilisation des fortes intensités fournies actuellement par les nouveaux appareils n'est possible qu'à la condition de posséder un type d'ampoule, dans lequel la substance de l'anticathode pourra supporter sans dommage le choc cathodique. Les différents constructeurs s'efforcent de tirer le meilleur parti pos-

---

(1) NOGIER. *Archives d'électricité médicale*, 25 juillet 1910.

sible des métaux peu fusibles, chrome, irridium, tantale, et cependant les installations puissantes rendent cette résistance encore insuffisante. Nous devons mettre le médecin praticien en garde contre la tentation qu'il pourrait avoir de rechercher les hautes intensités; il s'apercevra vite, en effet, que la radiographie rapide n'est plus une question d'appareils, mais est toujours une question d'ampoules et qu'à faire usage fréquemment d'intensités supérieures à 20 milliampères il s'expose à une décourageante consommation d'ampoules.

Les modèles dont nous disposons actuellement suffisent s'ils sont convenablement maniés.

Il est en effet dangereux pour l'intégrité de l'ampoule de la soumettre sans préparation à une intensité élevée; de même que les ampoules destinées à la radiothérapie doivent être mûries pour soutenir régulièrement leur régime maximum de marche, de même les ampoules pour la radiographie rapide doivent être soigneusement entraînées pour être amenées à supporter aisé-ment une décharge de haute intensité.

Il semble illusoire de chercher à éviter la destruction de l'anticathode en favorisant la diffusion de la chaleur produite par des dispositifs de réfrigération, car la fusion du métal de l'anticathode est généralement obtenue avant que ceux-ci aient eu le temps de devenir efficaces.

Aussi, aux ampoules à refroidissement par ailettes, type Gundelach, nous préférons l'ampoule à simple anticathode renforcé de la même marque, dite « moment ». Cette ampoule supporte aisément une intensité de 20 milliampères pendant quinze à vingt secondes sans mollir lorsque sa maturation est complète. Mais, d'une façon générale, les ampoules Gundelach n'ont pas un centrage précis; le foyer d'émission des rayons X offre toujours une surface appréciable, ce qui est très fâcheux pour la finesse des images radiographiques.

Beaucoup plus parfaites à ce point de vue sont les ampoules *Polyphos-Iridium* et les *Präzision-Röhre*, mais pour ces types d'ampoules une lente maturation a une importance très grande.

Les ampoules Radiologie II paraissent à recommander. Grâce au dispositif du Dr Furstenau dont elles sont munies, le courant inverse est dérivé, il ne passe pas par l'anticathode et ainsi ne peut causer aucun effet destructeur. De ce fait, le fonctionnement de ces ampoules est très régulier; elles ne se métallisent pas et ne durcissent pas rapidement. Il faut penser, lorsqu'on les emploie, à ne pas considérer comme absolues les indications données par le milliampéremètre; les deux ondes du courant induit traversant l'ampoule, les déviatoins de l'aiguille du milliampérimètre n'expriment que la différence des deux ondes.

Nous devons signaler les ampoules Driessler, dont il existe trois modèles. que M. Aubourg (1) a apprécié de la façon suivante :

1° *Ampoule intensive type Bergonié.* — Cette ampoule peut supporter jusqu'à 40 et 50 milliampères et peut fonctionner quelques minutes avec 8 à 10 milliampères. Son régime est assez constant et elle permet de faire plusieurs radiographies successives dans les mêmes conditions;

2° *Ampoule intensive ordinaire.* — Ce modèle, qui rappelle les tubes Polyphos, a l'inconvénient de mollir assez vite et sous des intensités relativement faibles. Elle exige donc une période de maturation prolongée;

3° *Ampoule semi-intensive.* — Cette ampoule, simplement renforcée, peut supporter 6 à 8 milliampères pendant une quinzaine de secondes. Elle se caractérise par la modicité de son prix.

Enfin, il existe encore les ampoules Bürger, type Central, qui auraient fourni d'excellents résultats à M. Delon avec le contact tournant et que M. Arcelin (1), sur son installation de grande puissance, aurait trouvé plus résistantes que les différents modèles cités.

Méthodes auxiliaires

LES ECRANS RENFORÇATEURS. — Au lieu de chercher à élever la quantité de rayons X reçue par la couche sensible en un temps donné en augmentant l'intensité du courant traversant l'ampoule, on peut obtenir une meilleure utilisation du rayonnement au point de vue photochimique, en faisant intervenir des substances qui, sous l'action des rayons X, émettent des radiations

---

(1) AUBOURG. Société de Radiologie médicale de Paris. février 1910.
(2) ARCLIN. *Archives d'électricité médicale*, 25 juin 1910.

de plus grande longueur d'onde (violet ou bleu) venant agir sur les sels d'argent de la couche gélatine.

Ces substances appartiennent au groupe des corps fluorescents ou phosphorescents, platinocyanure de baryum, sulfure de calcium, de zinc, tungstate de calcium, etc., sans que cependant la propriété qu'elles possèdent d'émettre de la lumière visible soit suffisante pour les destiner à cet usage, car c ne sont pas les substances dont l'éclat lumineux est le plus vif qui exercent l'action renforçatrice la plus prononcée. En effet, les radiations capables d'impressionner la plaque peuvent être des radiations invisibles du domaine de l'ultra-violet.

De bonne heure, des essais avec des écrans renforçateurs recouverts de l'une ou de l'autre de ces substances ont été tentés; c'est ainsi qu'en 1896 Battelli et Garbano cherchaient à utiliser un écran au platinocyanure de baryum et que, en 1897, Seguy conseillait de placer la plaque entre deux écrans au sulfure de calcium violet de Becquerel. Une étude précise des écrans renforçateurs utilisés alors a été faite par Londe (1898) et cet auteur concluait que l'effet renforçateur n'était obtenue qu'au détriment de la netteté.

Cependant des écrans de cette nature ont été employés par Rieder et Rosethal pour leurs premières recherches de radiographie instantanée, mais les épreuves obtenues avaient un aspect grenu qui masquait les détails de l'image. Ce résultat tenait au grain même de l'écran employé et c'est pourquoi l'emploi de ces écrans renforçateurs ne s'était pas généralisé.

L'idée a été reprise récemment par Hoffmann, directeur de la Policlinique médicale universitaire de Leipzig et son assistant Rössler. Avec la collaboration du fabricant Otto Gehler, ils ont pu préparer un nouvel écran renforçateur très supérieur à ceux qui avaient été employés jusqu'ici.

L'écran renforçateur Gehler-Folie est constitué par une mince lame de carton dont une des faces, la face sensible, présente une teinte blanche très brillante. La substance, non divulguée, qui compose cette couche est phosphorescente. Pas influencée d'une manière appréciable par la lumière du jour, elle émet sous l'action des rayons X une lueur bleu-violacée très vive qui, examinée avec un spectroscope à diffractions, correspond aux longueurs d'onde 0 μ 500 à 0 μ 430, c'est-à-dire aux régions les plus réfrangibles du spectre visible (1). Ces radiations impressionnent très vivement le gélatino-bromure d'argent.

On trouve encore dans le commerce l'écran Rapid-Folie, d'un léger aspect gris-jaunâtre et moins homogène que le précédent, et le *Sinegran*, de la maison Reiniger, à surface rigide.

MODE D'EMPLOI. — Les fabricants de ces écrans conseillent de mettre en contact les deux couches sensibles de la plaque et de l'écran et de les disposer par rapport à l'ampoule de telle façon que les rayons de Röntgen, après avoir traversé le malade à examiner, rencontrent d'abord le verre de la plaque, puis la couche de gélatine, et enfin la couche sensible de l'écran. Mais on peut aussi, sans modification appréciable de la durée de la pose, placer la région à radiographier sur l'écran, de façon à présenter celui-ci d'abord à l'action des rayons X. Cette disposition a l'avantage de laisser aux images radiographiques l'orientation à laquelle nous sommes habitués et qui correspond à l'image observée sur l'écran radioscopique.

Il est très important que les deux couches sensibles soient en contact aussi immédiat que possible et on doit même éliminer par un léger coup de blaireau les grains de poussière qui viennent s'interposer.

Cette condition est exigée pour deux raisons :

Chacun des petits foyers luminescents de l'écran renforçateur émet un faisceau de rayons divergents qui obéissent à la loi générale de l'action en raison inverse du carré de la distance. D'autre part, si le contact immédiat faisait défaut, chacun des foyers lumineux ponctiformes dont se compose l'écran renforçateur impressionnerait non plus le point juxtaposé de la plaque photographique, mais une portion de cette plaque plus ou moins étendue, d'autant plus étendue que l'écart serait plus grand entre les deux couches sensibles, et l'image perdrait ainsi toute netteté (1).

C'est pour assurer le contact parfait qu'il est conseillé de placer l'écran et la plaque dans un châssis spécial dont le fond est soutenu par des ressorts à boudin. Cependant, en réalité, cet ac-

(1) NOGIER. Congrès de Toulouse, 1910.
(1) BÉCLÈRE. Société de Radiologie médicale de Paris, mai 1910.

cessoire n'est pas indispensable et le simple enveloppement dans les conditions habituelles suffit.

RÉSULTATS. — La comparaison des images obtenues d'une part sans écran et d'autre part avec écran renforçateur permet de constater que l'écran renforçateur fait perdre de la netteté à l'image. Cependant ce défaut est beaucoup moins accusé qu'avec les premiers écrans, et si les contours manquent de netteté, les détails n'en sont pas moins apparents. A ce point de vue, une différence est à faire parmi les trois marques d'écran actuellement employées : le Gehler-Folie et le Sinegran sont comparables; le Rapid-Folie, moins homogène que les précédents, donne des images moins précises.

Mais ils permettent d'abaisser le temps de pose dans des proportions inattendues et tous les trois se comportent d'une façon à peu près identique.

La réduction du temps de pose a été évaluée différemment suivant les auteurs, ce qui tient peut-être à l'utilisation de rayons de pénétration différente.

D'après les résultats de Nogier (1) avec des rayons demi-mous (5 Benoist) et pour des régions d'épaisseur moyenne jusqu'à 12 centimètres, on peut raccourcir d'environ quarante fois le temps de pose pour toutes les installations actuelles en ménageant les ampoules qui ne risquent ainsi plus rien. S'il s'agit de sujets très obèses ou de régions du corps très épaisses (abdomen, bassin), l'écran raccourcit le temps de pose de vingt-cinq fois, et si l'on emploie des rayons très pénétrants de trente fois environ. Ces résultats diffèrent assez notablement de ceux de M. Schönberg. Lorsqu'il parle de hanche obtenue en 1/10° de seconde avec l'écran et en deux minutes sans l'écran, l'écran semble raccourcir la pose de $120 \times 10 = 1200$ fois. Cette appréciation est très manifestement exagérée.

On peut dire qu'en moyenne la durée de la pose est abrégée au moins des 9/10.

Dans cette recherche des poses courtes avec écran renforçateur, il y a lieu de tenir compte de la nature de l'émulsion sensible employée, laquelle peut entraîner des écarts de pose très

---

(1) NOGIER. *Lyon Médical*, 3 avril 1910.

appréciables. Nous avons, en effet, comparé les plaques X Lumière avec les plaques récemment préparées par la même maison en vue de leur emploi avec les écrans renforçateurs et nous avons obtenu les résultats suivants (écran Gehler-Folie) :

Région lombaire (épaisseur 18 centimètres) : distance du focus à la plaque, 50 centimètres; qualité de rayonnement, 5 B; intensité, 10 milliampères; pose, 5 secondes.

La plaque X a été très insuffisamment impressionnée et la plaque nouvelle nous a fourni une image très satisfaisante de la région lombaire, montrant les apophyses transverses des vertèbres lombaires, le muscle psoas, les contours du rein; la différenciation de ces régions est particulièrement accusée.

Nous n'avons pas eu le temps de poursuivre la comparaison avec d'autres plaques, mais il est légitime de penser que les émulsions, très rapides en photographie, se montreront aussi très sensibles au rayonnement fourni par l'écran renforçateur.

D'après les renseignements qui nous ont été donnés, ces plaques Lumière se distinguent par une couche de gélatine plus épaisse et très sensible aux radiations violettes et ultra-violettes.

INDICATIONS. — Les écrans renforçateurs sont nécessaires pour la radiographie instantanée des régions épaisses (abdomen, bassin). Ils conviennent en radiographie rapide surtout pour la radiographie de l'estomac et de l'intestin après absorption du repas de bismuth; ils fournissent dans ces cas des images remarquables par les contrastes.

La radiographie du poumon n'en peut tirer aucun avantage important. Il s'agit en effet d'une région très perméable aux rayons X et pour laquelle de faibles intensités suffisent pour obtenir directement une épreuve satisfaisante et, d'autre part, avec l'écran renforçateur la valeur de la radiographie rapide pour la recherche des lésions pulmonaires légères, pour l'exploration des sommets et du hile en particulier, n'apparaît plus aussi évidente, puisque le flou des images, même léger, trouble la netteté des fins détails.

Ils peuvent être employés pour la radiographie de la région lombaire, puisqu'ils permettent d'obtenir l'ombre rénale. Sans doute, de petits calculs assez transparents pourront échapper, mais en raison de ce fait que la radiographie sera facilement obtenue pendant l'apnée du sujet, les conditions d'exploration n'en restent pas moins très satisfaisantes.

Les écrans renforçateurs ne seront pas utilisés pour la recherche de très petits corps étrangers et pour la recherche de lésions atteignant légèrement le squelette.

Durée d'emploi. — Par la faculté qu'ils offrent de faibles intensités et de réduire beaucoup la durée de la pose, les écrans renforçateurs permettent de ménager les ampoules et présentent ainsi, au point de vue pratique, des avantages importants. Mais ceux-ci sont compensés, en partie seulement d'ailleurs, par un prix d'achat qui est élevé et par la rapidité de leur usure. Le professeur Krause, de Bonn, qui utilise le Gehler-Folie et le Sinegran, a constaté que le pouvoir renforçateur de ces écrans était très atténué après quatre-vingts épreuves en moyenne.

Conclusions

Les récents appareils fournissent des intensités assez élevées pour rendre la radiographie instantanée d'application plus générale, soit sans écran renforçateur, soit avec écran renforçateur. Seules les ampoules nous obligent encore à limiter la puissance de l'énergie dont nous pouvons disposer.

La radiographie rapide, par l'emploi des écrans renforçateurs, vient d'être mise à la portée des installations ordinaires et elle peut être alors appliquée par le médecin possédant un modeste outillage ou par celui qui, ne disposant pas de crédits élevés, ne peut faire l'achat coûteux d'un puissant appareillage. Envisagés seulement à ce point de vue, les écrans renforçateurs, dans leur état actuel de perfection, fournissent donc au médecin le précieux moyen de retirer de la radiographie rapide les avantages qu'elle apporte au radiodiagnostic et représentent ainsi un progrès très appréciable.

DEUX CAS DE BRÛLURES PAR LES RAYONS X
SOIGNÉES PAR LA HAUTE FRÉQUENCE

by P. CLENNEL FENWICK M. D. N. Z. M. B. Londres F. R. C. S. E. F. R. G. S.

—

Le traitement des brûlures par les rayons X a été si difficile, et en beaucoup de cas si dépourvu de succès, que je me hasarde d'enregistrer deux cas que j'ai actuellement en traitement. Je vous prie d'excuser mon manque de savoir, si on s'est déjà servi du traitement dont je fais mention, mais comme nous sommes si loin de l'Europe, et nous autres, médecins pratiquants, sommes tout à fait pris au dépourvu, faute d'une littérature médicale courante. Ma seule excuse, pour enregistrer ces cas, c'est que le soulagement des douleurs a été si complet et l'amélioration si rapide, que je pense que les chirurgiens qui sont habitués à se servir des rayons X en seront intéressés.

Pendant les sept dernières années, j'ai vu six cas de graves brûlures par les rayons X. Je suis heureux de vous informer qu'ils n'ont pas eu lieu dans ma propre pratique, mais qu'ils m'ont été envoyés pour avoir mon avis et mon traitement après que le mal avait été fait.

PREMIER CAS. — *Grave brûlure à la fesse droite.* — La plaie datait de dix-huit mois et avait détruit presque tout le tissu de la fesse. Je n'ai pas essayé le traitement et le malade est mort bientôt après.

DEUXIÈME CAS. — *Brûlure profonde sur le dos du pied, mettant à découvert les os métacarpiens.* — Le cas est trop avancé pour pouvoir être traité, et on m'a dit que le malade était mort peu de temps après.

TROISIÈME CAS. — *Brûlure profonde au-dessus de la région*

parotide (modèle 16), qui résista à tous les traitements, prit une forme épithéliale et le malade mourut quelques mois plus tard.

QUATRIÈME CAS. — *Brûlure grande et profonde du sein (modèle 15).* — Quand la brûlure eut lieu, on traitait la malade pour un cancer au sein. J'ai conseillé et appliqué la haute fréquence, ce qui soulagea temporairement la grande douleur, mais l'aisselle était remplie de glandes dures et la malade mourut bientôt après que je l'eusse vue pour la première fois.

CINQUIÈME CAS. — Un homme de 41 ans avait été radiographié il y a huit mois pour un cas probable de calcul rénal. On dit que l'exposition n'a duré que quelques minutes. L'ampoule est décrit comme étant très petit. On a pris le courant de deux accumulateurs (4 volts chacun). L'ampoule était, dit-on, éloigné de la peau de 3 pouces.

La radiographie n'étant pas réussie, on en prit une seconde la semaine suivante.

Le malade dit qu'à cette occasion le courant appliqué venait de trois accumulateurs de 4 volts chacun.

La durée de l'opération a été de dix-huit minutes environ (d'après les déclarations du malade).

Huit jours après, la peau au-dessus du côté droit de l'abdomen était rouge et très douloureuse et se transforma vite en une large plaie dont la grandeur peut se concevoir par le fait qu'il fallait un pansement de 11 pouces carrés pour la couvrir.

Pendant neuf mois il était soigné par son médecin, qui fit l'impossible pour amoindrir ses souffrances. Il me consulta à la fin d'avril. Les notes que j'ai prises lors de sa première visite sont les suivantes :

Il y a un ulcère profond, de forme irrégulière, du côté droit de l'abdomen, un peu au-dessus du nombril, et recouvrant les dernières côtes. L'ulcère mesure 5 1/2 pouces sur 4 1/2 pouces. Les bords de l'ulcère sont coupés âprement et sa surface est couverte d'une exfoliation grise et épaisse que l'on ne peut pas enlever, à cause de son adhérence avec les tissus. Les bords de l'ulcère sont profondément congestionnés. La peau environnant l'ulcère à une distance de 5 pouces est mince, luisante et marbrée d'hémorragie sous-cutanée. Le malade dit que la douleur est si forte qu'il ne peut dormir que pendant de courts intervals. Il a pansé la plaie avec de l'onguent de cocaïne et a été obligé de renouveler le pansement jusqu'à onze fois par jour et plusieurs fais chaque nuit. Il est pâle et hagard.

J'ai essayé de me servir de zinc ions, après un première application de cocaïne ions, mais la douleur fut si vive qu'il fallut cesser. Je me suis alors servi d'un fin embrun, d'un pinceau d'argent attaché à la barre de haut de la machine à haute fréquence. Presque immédiatement le malade ressentit un soulagement de sa douleur. Il passa une assez bonne nuit et cela m'encouragea à continuer le traitement deux fois par jour. En quelques jours, il me permit de supprimer l'onguent de cocaïne, auquel j'ai substitué un onguent de bismuth (60 p. c.) et de l'huile carbolique (1 p. 80), 30 p. c. Ceci eut un résultat des plus satisfaisants et le malade a pu se tenir droit, ce qui lui était impossible depuis des mois.

J'ai traité l'exfoliation de l'ulcère avec de la glycérine de pepsine et cela l'a dissous très bien, et alors apparurent sur la surface propre de l'ulcère des taches de tissus granuleux et la blessure commença à se contracter rapidement. Après vingt-cinq applications, comme la douleur avait disparu et que le malade dormait bien, je lui ai permis de retourner chez lui. Il est revenu quatre jours après, souffrant beaucoup. La surface de l'ulcère étai tencore recouverte d'une épaisse exfoliation et la peau environnante était très enflammée. Je fis une première application de l'effluve et je suis de nouveau parvenu à dissoudre l'exfoliation avec du pepsine.

J'ai trouvé que l'ulcère était plus petit, mesurant maintenant 3 pouces sur 3 1/2 pouces. Il reçut dix-neuf applications et retourna une seconde fois chez lui en bonne forme et n'ayant plus de douleurs.

Sept jours après, il revint de nouveau, souffrant beaucoup, mais toutefois moins qu'à sa première visite. L'ulcère fut encore une fois nettoyé ; bien que la peau environnante paraissait irritée, l'amélioration générale se maintenait. Il reçut quatre applications et retourna de nouveau chez lui exempt de tout désagrément.

Après avoir été cinq jours absent, il se montra de nouveau, me priant de continuer le traitement. La douleur dans l'ulcère n'était pas vive, mais il était constamment tourmenté par des

contractions ou des crampes dans les muscles du rectus abdo-
minis. Ces attaques le pliaient en deux et la douleur était si
forte qu'il poussait de grandes plaintes. Je lui fis sur le champ
une injection hypodermique de morphine et d'altropine, ce qui
arrêta le rétrécissement, et encore une fois j'y ai appliqué l'effleuve et j'ai poudré l'ulcère d'orthoform.

Maintenant il a eu vingt-cinq applications et il me quitte encore une fois. Voici sa condition à l'heure actuelle :

La grandeur de l'ulcère est de 1 1/3 pouce de longueur sur
1 pouce de largeur; il est superficiel et la base est couverte de
petites granulations.

Je puis essuyer la surface de la plaie sans y causer de douleur.
La peau environnante est absolument normale, aussi bien à la
vue qu'au toucher.

Il n'a plus eu d'attaques de contractions musculaires et dort
toute la nuit; il me dit que « si ce n'était pas que je fusse obligé
de panser la plaie une fois par jour, ce serait de me faire croire
qu'il y a quelque chose qui va mal avec moi ».

Sixième cas. — Un jeune homme de 39 ans, radiographié par
le même opérateur qui a soigné les cas précédents (je ferai remarquer ici que c'était un photographe et non un médecin),
pour « tumeur vésicale ».

Il a été soumis aux rayons pendant dix-huit minutes, le tube
étant placé tout près de la peau.

Une semaine après, la peau du bas-ventre était rouge et très
douloureuse. Toute la peau entre l'ischion et l'ombilic était at-
taquée. La première mois que je le vis, c'était au mois de mai,
neuf mois après l'exposition aux rayons. Les notes suivantes sur
son état sont celles que j'ai prises au cours de cette visite :

Toute la peau au-dessus de la région suprapubique est profondément congestionnée; la couleur rouge foncé s'étend aussi haut
que l'ombilic. Il y a neuf ulcères profonds, le plus grand d'une
dimension de 2 1/2 pouces sur 1 1/4 pouce, le plus petit du
diamètre d'une pièce anglaise de six sous. Ces plaies sont cou-
vertes d'une épaisse exfoliation. Les marges des ulcères sont cou-
pées courts et ont les contours irréguliers. Il y a un ulcère profond à la base du pénis qui cause au malade d'horribles souffrances quand le pénis est touché en urinant.

Voilà son état depuis qu'il a été exposé aux rayons X

Je me suis servi de la haute fréquence dans ce traitement et j'ai obtenu les meilleurs résultats. Après trois applications, il pouvait supporter le bismuth et l'huile onguent et les ulcères se rétrécirent rapidement. Il pouvait marcher confortablement et la douleur était atténuée. Il me quitta après avoir subi vingt-

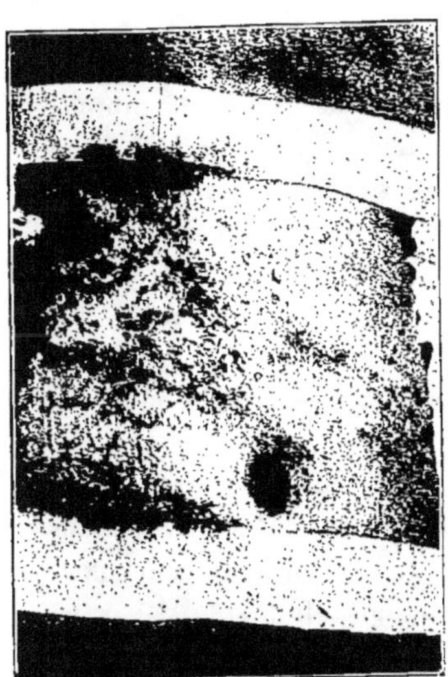 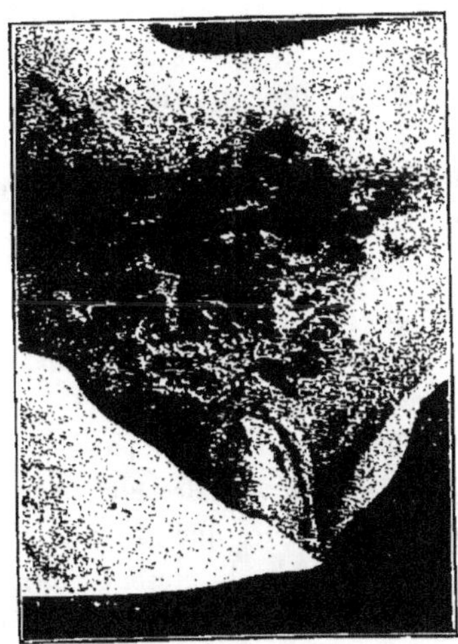

neuf applications et retourna chez lui ayant bonne mine et exempt de toute douleur. Il revint me voir vingt et un jours plus tard, afin de me permettre de constater l'amélioration de son état et je pris les notes suivantes :

Le grand ulcère s'est divisé en trois petits ulcères par un pont ferme de tissu granulé; c'est pourquoi il y a maintenant onze ulcères sur la région suprabienne. Ils sont tous petits et presque à fleur de la peau qui les entoure, ce qui produit un contraste frappant avec les ulcères profonds que j'y ai vus il y a trois semaines. Toute la surface des ulcères est couverte de points de tissu granulé. La congestion de la peau intermédiaire est bien moindre. Le malade ne se plaint maintenant que de démangeaisons, la douleur étant beaucoup réduite. Je lui ai donné deux applications de l'effleuve avec recommandation de lui mettre de la poudre de orthoform sur la plaie.

Le soulagement de la douleur causé par des effluves de haute fréquence et le rétrécissement des espaces ulcérés étaient si remarquables, que je me crois en droit de rapprocher ces deux cas.

Le premier malade me quitta trois fois en bonne santé et tout à fait sans douleurs. Il est revenu chaque fois en grande hâte et souffrant beaucoup; il n'a jamais manqué d'être vivement sou lagé par l'effluve.

Malgré ces rechutes apparentes, les ulcères se sont contractés doucement depuis le commencement du traitement ; la profondeur des ulcères a rapidement diminué et l'exfoliation a été poussée ascentionnellement par une sous-croissance de tissu granulé. La peau d'alentour a été le témoin le plus remarquable de l'action bienfaisante de l'effluve. A chaque visite, j'ai trouvé la peau rouge gonflée par suite d'hémorragies sous-cutanées. En peu de jours, cette apparence avait disparu, et chaque fois que le malade me quitta la peau était absolument normale en apparence.

J'étais très intéressé par la contraction violente et presque continuelle des muscles du rectus abdominus. Ces contractions étaient si fortes que le malade était courbé en deux et les douleurs des crampes étaient vraiment agonisantes.

Ce qui a également été très intéressant à constater, c'était le soulagement subit qu'une petite injection hypodermique dans le muscle produisait.

Il me semble que ces contractions pourraient peut-être être expliquées par le fait que l'exfoliation se séparait et que les nerfs superficiels étaient exposés à l'air, ou bien que le nerf moteur du rectus abdominus regagnait sa santé et, semblable aux nerfs d'un membre après une amputation, causait des crampes semblables à des contractions.

Le malade me dit que les muscles de ce côté lui paraissaient avoir diminué pendant sa maladie, et il a remarqué qu'ils avaient encore repris la même dimension que ceux du côté opposé. Il est possible que les muscles aient diminué par la maladie trophique des nerfs sous la destruction par les rayons X.

RAPPORT DE L'INSTITUT FINSEN

A COPENHAGUE

SUR L'ÉTAT ACTUEL DE LA PHOTOTHÉRAPIE

par K.-A. HASSELBALCH

On sait que Finsen a indiqué les principes généraux photo-thérapiques suivants :

I. La Photothérapie négative, basée sur l'exclusion des éléments chimiquement actifs de la lumière du jour. On fait surtout usage de cette thérapeutique pour le traitement de la *variole* par la « chambre rouge ». Quant à cette maladie, cette thérapeutique a depuis longtemps soutenu l'épreuve, mais on n'a pu trouver d'indications positives ultérieures, et l'on ne donnera pas de détails ici.

II. La Photothérapie positive, basée par Finsen sur les qualités bactéricides et inflammatoires des rayons violets, et surtout sur celles des rayons ultra-violets. Quant à l'effet de ces mêmes rayons sur le sang et sur l'hémoglobine — sur lequel reposent sans doute une partie des résultats de la photothérapie — Dreyer et Hanssen (1) ont démontré que les albumines du plasma sont précipitées par la lumière ultra-violette, tandis que Busck (2) et Schmidt-Nielsen (3) ont été les premiers à en démontrer l'effet hémolysant, et Hasselbach (4) a déterminé la nature de

---

(1). G. Dreyer et O. Hanssen : Sur la coagulation des albumines par l'action de la lumière ultra-violette et du radium. Compt. rend. 145. 1907.

(2). G. Busck : Die photo « Ciologischen Sensibilatoren u. ihre Eiweiss » verbindungen. Bioch Zeits I. 1906.

(3). S. Schmidt-Nielsen : Einige Erfahrungen ü. d. Licht als Reagens. Mith. a. Finsen's ched. Lichtinst. 10. 1906.

(4). K.-A. Hasselbalch : Untersuch ü. d. W:skung des Lichtes auf Blutfarb-stoffe u. rote Blutcörperchen, etc. Bioch Zeits. 19. 1909.

son effet sur l'hémoglobine. On apprit que surtout les rayons à une largeur d'onde au-dessous de 310 millimètres développaient une action primairement réduisante, secondairement oxydante sur l'hémoglobine. Où l'oxygène était librement admis, l'oxyhémoglobine se transformait en méthémoglobine, tandis que cette substance, au vide, fut réduite par la lumière en hémoglobine; l'hémoglobine réduite, est pratiquement parlant, photostable.

La photothérapie positive est employée partie *localement*, partie *universellement*.

Une *application locale* de la lumière chimiquement active est instituée dans différentes maladies de la peau et des muqueuses.

Quant à la *source de lumière*, les recherches entreprises dans cet institut ont constaté que pour l'effet thérapeutique profond nulle autre source de lumière jusqu'ici employée n'est au niveau de la lumière de l'arc à charbon concentré *ad modum* Finsen. Maar (1) a comparé la lampe Kromayer à mercure-quartz avec la lampe Finsen-Reyn, en éclairant l'oreille d'un lapin à travers l'oreille d'un autre lapin, et a obtenu de cette manière une forte photo-réaction sur *l'autre* oreille par la lampe Finsen-Reyn en 60-75 minutes, mais aucune réaction sur *l'autre* oreille par la lampe à mercure-quartz, au bout du même temps. Mais la première oreille fut nécrotisée par la lampe à quartz dans toute l'étendue éclairée, tandis que cet effet était beaucoup plus petit avec la lampe Finsen-Reyn. Une comparaison clinique entre les deux sources de lumière employéespour le lupus, semble aller dans la même direction. La lumière Finsen est plus riche que la lumière à mercure-quartz en rayons pénétrants, biologiquement actifs, qui détruisent sélectivement des éléments cellulaires pathologiques.

Appareil de concentration

Toutes les cinq lentilles à travers lesquelles la lumière de l'arc à charbon est conduite, sont de quartz, dont l'absorption ne commence qu'à environ $185\mu\mu$; les deux couches d'eau entre les

---

(1). V. Maar : Die Tiefenwiskung de Finsen — Reynlampe, u. der Kromayer-lampe Arch f. Derm. u. Sysch. XC. 1908.

lentilles, où sont retenus les rayons ultra-rouges, sont d'eau distillée (absorption dès env. 200 $\mu\mu$).

Le *compressoire* est aussi de quartz. Sa signification est en partie de rendre exsangue la portion éclairée de la peau pour obtenir un plus grand effet de profondeur, et en partie d'agir contre un chauffage trop élevé de la peau : un courant d'eau froide le traverse; par économie, cette eau est celle de la conduite ordinaire; sans doute, son absorption commence déjà à environ 220$\mu\mu$, mais comme la couche n'a qu'environ 1 centimètre d'épaisseur, la perte de lumière ultra-violette est insignifiante.

Il est de la dernière importance que les appareils de concentration et de compression ne retiennent rien de l'ultra-violet de l'arc à charbon. Pour être sûrs de la jouissance thérapeutique des appareils, nous avons fait, à intervalles réguliers, des expériences de contrôle sur la peau humaine saine, et nous nous sommes servi de la réaction obtenue pour mesurer la pureté des appareils; et nous avons, en outre, introduit depuis peu l'épreuve spéciale suivante :

Epreuve de la puissance thérapeutique des appareils

On plonge du papier à filtrer dans une solution fraîchement préparée d'amidon iodo-potassique (50 p. c. I. de P.). 2 p. c. d'amidon soluble en eau distillée). On place ensuite le papier un peu en dedans du foyer de l'appareil à examiner, derrière un compressoire de quartz. Lorsqu'on allume la lampe, il se produira dans environ vingt secondes une tache brun-bleuâtre sur le papier réactif, l'iode dégagé s'étant uni à l'amidon. A l'intérieur du compressoire, entre ses deux plaques plani-parallèles de quartz, et baigné par l'eau refroidissante, on a placé un morceau demi-lunaire de verre ordinaire — d'environ 1 millimètre d'épaisseur, absorption dès enviro 310 $\mu\mu$ — de manière à diviser la tache lumineuse sur le papier réactif en une partie plus claire, et une autre plus sombre. Si l'appareil de concentration ne permet pas aux rayons extérieurs ultra-violets — largeurs d'onde 310 — de passer, il n'y aura pas de différence entre les deux moitiés de la tache brune. Pour éprouver un compressoire ordinaire, on le place sur le chemin des rayons entre un appareil de concentration déjà contrôlé et le compressoire mentionné, à la plaque semi-lunaire de verre.

Un examen (1) de quarante-cinq cas a montré, dans tous ces cas, une correspondance absolue entre les résultats de l'épreuve de compressoires par photo-réaction sur la peau saine (épreuve biologique), et ceux de l'épreuve par l'amidon iodo-potassique.

Des *compressoires prismatiques* de quartz ont été introduits par Lundsgaard (2) pour la photothérapie des parties des muqueuses difficilement accessibles à la lumière concentrée de l'arc à charbon. Ils sont basés sur la réflexion complète d'une surface de quartz. Le faisceau de rayons entre par la petite surface cathétique d'un prisme solide de quartz rectangulaire, est réfléchi par celle de l'hypoténuse, et sort par la grande surface cathétique. Par cet arrangement, le faisceau de rayons est courbé, et l'on peut en conséquence le faire entrer dans des parties difficilement accessibles de la muqueuse. La surface de l'hypoténuse ne doit pas être humide, autrement la lumière sera réfractée en grande partie à travers la surface de l'hypoténuse, et non propetée dans la direction voulue.

Voilà pourquoi une petite chambre plate, étroitement fermée, contenant de l'air sec, est fixée sur la surface de l'hypoténuse du prisme de quartz, pour éviter que cette surface ne se couvre de rosée. Ces compressions prismatiques sont de même contrôlés régulièrement quant à leur puissance thérapeutique à l'aide de la réaction amylo-iodo-potassique. C'est surtout la compacité de la chambrette à air qui est compromise par l'usage fréquent; heureusement, nous pouvons facilement contrôler ces appareils très usités par l'épreuve à amidon iodo-potassique.

1° *Maladies cutanées traitées et les résultats.* — L'indication principale de la photothérapie locale est encore toujours fournie par le *lupus vulgaire*. Suivant la statistique de Finsen et Forchhammer (1), sur 800 cas, 51 p. c. furent guéris par ce traitement, tandis que 24 p. c. furent en partie guéris; dans 11 p. c.

---

(1). K.-A. Hasselbalch : Ue. Polif v. Quartzapparaten in der Finsenchen Lichtbehandulung. Arch. f. Derm. u. Syph. 1910.

(2). K.-K.-K. Lundsgaard : Lichtbehandl. v. Conjunctivalleiden klin. chon. f. Augenheilkunde 1909 (on y trouve une image de l'appareil).

(3). Niels R. Finsen u. H. Forchhammer. Resultate der Lichtbehandlung bei unseren ersten 800 Föllen von Lupus vulgaris. Mitt. a. Finsen's Med. Lichtinst. V — VI, 1904.

des cas, il y avait une amélioration essentielle; 5 p. c. ne furent pas influencés durablement et 9 p. c. n'achevèrent pas la cure. U· e statistique postérieure d'un total de 1,251 cas (1), comprenant aussi les 800 cas précités, montre le même pourcentage de parfaitement guéris, 50.5 p .c.; les autres nombres ne peuvent être comparés à cause d'une groupement différent.

Les avantages évidents de la photothérapie sur toutes les autres méthodes de traitement du lupus vulgaire sont trop connus pour être énumérés ici.

Comme partout ailleurs, nous employons aussi dans cet institut un traitement préparatoire au d'appui dans les cas difficiles : opérations, onguents (surtout pyrogallole) et particulièrement les rayons Röntgen.

Comme dans environ 70 p. c. de nos cas il y a aussi lupus des muqueuses, très souvent d'un accès difficile à cause de sa localisation, l'introduction des compressoires prismatiques à réflexion complète (voyez ci-dessus) marque un progrès extraordinaire aussi quant à nos efforts pour obtenir une guérison durable du lupus de la face.

Autres maladies de la peau

A côté du traitement du lupus, on a continué les expériences quant à la photothérapie d'autres maladies cutanées. On a publié les résultats (2) d'environ 1,000 expériences de cette sorte, qui nous ont fourni les indications suivantes :

Tuberculum anatomicum : 26 cas ont été complètement traités, tous avec guérison.

Tuberculose verruqueuse de la peau : 21 cas, 15 guérisons.

Lupus érythématosus, 210 cas, 56 guérisons.

Nævus vascularis planus : 89 cas, 12 guérisons.

Acne vulgaris et *Acne rosacea* : la photothérapie n'est indiquée que dans les ca sgraves et opiniâtres.

Alopecia areata : plaques isolées, 86 cas, 73 guérisons; plaques multiples, 57 cas, 22 guérisons; alopecia decalvans, 9 cas, 0 guérison.

---

(1). HOLGE FORCHHAMMER et AXEL REYN, dans : Medd. fr. Finsens Med. Lysinstitut X. 1906.

(2). H. FORCHHAMMER : Erfaringer med Lysbehandling ved Hudsygdommd. Hospitalstidende Nᵒ 35. 1909.

On déduira facilement les indications photothérapeutiques de ces communications.

Pour les eczémas, le traitement par la lumière concentrée est contre-indiquée. Un traitement par la lumière ultra-violette non concentrée a donné des résultats variant et peu encourageants.

2° *Maladies des muqueuses*. — Nous avons déjà dit que par les compressoires prismatiques de Landsgaard, la photothérapie a été enrichie d'un instrument de travail de très grande valeur, puisque nous pouvons ainsi, dans un grand nombre de cas, traiter effectivement le *lupus des muqueuses*. Nous arrivons de cette manière, dans les cas de *lupus conjunctivæ* et de *lupus cavi nasi*, plus vite et plus sûrement à une guérison durable que par les anciennes méthodes, que, bien entendu, nous continuons toutefois à employer comme traitement d'appui dans les cas où l'accès de la muqueuse est particulièrement difficile.

Il semble, toutefois, que la proposition de Lundsgaard (1) de traiter la trachome par la photothérapie soit d'une valeur encore plus grande. A l'origine, les compressoires prismatiques furent construits pour traiter les parties difficilement accessibles de la conjonctive. Lundsgaard et Grönholm (2) ont publié des observations sur 60 malades finnois avec 109 yeux trachomateux. Ces observations semblent indiquer qu'il faut au moins regarder le traitement par photothérapie comme une ressource très significative pour la thérapeutique du trachome. Quarante-huit yeux furent examinés de deux à six mois et demi après le traitement, et on trouva quarante-trois guéris; cinq n'étaient pas guéris ou il y avait récidive. Bien entendu, quant à une maladie si capricieuse que le trachome, un temps d'observation plus long est nécessaire avant de pouvoir parler de guérison absolue, et on comprend qu'en ce cas la photothérapie sera effectivement appuyée par une expression précédente. Tout compté, on peut dire que si la photothérapie du trachome tient les promesses qu'elles semble avoir données, elle marquera — aussi à cause de sa facilité et de son bas prix en comparaison avec les anciennes méthodes — un grand progrès dans la lutte contre ce

---

(1). Hospitalstidende 1905.

(2). K.-K.-K. Lundsgaard et V. Grönholm : Lysbehandling af Konjunckhivalli delser. Bibliothek for Læger, 1910.

terrible ennemi d'une grande partie de la population pauvre de divers pays.

Photothérapie universelle. — On sait que la lumière riche en rayons ultra-violets provoque, sur la peau nue de l'homme, une dermatite avec dilatation des vaisseaux dermiques, et desquamation de l'épithélium superficiel. Si, avec un intervalle de deux à huit jours, la peau a été plusieurs fois de suite le siège d'une telle inflammation, un état d'hyperémie durable, « l'érythème chronique » de Finsen en est le résultat (1). C'est cette hyperémie, qui peut durer jusqu'à un an, qu'on a utilisée pour combattre deux des symptômes saillants des affections du cœur : l'angine pectorale et la dyspnée cardiaque. Ce sont les recherches (2) physiologiques de Hasselbalch qui ont servi de base à cet emploi. On a de plus appris que la neurasthénie acquise constitue une autre bonne indication.

Comme on le voit, il s'agit d'un mode de traitement nouveau en principe, car on ne cherche pas à éviter, comme jusqu'à présent, le photo-érythème ; on veut, tout au contraire, provoquer cette dermatite, pour arriver ainsi à l'hyperémie dermique ; ce qu'on a en vue, c'est donc d'influer sur les maladies précitées exclusivement à l'aide de cette hyperémie même, et à cette fin, on choisit la forme la plus forte et la plus durable d'hyperémie qu'on connaisse.

Instruments. — Les instruments sont bien simples. Deux lampes à arc de charbon, les charbons brûlant à l'air libre, sont suspendues l'une à côté de l'autre à une distance d'environ 50 centimètres ; on peut les lever et baisser l'une indépendamment de l'autre. Chaque lampe brûle à 50 volts, 75 ampères. Local très bien ventillé.

Pour éviter une partie des rayons de chaleur, sans perte notable de l'action ultra-violette, on a, dans quelques cas, intercalé un *écran* vertical et très mince *d'eau courante* entre l'arc luisant et le malade. On produit cet écran, ou ce rideau, en faisant sortir l'eau, sous une pression constante, d'une capsule métallique munie d'une fissure très régulièrement façonnée, d'une largeur minimale et d'une longueur d'environ 7 centimètres.

____

(1). Mitteil. I, 1900.
(2). Skand. Arch. f. Phisiologie, 1905.

Un examen avec un thermomètre noirci a montré que 25 p. c. de la chaleur sont ainsi retenus, tandis que le noircissement du papier photographique, produit surtout par les rayons violets et ultra-violets, ne diminue pas d'une façon appréciable.

La lumière filtrée par l'écran d'eau mentionné produit même un érythème *plus fort* que celle non filtrée, pendant le même temps d'action. La cause en est probablement que là où l'effet de chaleur sur les vaisseaux sanguins, et en conséquence, l'érythème de chaleur, reste absent, les rayons chimiquement actifs sont à même de pénétrer plus profondément et de causer une photo-inflammation plus forte. Il est donc possible d'obtenir ainsi les mêmes résultats durables avec des efforts moins sévères de la part du malade, et pendant un temps d'exposition plus court.

Effets physiologiques du bain de lumière. — Les effets constatés sur une série d'individus normaux concernent, outre la peau, le mécanisme de la respiration et de la circulation. Ce ne sont pas tant les effets aigus qui nous intéressent ici, mais plutôt les effets persistants, à savoir ceux qui dépendent du degré obtenu d'hyperémie dermique.

La peau. — Une peau antérieurement blanche et pauvre en sang, prend, après la cure, et pendant des mois encore, une chaude coloration jaune-rougeâtre. Il est probable qu'une telle accumulation relative du sang dans les téguments en décharge partiellement le cœur et les organes abdominaux.

Respiration. — Sans que l'échange respiratoire soit influencé, et sans que le chiffre quantitatif de la ventilation par heure soit essentiellement changé, chaque respiration devient plus profonde, donc proportionnellement plus rare. Un individu normal à fréquence respirative de 19, présentait, après le troisième bain, une fréquence de 14, et conservait, après avoir achevé la cure, une fréquence de 15, pendant trois mois, au préalable.

Circulation. — La pression artérielle baisse, en général, sensiblement après le troisième bain, et est, après la cure, achevée, de 10 à 30 p. c. plus basse qu'auparavant. Cette diminution concerne et la pression systolique et la pression diastolique, mais généralement de façon que la différence — la pression du pouls — devient plus grand qu'auparavant. Le plus souvent la fréquence du pouls ne change pas.

La matité percussoire du cœur décroît très souvent, surtout en cas de dilatation, soit qu'il y ait constamment une moindre quantité de sang au cœur, due à la surcharge sanguine relative de la peau, soit qu'il y ait une position plus profonde du diaphragme.

Etat général. — Chez un certain nombre d'individus normaux, on observe, à chaque bain, un changement remarquable dans l'état de leur esprit. A peu près au temps où se développe l'exanthème, ils deviennent assez exaltés; pendant un heure à vingt-quatre heures, ils se sentent de très bonne humeur et bien disposés au travail. Souvent, comme résultat général de toute la cure, on observe, chez des personnes au tempérament assez labile jusque-là, un équilibre prononcé de l'esprit joint à une plus grande aptitude au travail. Les bains de lumière auraient donc probablement de bons effets sur les neurasthéniques surmenés, surtout en cas de symptômes nerveux du cœur.

Action chimique sur le courant sanguin

Bien qu'on n'ait pu directement démontrer une telle action, on peut toutefois soutenir que les conditions qui y sont nécessaires sont présentes. Par une détermination des coefficients d'absorption de la peau humaine vis-à-vis de la lumière ultra-violette à ondes de différentes largeurs, Hasselbalch est arrivé à $0^{mm}1$ est passé par ces rayons dans les proportions suivantes : largeur d'onde : 313 $\mu\mu$, 302 $\mu\mu$, 297 μu; pourcentage : 13 p. c., 8 p. c., 2 p. c.

Le sang dans les papilles du corium peut donc — si une pigmentation extraordinaire ne s'y oppose — très bien subir une action chimique mesurable au bain de lumière décrit. Sans doute, l'effet thérapeutique du bain de lumière peut être déduit des conditions *physiques*, de l'hyperémie constante de la peau; mais il est cependant très probable que surtout l'effet d'un bain isolé est en partie dû aux causes *chimiques*, comme la formation de méthémoglobine (v. ci-dessus).

Application. — Le malade, dont la figure est protégée, se tient de 50 à 70 centimètres de chacun des arcs lumineux, debout pendant la première, couché pendant la dernière moitié de la séance. Il expose alternativement les différentes parties du corps à la lumière aussi longtemps qu'il peut le supporter. La température des rayons à l'endroit touché est d'environ 60 degrés ; la chaleur éprouvée par le malade peut être diminuée à l'aide d'un courant d'air froid. Après le bain de lumière, on donne une douche tempérée, et le malade se met au lit, ou, s'il ne garde pas le lit, il se repose pendant une demi-heure sur un sopha.

Les bains durent de cinq minutes (premier bain) progressivement jusqu'à environ soixante minutes, suivant l'état général du malade. On répète le bain quand la peau, après la desquamation, est devenue passablement normale. On peut difficilement donner des règles fixes sur le nombre de bains ; il faut agir selon l'état de la pression sanguine et les symptômes du malade.

Indications. — En renvoyant aux publications cliniques (1) citées ci-dessous, on ne nommera ici que les indications les plus importantes de l'emploi de la lumière à arc de charbon. Selon la nature de la chose, ce traitement est symptomatique, et a surtout en vue de combattre les deux ensembles de symptômes présentés par l'angine pectorale et la dyspnée cardiaque. Nous ajoutons que plus périphériquement conditionnées sont ces maladies du cœur, plus il est facile de produire des effets durables, ou de les guérir par cette sorte de traitement, dont le principe est de réduire la tonicité du système vasculaire, et de diminuer l'opposition périphérique contre la circulation du sang. Ainsi employé, le photo-bain est d'un effet qui ne peut être obtenu par aucun autre moyen connu jusqu'ici, surtout parce que la *durée* de l'effet est si extrêmement longue : depuis six à douze mois, on trouve souvent encore des traces de l'influence d'une cure de photo-bains quant à la pression sanguine et à la fréquence respiratoire.

Une autre *indication principale* est fournie par la *neurasthénie acquise,* surtout si elle est accompagnée de plaintes cardiales, de palpitations, etc. En ces cas, c'est peut-être autant le bien-être psychique général accompagnant les bains d'une façon si prononcée, que les conditions changées de la circulation du sang, qui produisent l'effet favorable.

---

(1). K.-A. Hasselbalch et H. Jalobœus : Ueber die Behandlung von Augina pectons mit Starken Kohlenbegonlichtbäderen Berl. klin. Wochensch. 1907.

Les mêmes : Sur l'effet des bains de lumière forte, produite par l'arc électrique à charbons, sur les affections du cœur, surtout sur l'angine pectorale et par la dyspnée cardiaque. (Atti del II congresso internaz. di Zisioterapa, Roma 1907).

RADIOTHÉRAPIE DU RHINOSCLEROME

par le Dr M.-J. WUNDERLICH (Guatémala)

La découverte de Röntgen, féconde en bénéfices inappréciables comme moyen d'exploration, nous a fourni aussi des armes puissantes pour lutter efficacement contre plusieurs maladies auparavant très rebelles à tout autre traitement ou considérées comme incurables. Dans cette catégorie figure le rhinoscléome, appelé plus exactement sclérome respiratoire, très fréquent dans nos pays.

Encouragé par le bon résultat que j'ai obtenu dans trois cas soumis aux irradiations röntgéniennes, que je fis connaître dans un petit travail au Ve Congrès médical pan-américain, dont le siège eut lieu dans notre ville en août 1908, et aussi par la publication à la même date du Dr Quiñonez, de la république voisine du Salvador, dans laquelle il parle de l'emploi favorable des rayons X pour le traitement de la dite néoplasie, j'ai continué mes études avec un intérêt plus grand encore, ayant appliqué, jusqu'aujourd'hui, la méthode chez seize individus de ma clientèle privée atteints de rhinosclérome, avec un succès remarquable.

Dans tous les cas, guéris depuis quelque temps, le bon résultat a été durable; du moins je n'ai pas encore vu de récidives.

Les traits de cette maladie, dont je ferai un bref résumé, sont assez caractéristiques dans la plupart des cas pour arriver au diagnostic. En cas de doute, on pourrait prélever un morceau de tumeur pour faire l'examen histologique.

Le rhinosclérome commence habituellement par la cloison des fosses nasales, sous la forme de nodules ou plaques dures, d'une consistance presque cartilagineuse, avec invasion lente et progressive, presque toujours symétrique, des fosses nasales, de la voûte palatine, du voile du palais, du pharynx, du larynx et même de la trachée.

Le nez élargi, très souvent énormément, a un aspect tout à fait typique et répugnant. Les nodules sont quelquefois visibles au dehors des narines, et ordinairement aussi la lèvre supérieure est envahie, et seulement dans un petit nombre de cas la lèvre inférieure. L'obstruction nasale arrive après un certain temps à être complète, accompagnée d'écoulement fétide. Dans les périodes avancées, l'affection devient très gênante et provoque des troubles sérieux de la déglutition, de la phonation et de la respiration.

On sait que toutes les tentatives d'extirpation sont suivies de rapides récidives.

L'affection est fréquemment observée dans nos pays parmi les indigènes et les métis de la classe pauvre. Je ne l'ai jamais vue chez les Européens.

La contagion doit avoir lieu seulement dans des conditions très spéciales, qui ne sont pas encore bien connues, car aucun membre des familles des malades que j'ai eus en traitement n'a été victime de la contagion.

La radiothérapie dans cette affection est d'une action assez rapide : on assiste à la régression des masses néoplasiques dans un court délai et on obtient généralement la désobstruction plus ou moins complète des fosses nasales avec la diminution des dimensions que le nez avait atteintes à cause du sclérome. L'état moral du malade, toujours très accablé, se relève dès le commencement du traitement, dû à la rapide amélioration des lésions.

Le technique que j'emploie, et à laquelle je suis arrivé avec mes expériences est la suivante: trois séances, avec un mois d'intervalle, dans chacune desquelles je fais absorber aux tissus malades la dose correspondante à la teinte B du radiomètre Sabouraud et au n° 1 du radiochromodiomètre de Bordier, suivies de deux ou trois mois de repos, pour éviter une pigmentation très marquée de la peau ou de la radiodermite très intense; ensuite on soumet le patient, en cas de nécessité, à deux autres séances avec le même intervalle, suivies d'une nouvelle période de repos. Les **irradiations** sont continuées de cette façon jusqu'à ce qu'on arrive au résultat voulu.

Dans les traitements des muqueuses, j'administre **mensuelle**ment une dose analogue sans interruption, sauf en cas **de réaction** intense.

L'outillage dont je me sers est le meuble d'Arsonval-Gaiffe avec des tubes Chabaud ou Muller et le localisateur du Dr Belot.

La qualité des rayons appliqués est de 6-7 Benoist, tandis que la distance de l'anticathode aux tissus est maintenue à 16 centimètres dans le cas d'irradiation sur le nez, à 22 centimètres quand les traitements sont dirigés sur la voûte palatine ou le pharynx.

Numéro de la photographie	Numéro de l'observation	Initiale du nom des patients	Temps écoulé depuis le commenc. de l'affection	Traitements antérieurs sans résultats	État actuel des malades
	1	Mme C. A.	6	Inject. modificat.	Guéris. compl. dep. 3 ans
10	2	Mr E. G.	12	Op. Ollier; 3 curet.	» » 2 1/2 ans
9	3	Mr D. C.	8	» » Finsenthér.	» » 2 ans
1 & 2	4	Mme M. P.	6	2 curetages	» » 8 mois
3 & 4	5	Mr C. B.	8	Op. Ollier	Presq. guéri. En traitem.
	6	Mme R. C.	12	» »	Guéris. compl. dep. 1 an
	7	Mr F. A.	4	Curetage	» » » 8 mois
	8	Mr R. U.	3	» . Cautère	» » » 8 mois
5 & 6	9	Mr G. G.	5	Aucun	» » » 6 mois
	10	Mr R. S.	18	3 curet.; électrol.; Fisenthérapie	Presq. guéris. En traitem.
11	11	Mr M. P.	2	Aucun	Guéris. compl. dep. 6 mois
12	12	Mme S. H.	4	»	» » » 6 mois
7 & 8	13	Mme J. Ch.	3	»	» » » 1 mois
	14	Mr F. L.	20	Caustiques divers	En trait. Très amélioré
13	15	Mr A. S.	7	Curetages	» »
14	16	Mr E. A	13	Op. Ollier	» »

Dernièrement, j'ai commencé à utiliser le nouveau meuble crédence de la maison Gaiffe sur courant alternatif (120 volts, 50 périodes), muni du transformateur Rochefort n° 2 et de l'interrupteur Blondel, avec lequel j'ai réussi à obtenir le virage des pastilles de Sabouraud et Noiré à la teinte B, en quatre ou cinq minutes, l'intensité du courant au primaire ayant été de 6 ampères et de 1.2 milliampères dans le circuit du tube.

Je me propose d'employer prochainement des rayons filtrés, dans le but de pouvoir faire des séances moins espacées sans danger de provoquer une forte réaction sur la peau.

Les portions envahies par la maladie dans ces divers cas ont été les suivantes : les fosses nasales seules, dans les observations n⁰ˢ 1, 11, 12, 15; les fosses nasales, la voûte palatine et l'arrière-gorge dans les observations n⁰ˢ 2, 7, 8, 9, 13, 14; les fosses nasales, la lèvre supérieure et l'intérieur de la bouche dans les observations n⁰ˢ 4, 5, 6, 16; enfin, les fosses nasales, le voile du palais et le larynx chez le malade de l'observation n° 3 (fig. 9). Pour agir contre les masses néoplasiques du larynx menacé d'obstruction dans ce dernier cas, les irradiations furent faites à travers la peau du cou.

Dans le tableau ci-contre, je ferai connaître les résultats que j'ai observés chez les seize malades traités par les irradiations.

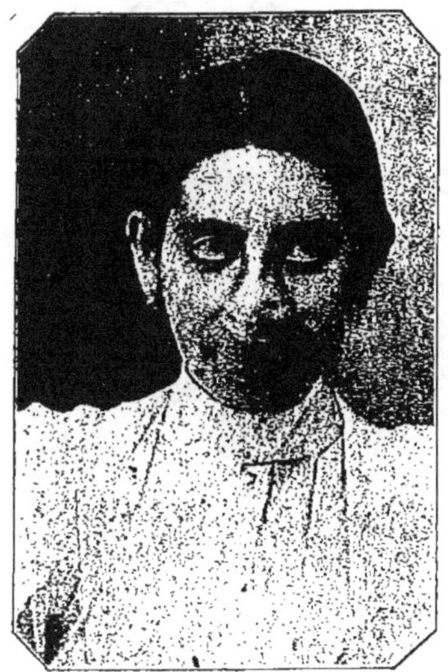
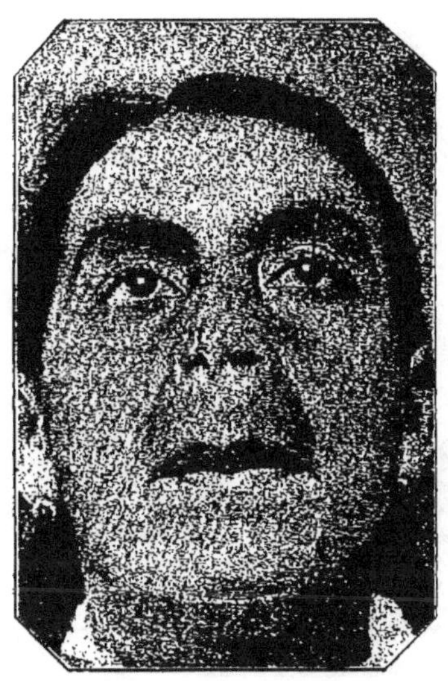

Fig. 1. — Rhinosclérome datant de six ans.   Fig. 2. — La même malade après le traitement par les rayons X.

(Observation n° 4.)

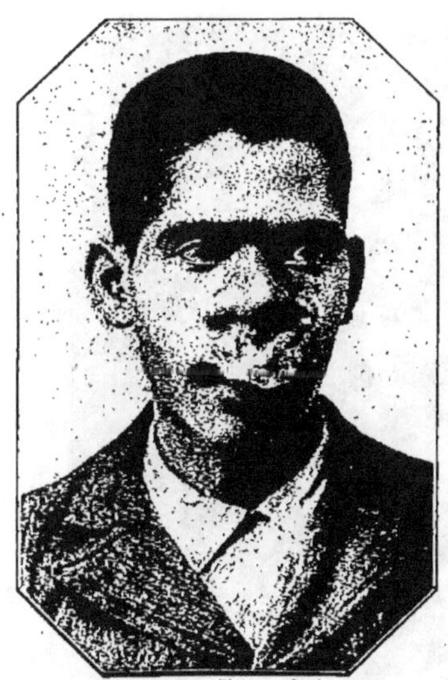
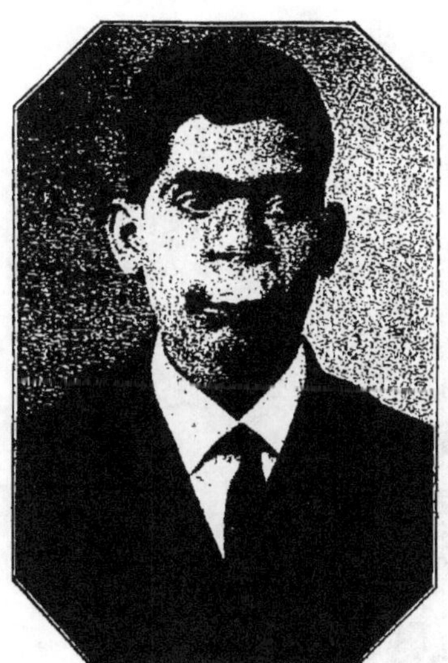

Fig. 3. — Avant le traitement par les
rayons X.   Fig. 4. — Après six séances.

(Observation n° 5.)

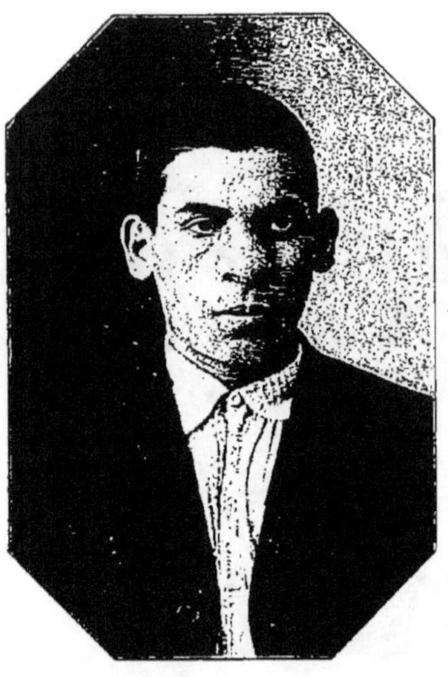
Fig. 5. — Etat du malade au commence-
ment du traitement.

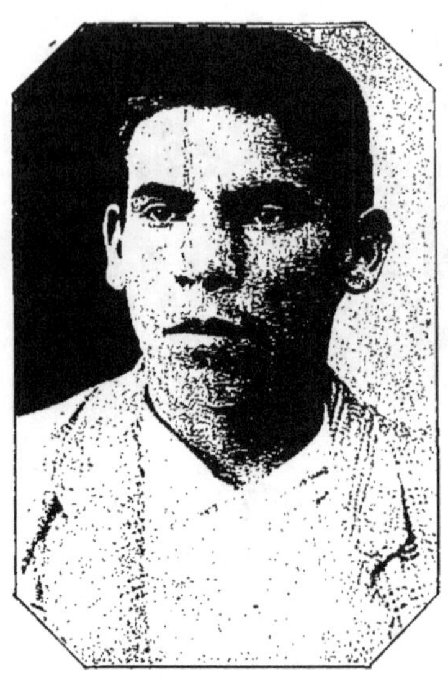
Fig. 6. — Après huit mois.

(Observation n° 9.)

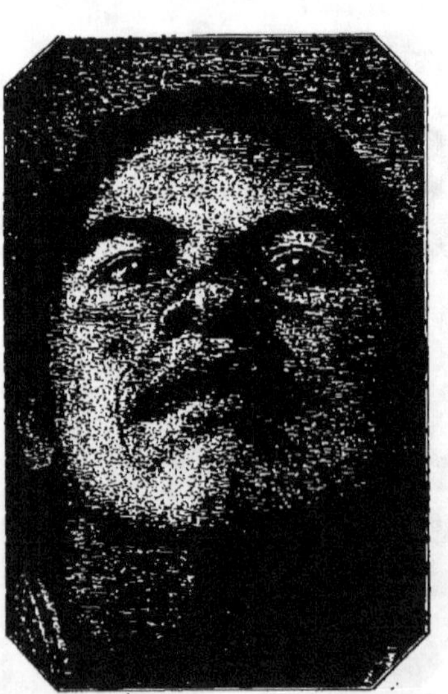
Fig. 7. — Cas peu avancé.

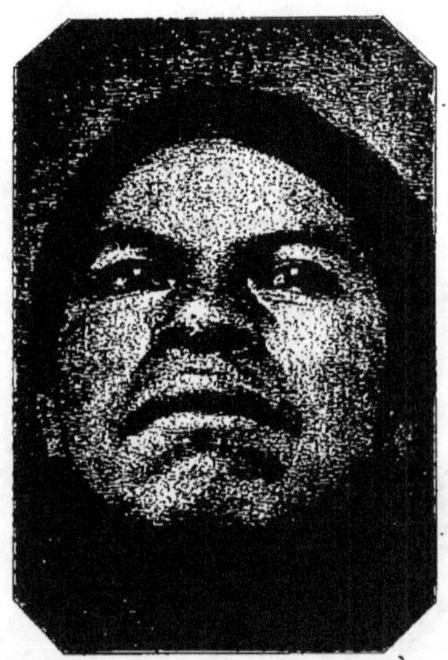
Fig. 8. — Après trois séances.

(Observation n° 13.)

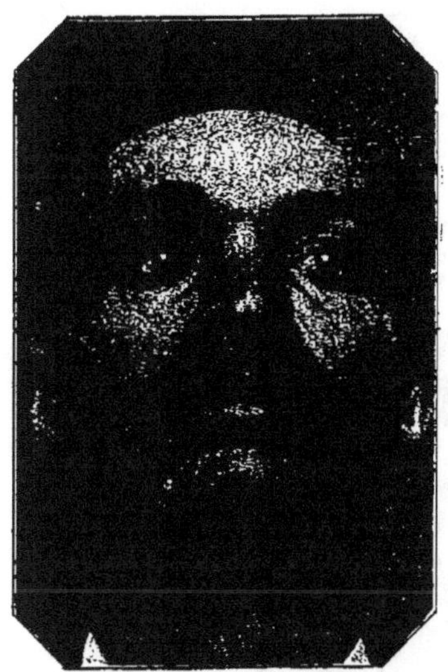

Fig. 9. — Rhinosclérome guéri depuis deux ans. (Obs. nº 3.). La photographie montre l'état actuel du malade.

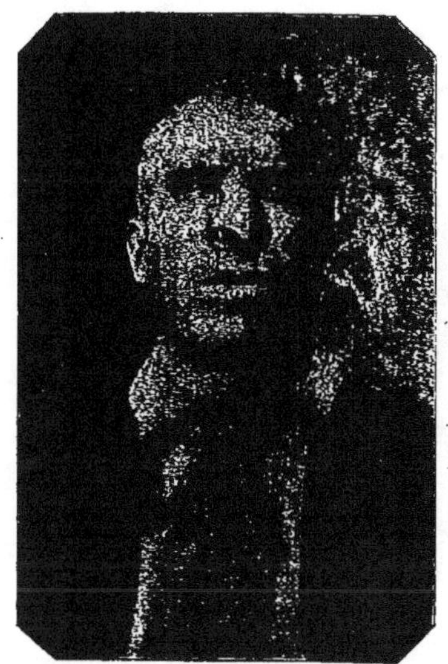

Fig. 10. — Photographie prise avant la radiothérapie. (Obs. nº 2). L'état du malade est devenu parfait. La guérison s'est maintenue depuis deux ans et demi.

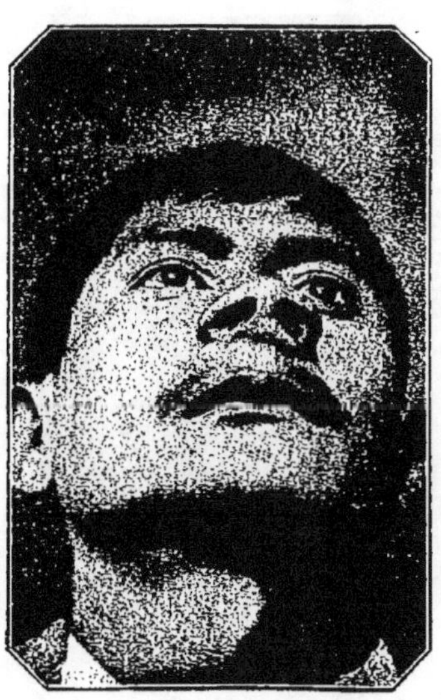

Fig. 11. — Cas traité avec succès peu après le commencement de la néoplasie. (Obs. n 11) La photographie actuelle n'a pu être obtenue.

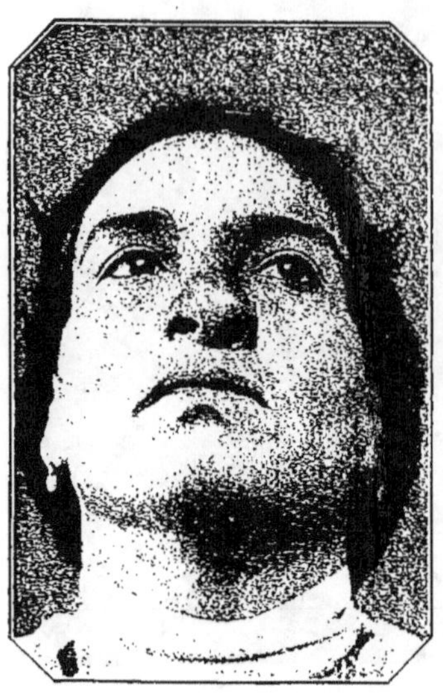

Fig. 12. — La tumeur de cette femme a disparu déjà après deux séances. (Obs. n° 12)

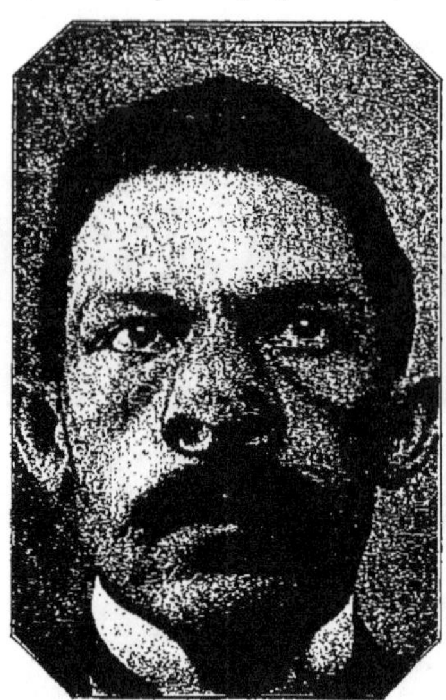

Fig. 13.— Cas en traitement depuis deux mois. L'amélioration est déjà manifeste. (Obs. n° 13)

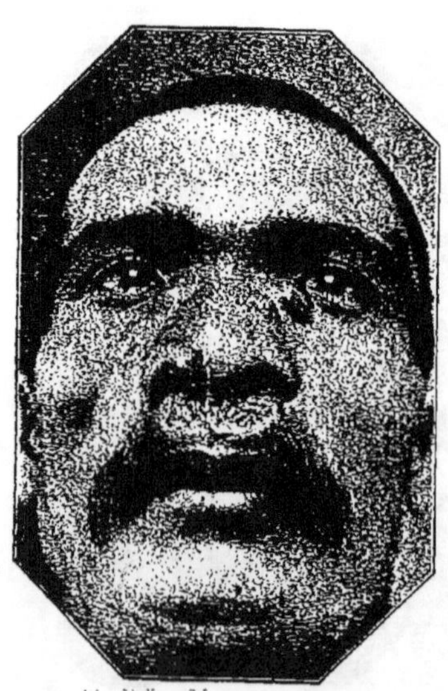

Fig. 14. — Malade en traitement depuis deux mois et en voie de guérison. (Obs. n° 16)

DIE VENTRIKELNOMENKLATUR IN BELEUCHTUNG
DER RONTGENOLOGISCHEN FORSHUNG

von Gösta FORSSELL (Stockholm)

—

Der Vortragende zeigte, wie die Einteilung des Ventrikels, mit Rücksicht auf seinem Biegunswinkel in die zwei Hauptteile, *Pars cardiaca* und *Pars pylorica* künstlich und ungeeignet ist, weil diese Einteilung das Wesentliche der Ventrikelnomenklatur dem Blicke verbirgt und weil dieser Winkel das am mindersten Konstante im Bau des Ventrikels ist.

Ausserdem sind die Namen, worunter die verscheidenen Teile des Ventrikels beschrieben werden, wenig geeignet eine richtige Vorstellung von den Thatsächlich sehr kafakteristischen Form- und Lagenverhältnissen diser Teile zu geben.

Der Vortragende weist darauf hin, dass die naturlichen Hauptabteilungen des Ventrikels, die sowohl morphologisch functionel deutliche verschieden sind und einheilliche Bildungen ausmachen, teils durch das *Antrum* der Röntgenologen, teils durch den ganzen übrigen Ventrikelsack gebildet werden.

Er schlagt vor disese Hauptabteilungen des Ventrikels mit den Nahmen *Saccus ventriculi digestorius* (Digestionssack, sac de digestion) und *Canalis ventriculi egestoriu* (Entleerungskanal, canal d'évacuation) zu benennen.

Für die Teile des Saccus die wegen der klinischen und anatomischen Localisation unterschieden werden müssen schlägt er die Namen *Ventrikelgewölbe*, coupole de l'estomac (Fornix); *Ventrikelcorpus*, corps de l'estomac (Corpus) und *Ventrikelboden*, fond de l'estomac (Fundus) vor.

Mit Hinsicht auf die Lage der Ventrikelteile im Verhältniss zu der Längsachsedes Körpers und um die Biegung des Ventrikel sanzugeben, nicht aber um morphologisch und funktionel verschiedene Teile zu bezeichnen, kann man *Pars verticalis* oder *Pars transversalis* ventriculi unterscheiden.

Es ist von ausserordentlicher wichtigkeit *nicht die auf der Schichtung des Ventrikelinhaltes* beruhende Schatten des Röntgenbildes mit anatomisch bestimmten Ventrikelteilen zu verwechseln.

UEBER DAS DECADOMETER

(ABKLINGUNGSMESSER)

von C. RAMSAUER

Wissenschaftlichem Mitarbeiter am Radiologischen Institut und Docenten an
der Universität Heidelberg.

Das Prinzip des Apparates beruht auf dem automatisch sich
vollziehender Vergleich des gesuchten Sättigungsstromes mit
demjenigen Strome, welcher bei einer bestimmten Spannung
durch einen Luftwiderstand hindurchgeht.

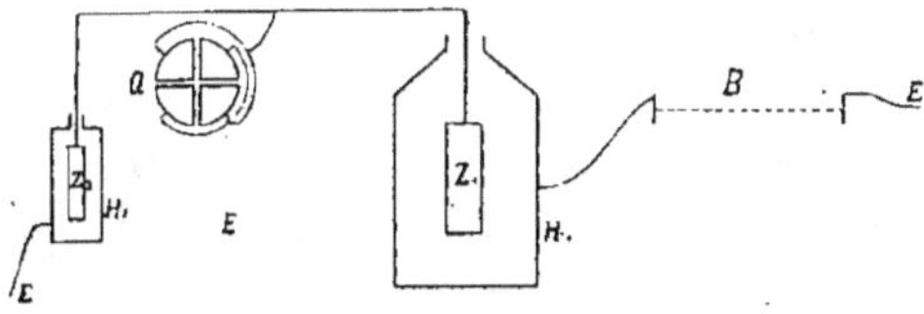

B ist eine kleine Akkumulatorenbatterie von 200 Volt; ihr
einer Pol liegt an Erde E, der andere ist mit der Hülle H_1 des
Aktivierungsgefässes verbunden, welches feste oder flüssige ak-
tive Substanz enthält oder sonst irgendwie trägerbildender
Strahlung ausgesetzt ist. Die Innenelektrode wird durch Z_1 gebildet. Die Hülle H_2 der Vergleichzelle liegt an Erde, ihr Zer-
streuungszylinder Z_2 ist mit Z_1 verbunden. Die auf Z_1 Z_2 befindliche Spannung wird am Quadrantelektrometer Q abgelesen,
dessen Nadel ihre beliebig zu wählende Hilfsspannung von B
empfängt. Die Gesamtmontierung enthält ausserdem die nötigen
Vorrichtungen zur An- und Abschaltung von Erde und Spannung und zur bequemen Einführung der aktiven Substanzen;
ferner ist das Elektrometer zur Erhöhung der Handlichkeit mit
einem Okularmicroscop versehen, welches auf das Bild einer
Marke im beweglichen Spiegel eingestellt wird, und kann ausserdem mit einer automatischen Registriervorrichtung verbunden werden.

Ist jetzt S der Sättigungsstrom zwischen $H_1 Z_1$, v die Spannung am Elektrometer und i der Strom zwischen $Z_2 H_2$, so wird v so lange steigen bis i gleich S geworden ist. Bezeichnet man daher mit V die Spannug des Gleichgewichtszustandes und mit $i = f(v)$ die Abhängigkeit des Stromes i von v, so ist

$$S = f(V)$$

wobei $f(v)$ tabellarisch oder graphisch durch einmalige Eichung des Luftwiderstandes festgelegt ist. Bei der beliebig zu erhöhenden Empfindlichkeit des Elektrometers ist est hierbei leicht möglich, V in den Grenzen zu halten, innerhalb deren der Luftwiderstand noch der Ohmschen Gesetze folgt. Ist w der Widerstand in diesem Sinne, so gilt die Formel :

$$S = \frac{V}{w}$$

in welcher der Normalverlust bereits berücksichtigt ist, wenn man V von der durch den Normalverlust allein bedingten Gleichgewichtslage an rechnet.

Von grosser Wichtigkeit für die Benützung des Instruments ist die Zeit, welche bis zur Erreichung des Gleichgewichtszustandes verläuft. Bezeichnet C die Kapacität von $Z_1 Q Z_2$, so gilt die Gleichung

$$C \frac{dv}{dt} = S - \frac{v}{w}$$

Aus ihr berechnet sich $\frac{T^{99}}{100}$ d.h. diejenige Zeit, in welcher V bis auf 1/100 erreicht wird, und welche praktisch an Stelle der unendlich langen Zeit bis zur völligen Erreichung von V gesetzt werden kann, zu :

$$\frac{T^{99}}{100} = C.w.\textit{lognat } 100$$

Diese Zeit ist also unabhängig von V, d. h. von der Aktivität der zu messenden Substanz und lässt sich, da w entsprechend der grossen Elektrometerempfindlichkeit sehr klein gewählt werden kann, auf weniger als eine Minute herabdrücken.

Hierauf beruht der Wert des Instruments für die schnelle Ausführung von Einzelmessungen, welche durch die Handlichkeit der Ablesevorrichtung und durch den Fortfall der sonst so zeitraubenden Normalverlustbestimmungen sowie jeder Zeitstäblesung Rechnung noch wesentlich erleichtert wird, sowie seine Verwendbarkeit zur Bestimmung von Abklingungskurven, da ja die Elektrometernadel sich sofort jeder Schankung der Aktivität anschliesst.

Die hervorragende Brauchbarkeit des Instruments für diesen letzteren Zweck tritt besonders bei automatischer Aufnahme des zeitlichen Aktivitätsabfalls zu Tage, indem der Registrierapparat unmittelbar ohne jede Rechnung und Beobachtung die für die betreffenden Substanzen charakteristischen Abfallkurven wiedergibt. Aus diesem Grunde wurde für das Instrument die Bezeichnung « Abklingungsmesser » oder « Decadometer » gegewählt.

Diese Vorzüge dürften das Decadometer namentich für radiologische Institute sowie für alle Laboratorien, in welchen häufige Aktivitäts- und Abkingungsbestimmungen auszuführen sind, geeichnet machen. Eventuelle Auswechslung der Vergleichszellen sowie entsprechenden Anderungen in der Hülfsspannung der Nadel gestatten hierbei eine beliebige Erweiterung des Messbereichs und Steigerung der Genauigkeit.

DIE BEHANDLUNG DES INOPERABLEN KREBSES

MIT RADIOACTIVEN FERMENTEN

von Professor STICKER, aus Berlin

—

Sticker bespricht die von ihm und Falk inaugurirte Behandlung des inoperablen Krebses mit radiumhaltigen Fermenten.

Nachdem durch die Verwendung von tryptischen, an pulverisierte Pflanzenkohle gebundener Fermentpräparate, eine wirkungsvolle Methode zur Zerstörung neugebildeter, pathologischer Gewebe gefunden worden, welche sich vor allem bei der chirurgischen Tuberculose (nach zahlreichen Versuchen an der Bier'schen Klinik in Berlin und an der Dollinger'schen Klinik in Budapest), nicht minder aber auch bei jauchigen Wunden nach Bubonenexstirpationen, bei Erosionen der Portio, bei sezernierenden Fisteln nach Laparotomie bewährt, wurde diese Methode ausgebaut durch eine Verbindung mit der Radiotherapie und so zur Zerstörung maligner Neubildungen wirkungvoll gemacht.

Der allgemeinen Anwendung des Radiums, dessen specifische Wirkung auf das Carcinomgewebe unzweifelhaft feststeht, stand sein Preis und die Art seiner Applikation (Bestrahlung durch Tuben) im Wege. Sticker und Falk verwerteten die von Rutherford experimentell begründete Absorptionsfähigkeit der pulverisierten Pflanzenkohle für die Radiumemanation praktisch durch Verbindung der Fermentkohle mit löslichen und unlöslichen Radiumsalzen. Der therapeutische Wert der letzteren gibt dem des reinen Radiums in nichts nach und ist ihr Preis ein verhältnismässig geringer. Dazu kommt nun, dass diese radiumhaltigen Fermentkohlepräparate nicht bloss in Form von Streupulver auf die Oberfläche ulcerierender Carcinome, sondern in Form von Injektionen, Suppositorien, Vaginalkugeln in die Geschwulst bezw. in die Hohlorgane (Uterus, Blase, etc.) hineingebracht werden.

Die Fälle, die zur Behandlung kamen, waren alle vorgeschrittene, zum grossen Teil mit nachweisbaren Drüsen und Metastasen. Verlangsamtes Fortschreiten, Stillstand der Neubildung, Aufhören der Blutung und der Jauchung wurden als Folgen der Radiofermenttherapie beobachtet und der trostlose Zustand mancher Kranken trat in ein Stadium der Hoffnung auf Genesung und der Wiederkehr der Lebensfreudigkeit.

Nicht die chirurgische Methode zu verdrängen, sondern in Fällen ihrer Ohnmacht den Versuch der Heilung wieder aufzunehmen, dazu ist die Radiofermenttherapie berufen und ausbaufähig.

Sticker unterbreitet folgende Leitsättze dem Kongress :

1. Bei dem inoperablen Krebs wird eine Besserung, in einigen Fällen eine vollkommene Rückbildung durch eine geeignete Fermenttherapie erzielt.

2. Die günstige Einwirkung des Fermentes wird gesteigert durch eine Verbindung mit Radium.

3. Bei der kombinierten Anwendung enzymatischer und radioaktiver Substanzen wird nicht nur eine additive, sondern eine sich gegenseitig steigernde Wirkung erzielt.

4. Das zweckmässigste Vehikel ist die Pflanzenkohle, welche in pulverisierten Zustande sowol für Fermente wie für die Emanation des Radiums höchtes Adsorptionsvermögen besitzt.

5. Die von uns hergestellten Präparate sind zweckentsprechend eine Combination von Trypsinpflanzenkohle (Cerbenzym) mit Radiumbaryumkarbonat.

6. Die Radiofermenttherapie bringt in dieser praktischen Form einerseits die enzymatische Wirkung zu einer allmähligen, langanhaltenden, andererseits die radioaktive zu einer hochpotenzierten Emanations- und andauernder Strahlenwirkung.

SECTION DE BIOLOGIE ET DE RADIOLOGIE MÉDICALE

—

Mercredi 9 septembre, à 9 heures

L'assemblée nomme présidents : MM. les Drs Léonard Lester, Bergonié, Deane Butcher, Schiff, His, Miura, Decref; secrétaire, M. le Dr Léon Hauchamps.

Président : M. le Dr Schiff

M. LE Dr GUILLEMINOT (Paris). — *Action des radiations nouvelles sur le développement des plantes.*

Discussion

M. le Prof. SCHIFF (Vienne) n'a obtenu, jusqu'à présent, dans le même ordre d'idées, que des résultats négatifs; cela tient peut-être à une quantité insuffisante de radium. Il demande quelle quantité de radium l'auteur a employée.

M. le Dr GUILLEMINOT emploie 2 centigrammes d'activité 200,000 à 2 centimètres de distance agissant de quelques heures à deux mois.

M. le Dr LÖWENTHAL estime que les différentes espèces de rayons ont aussi une influence biologique différente.

M. MIURA (Tokio). — L'action nuisible du radium sur les cellules vivantes dépend beaucoup de la durée de l'application et de l'énergie du développement des cellules.

M. GUDZENT (Berlin) pourrait démontrer que le mononatriumurat se décompose par le radium d, donc par un produit décomposé, ce que l'on n'acceptait pas jusqu'à présent.

M. le Dr HAHN (Berlin) a découvert que le radium d émet des rayons β mous ; les rayons a, β, γ ne décomposent pas le mononatriumurat. Nous avons donc une différenciation des rayons en rapport avec l'action chimique.

M. KASPARI remarque que, selon son savoir, les expériences de Kövusche ont démontré qu'une stimulation de la croissance des plantules est possible sous l'action des rayons de radium. De même les expériences sur la croissance de la levure, dont M. Kaspari s'occupe pour le moment, parlent dans le même sens. Il doit exister un même stade de l'influence des substances de radium, selon la loi biologique fondamentale. La grande difficulté est de fixer la limite où l'action stimulante est remplacée par l'action nuisible et vice-versa. Cette limite ne dépend pas seulement de la dose d'irradiation et du temps, mais aussi et pas moins essentiellement de la sensibilité de la substance employée (explorable), ce que nous observons pendant le traitement des tumeurs malignes.

Quant à l'action commune des rayons, il est sûr que l'influence du radium, des rayons X et des rayons lumineux à ondes d'une courte longueur se ressemblent beaucoup au point de vue biologique.

Dans des choses spéciales des différences existent.

Il y a quelques années, M. Kaspari et M. Ashkmans, dans leurs expériences sur l'influence du radium sur les bactéries, ont attiré l'attention sur l'influence intensive des rayons X.

M. HARCKMAN (Tournai). — *La théorie inonique et la biologie.*

MM. les Drs FABRE (Paris) et OSTROWSKY (Paris). — *Action du radium sur les toxines.*

Discussion

M. LOWENTHAL n'a pas observé l'action nuisible des émanation du radium sur les bactéries et les toxines (10 milligr.)

Mme le Dr FABRE et M. FABRE (Paris). — *Action inverse du radium sur diverses espèces microbiennes.*

Discussion

M. le D^r DE NOBELE (Gand). — Je me permettrai de demander à M. Fabre s'il a essayé les milieux nutritifs après irradiation par le radium et si ces milieux sont restés aptes au développement ultérieur des micro-organismes.

En d'autres termes, si ses résultats ne doivent pas être attribués à une modification du milieu. Au cours d'expériences que j'ai faite pour étudier l'action de l'influence de la haute fréquence sur les microorganismes, j'ai irradié une plaque de Petri ensemencée avec du bacille typhique : tout développement a été arrêté. Mais voulant réensemencer ce même milieu, il ne s'est plus montré favorable au développement. Par analogie, je me demande si un effet analogue n'a pas été obtenu ici.

M. FABRE. — Cela a été fait avec succès et les colonies se sont développées en deux et quatre heures.

M. LOWENTHAL demande la quantité utilisée.

M. FABRE. — Toile radifère de sels d'activité 10,000.

M. le Dr JABOIN (Paris). — Je voudrais simplement demander au Dr Löwenthal quelles doses il a employées. De plus, je voudrais faire remarquer, à ce sujet, qu'il y a une différence très grande entre l'unité de mesure servant à déterminer les doses employées en France et celle dont il est fait usage en Allemagne.

En France, nous dosons *pondérablement*, en microgrammes de radium; l'unité électrostatique, inconstante, varie suivant la capacité de l'électroscope qui sert à la mesurer.

Or, un centième de microgramme de radium, soit un cent millionnième de gramme, est susceptible de produire une émanation donnant, d'après nos expériences, 7,000 volts. On voit la différence énorme qui existe entre les deux unités de mesure et l'on apprécie combien il faut des milliers et des milliers de volts pour

représenter une quantité infiniment petite de radium équivalente à une faible partie de l'unité française.

Cette observation est capitale pour établir des comparaisons susceptibles d'être justifiées.

M. WICKHAM, à propos de la discussion de l'action du radium

sur les cultures, rappelle les expériences de laboratoire qu'il a faites, en juillet 1906, sur les cultures de staphylocoques et de gonocoques. Ayant comparé, dans une suite de dispositifs différents, l'action des rayons émis d'appareils ne laissant passer que les rayons, et l'action de solutions émanifères radioactives contenant du bromure de radium et des solutions radioactivées par radioactivité indirecte, il a montré que les solutions, bien qu'émettant des doses extrêmement faibles, avaient une action retardatrice et d'arrêt très nette et supérieure à celle produite par les rayons seuls.

L'émanation a donc une action spéciale sur les cultures, et ce résultat est en rapport avec les résultats thérapeutiques qui ont été obtenus dans certains cas avec les injections solubles ou insolubles de radium.

M. le D^r D'Halluin (Lille). — a) *Injection du système vasculaire et radiographie stéréoscopique;* b) *La méthode des anaglyphes pour la publication des épreuves stéréoscopiques médicales.*

La question des injections vasculaires de substances opaques aux rayons X n'est pas nouvelle. Marey en eut l'idée au lendemain de la découverte de Röntgen et, dans l'année qui la suivit, Rémy et Contremoulin communiquèrent à l'Académie des sciences le résultat de leurs recherches; ils signalèrent l'utilité de la radiographie stéréoscopique pour ce genre d'études.

La méthode stéréoscopique est en la circonstance la seule qui puisse être intéressante, puisqu'elle permet d'embrasser en un simple coup d'œil la situation dans l'espace des différents plans vasculaires.

Nous ne connaissons qu'un seul travail d'ensemble sur cette question. C'est un travail allemand qui donne le système artériel étudié sur des corps d'enfants. Nous avons opéré sur des membres d'adultes et présentons une série de clichés du membre supérieur et du membre inférieur. Nous possédons de même des clichés où sont étudiées sur des organes d'animaux la vascularisation du cœur, des reins, du poumon, du cerveau. D'autre part, une injection du système artériel réalisée chez un fœtus donne une vue d'ensemble du système circulatoire.

C'est la première partie d'un travail en cours que nous présentons aujourd'hui, mais les images sont très démonstratives; le nombre de nos épreuves forme déjà un tout qu'il nous a semblé intéressant de vous montrer.

Les injections ont été faites au moyen de vermillon en suspension dans l'essence de térébenthine.

Il est toutefois un point intéressant concernant la radiographie stéréoscopique. C'est le moyen pratique de montrer à tout un auditoire des vues en relief ou de permettre au lecteur d'examiner dans un texte des images stéréoscopiques qui peuvent avantageusement l'illustrer. Ici encore, la méthode n'est pas nouvelle, puisqu'elle remonte à Ducos du Hauron, un des promoteurs de la trichromie. C'est la méthode dite des anaglyphes. Toute épreuve stéréoscopique comporte une image droite et une image gauche. Si l'image droite est imprimée en vert et regardée par l'œil droit armé d'un verre rouge, les traits apparaissent en noir; tandis que l'image gauche, imprimée à l'encre verte, n'est pas vue par l'œil droit, protégé par un verre vert, mais bien par l'œil gauche, devant lequel est placé un verre rouge. C'est là un moyen simple et ingénieux d'obtenir le relief dans les vues stéréoscopiques.

L'album que je vous présente montre la perfection du relief. Il s'agit de vues de monuments. Mais toute image stéréoscopique est susceptible d'être publiée par cette méthode des anaglyphes qui, plus répandue, permettrait de multiplier dans les revues médicales les images en relief qui sont si démonstratives. Notre travail paraîtra dans le *Journal de radiologie* et sera publié en employant la méthode des anaglyphes.

M. le Dr Howard Humphris (Londres). — *Photothérapie contre la douleur.*

M. le Dr Bordier (Lyon). — *Les radiations calorifiques en thérapeutique (radiothérapie infra-rouge).*

M. le Dr Bordier (Lyon). — *Nouveau radiochromomètre gradué en degrés Benoist.*

M. le Dr Jolasse (Hambourg). — *État actuel du radiodiagnostic des affections de l'estomac.*

M. le Dr FORSSELL (Stockholm). — *La terminologie gastrique au point de vue radiologique.*

L'auteur montre combien artificielle et peu appropriée est la division usuelle de l'estomac en deux parties : la partie cardiaque *(pars cardiaca)* et la partie pylorique *(pars pylorica)* : la raison d'être de cette division réside dans l'angle que forment ces deux parties. Or, rien de plus inconstant que cet angle.

En outre, cette terminologie ne tient pas compte de ce qu'il y a de plus caractéristique dans la forme et la topographie de ces parties. Il existe deux parties essentiellement différentes, tant au point de vue morphologique que fonctionnel : c'est, d'une part, l'autre décrit par les radiologistes; c'est, d'autre part, tout le restant de l'organe.

Forssell propose de tenir compte de cette dernière division et de nommer ces deux segments : canal d'évacuation *(canalis ventriculi egestorius,* Entleerungskanal) et sac de digestion *(sac ventriculi digestorius,* Digestionsack).

En vue de bien spécifier les différentes parties du sac de digestion, au point de vue clinique autant qu'anatomique, il propose les dénominations suivantes : coupole de l'estomac (Ventrikelgewölbe, *fornix),* corps de l'estomac (Ventrikelkorpus, *corpus)* et fond de l'estomac (Ventrikelboden, *fundus).*

En tenant compte de la situation des différentes parties de l'organe par rapport à l'axe des corps et par rapport à l'angle formé par les deux segments principaux de l'estomac, on pourrait employer la terminologie suivante : *pars verticalis* et *pars transversalis ventriculi.* Évidemment ces deux termes ne comportent aucune signification morphologique ou fonctionnelle.

Avant tout, il importe de ne pas confondre les différents segments anatomiques avec les segments que le remplissage nous fait voir sur l'écran.

Séance du 14 septembre, à 2 heures

Président : M. le Dr Bergonié

M. le Dr DECREF (Madrid). — *Diagnostic de la maladie de Schlatter.*

Personne ne doute aujourd'hui des immenses progrès réalisés

en médecine, grâce à l'électricité, surtout depuis la découverte des rayons X, qui ont éclairé des chemins jusqu'alors inconnus, des voies réelles qui conduisent à la possession de la vérité, et qui étaient totalement ignorées, bien que notre vanité de cliniciens, trompée par nos sens infidèles, nous les donnait comme très explorées. Ceci est la raison pour laquelle je suis enthousiaste de la radiographie appliquée à la science du diagnostic, et peu partisan de l'emploi des rayons X dans l'art de guérir.

Dans les applications de la radiothérapie, il existe encore une certaine obscurité, un manque de précision, une période de doute; les succès atteints sont encore de si petite importance qu'ils font un contraste étonnant avec l'importance de ceux obtenus relativement au diagnostic.

De nos jours, le chirurgien peut très bien se passer des rayons X comme moyen thérapeutique, car ils sont toujours susceptibles d'être remplacés par d'autres méthodes plus connues, mais il ne pourra jamais se priver de ce mode d'exploration, afin d'arriver à la connaissance exacte et à l'établissement du diagnostic précis.

Ne vous étonnez donc pas si dans une assemblée comme celle-ci, à titre d'hommage à cette grande découverte, je vous communique un simple résumé clinique sur le diagnostic des lésions qui, en raison de leur étude récente, ont une certaine originalité.

De tous les progrès que nous devons à cette incomparable méthode, ceux qui viennent en tête en raison des services qu'ils prêtent à la chirurgie, ce sont ceux réalisés dans la physiologie et la pathologie du squelette.

Au début de l'application de cette science nouvelle, l'ignorance de l'évolution d'un os et l'imprécision avec laquelle on appréciait les détails de sa texture, furent cause que, dans les premières années de la vie, à l'époque de la croissance, on confondait des faits purement physiologiques avec des lésions pathologiques.

Aujourd'hui encore, les chirurgiens peu versés dans l'interprétation de la radiographie sont sujets à de lamentables erreurs.

C'est, en effet, ce qui arrivait, et il n'y a pas bien longtemps quand chez un enfant qui souffrait d'un traumatisme du coude, on prenait, par exemple, un retard de soudure de l'un des noyaux osseux de l'extrémité de l'humérus pour une fracture.

Depuis on a déterminé parfaitement la forme de ces noyaux et établi leurs différentes époques de soudure, et ces confusions disparurent grâce à la découverte de Röntgen.

Avec ces renseignements et une observation constante et attentive, on est arrivé à mieux encore, c'est-à-dire à bien connaître les altérations que subissent les épiphyses dans leur développement et que l'on ne savait distinguer d'avec des entités pathologiques de caractère complètement différent et dont le traitement préventif et curatif fut dès lors un fait.

Les meilleures preuves de ceci, ce sont les investigations que les spécialistes font journellement sur les altérations du noyau osseux qui doit former plus tard, quand la croissance sera terminée, la tubérosité du tibia.

Ce noyau, un de ceux qui apparaissent tardivement et qui se consolident par la suite, a été parfaitement étudié par la radiographie à ses diverses époques d'évolution, ainsi que ses altérations, qui constituent une difformité quelquefois très gênante pour celui qui en souffre et que les Allemands ont appelée Schlatterskrankheit ; l'étude de son anatomie pathologique a été perfectionnée et par conséquent son diagnostic, pronostic et traitement ; ce fut une nouvelle entité pathologique complètement différente des autres entités du même genre avec lesquelles on la confondait.

Les travaux publiés par W. Bergmann, Edward Bowrer, Alexis Thomson, et mes modestes observations présentées à l'Académie royale de médecine de Madrid, ont établi parfaitement la connaissance du mécanisme par lequel se produisent ces lésions, leur diagnostic et leur traitement.

L'on sait que l'extrémité supérieure du tibia se développe par deux points d'ossification. L'un principal, qui se présente au moment de la naissance et l'autre accessoire, destiné à former la tubérosité antérieure du tibia, laquelle n'apparaît qu'environ vers les 12 ou 14 ans.

Comme cette tubérosité est le lieu d'insertion d'un des tendons les plus larges, les plus robustes et les plus puissants de l'organisme, le tendon rotulien, il résulte que par un effort petit mais répété ou, au contraire, grand et brusque, ou bien par une mauvaise habitude qui consiste à porter le poids du corps sur les genoux, elle peut subir diverses altérations dans sa texture selon les périodes de son évolution auxquelles s'est produit le traumatisme.

Quelquefois le cartilage, qui doit s'ossifier, s'hypertrophie en modifiant sa forme, et cela persistera toujours; l'extrémité du tibia prend, une fois son développement terminé, la figure d'une culâsse de fusil; d'autres fois, tout ou une partie du noyau se détache et demeure dans l'épaisseur du tendon; d'autres fois encore, il se soude défectueusement, imitant une stalactite facile à fracturer au moindre effort, à la plus petite pression; à l'âge adulte, pour le simple motif de son mauvais développement, il s'arrache complètement.

Les symptômes dans tous ces cas sont très semblables : douleur si l'on appuie sur le point qui correspond à la tubérosité; dans beaucoup de cas, il y a inflammation et déformation de la région, douleur au moindre effort fait pour marcher, courir ou sauter, impossibilité de rester à genoux et, dans les cas les plus accentués, il existe un défaut très caractéristique dans la marche occasionné par la limitation instinctive des mouvements adoptés par le malade afin de remuer son genou le moins possible.

Quelquefois, quand la lésion se produit à un moment donné, on en détermine très bien la cause et l'effort qui l'occasionna; mais d'autres fois, comme dans le cas d'un enfant de 15 ans cité par Alexis Thomson, l'origine ne peut être bien définie, car depuis l'âge de 3 ou 4 ans existait une inflammatoin douloureuse de la région.

Ce sont des jeunes gens de 10 à 18 ans qui m'ont fourni tous les cas que j'ai vus, et tous étaient produits par un mouvement violent ou par des efforts répétés dans l'exécution du jeu de football ou du jeu « de la pelote », tant en faveur dans mon pays. Cependant je puis citer le cas d'une jeune fille qui souffrait depuis l'âge de 10 ans d'une lésion de ce genre survenue à la suite d'une chute sur le genou droit; la tubérosité avait heurté la tête d'un gros clou planté dans le sol. Aucun des cas examinés par moi n'avait été diagnostiqué exactement et presque tous étaient soignés comme du rhumatisme, et la jeune personne, la dernière nommée, avait été soumise à une longue cure par l'immobilité, le médecin ayant cru qu'il s'agissait d'une arthrite tuberculeuse.

La forme de la lésion ne peut être révélée que par la radiographie, quand le malade est âgé d'au moins 10 ou 12 ans et que le noyau osseux peut apparaître sur la plaque photographique. Alors on voit s'il est détaché en un seul bloc ou s'il s'est divisé en deux ou trois, comme je l'ai observé à plusieurs reprises.

Le pronostic de cette lésion est, comme l'on voit, peu favorable, si l'on ne soumet le patient à un traitement approprié, car nous avons observé que, outre les douleurs et les autres gênes, l'individu qui en souffre est privé de la mobilité parfaite de ses jambes ainsi que l'exige l'hygiène et le développement à l'époque de l'évolution la plus critique de l'homme.

Au moment où un individu ressent les premiers symptômes aigus consécutifs à l'effort qui les a occasionnés, on ordonnera le repos absolu et le massage *sous la vapeur* selon ma méthode (Mémoire présenté au XIIIe Congrès international de médecine de Paris 1900, 6e section; thérapeutique et pharmacologie). Quand les phénomènes aigus auront diminué, on fera exécuter des mouvements passifs très doux, et graduellement on permettra au malade de marcher, chose qui ne devra pas être autorisée avant que quinze ou vingt jours se soient écoulés. Au repos, la jambe devra être en extension, et quand auront disparu les phénomènes inflammatoires, on placera un bandage qui retiendra sur la région une pelote de coton hydrophile. A la suite de chaque séance de massage, si le cas est ancien, le repos sera relatif, et si le patient exerce une profession ou un métier qui l'oblige à rester à genoux, on mettra sous le genou malade un disque de feutre épais retenu par des bandes de sparadrap; au centre de ce disque reposera le point inflammatoire, qui se trouvera ainsi protégé contre les pressions extérieures. S'il y a beaucoup d'exsudats en raison de l'ancienneté de la lésion, on en pourra activer la résorption en faisant quelques applications d'air chaud (méthode de Bier), et le massage sous vapeur fera le reste.

Quant à la prophylaxie, j'ai présenté à la Société espagnole d'hygiène un travail dans lequel j'exposais les dangers des jeux athlétiques quand ils étaient exécutés par des individus âgés de moins de 18 à 20 ans, et surtout par ceux qui subissent un retard quelconque dans le développement du squelette.

Pour ne pas fatiguer mes auditeurs, je conclus. Mon but était uniquement d'apporter un nouveau tribut de reconnaissance à la röntgenographie, car nous lui devons ces recherches qui, à nous cliniciens, nous facilitent le diagnostic des lésions comme celles que je viens de vous décrire.

CONCLUSIONS

1° La cause de la maladie de Schlatter est *toujours un traumatisme*. Celui-ci peut être intense et déterminer brusquement l'apparition de la lésion, ou *léger* et *répété;* alors cette lésion se présente lentement, mais progressivement, dans un laps de temps plus ou moins long;

2° Cette maladie est constituée par une altération du cartilage ou noyau osseux (selon l'époque de la période d'évolution dans lequel il se trouve), qui, plus tard, doit former la tubérosité du tibia;

3° Cette altération consiste dans le retard du développement, le changement de forme, l'arrachement du tout ou d'une partie du dit noyau, et la radiographie, *seule*, peut nous renseigner exactement sur ces diverses formes de la lésion, ce qui est indispensable pour établir un traitement approprié.

MM. les Drs Leven et Barret (Paris). — *Notions nouvelles introduites en médecine par l'exploration radiologique de l'estomac.*

Discussion

M. le Dr His (Berlin). — Le temps nécessaire pour vider l'estomac dépend 1° du contenu de l'intestin; 2° de certaines habitudes. M. Külbs a démontré que l'estomac d'un animal, auquel on a donné à manger tous les jours, se défait beaucoup plus vite de son contenu que celui d'un animal auquel on a donné sa nourriture seulement tous les deux ou trois jours. Dans la pathologie humaine, on trouve de fausses dilatations dues soit à une constipation habituelle, soit à la mauvaise habitude de ne manger qu'une fois par jour suffisamment.

M. le Dr AUBOURG (Paris). — *Radiographie de l'intestin grêle.*

M. BAUER. — *Sur la dureté de l'ampoule.*

Discussion

M. le Dr BERGONIÉ (Bordeaux). — J'ai fait, il y a quatre ans déjà, une série de recherches sur l'emploi de l'électromètre pour la mesure de la dureté des tubes et des rayons émis. J'ai établi les relations entre la différence de potentiel au niveau des électrodes du tube et la dureté des rayons émis. Un appareil électrométrique a été réalisé sur mes données par la maison Hartmann et Braun et utilisé pendant plus d'une année dans mon laboratoire, mais des réparations très coûteuses ont arrêté l'emploi habituel de cet appareil. Je souhaite que celui que nous présente M. Bauer soit de plus longue durée et plus solide.

M. MIURA (Tokio). — *Traitement des affections douloureuses au moyen du radium.*

Discussion

M. SCHIFF (Vienne). — Les observations du confrère Miura s'accordent évidemment avec les expériences de Wickham et Bayet, qui ont eu des succès considérables dans les prurits produits par des névrodermies. A ce qu'il paraît, il s'agit dans ces cas d'une action spécifique sur les nerfs sensibles.

M. le Dr LESTER LÉONARD (Philadelphie). — *Radiographies rapides stéréoscopiques du thorax et de l'abdomen.*

M. GUDZENT (Berlin). — *Action du radium sur l'acide urique dans l'organisme (Einfluss des Radium auf den Stoffwechsel).*

1° L'émanation du radium se comporte vis-à-vis de l'organisme humain comme un gaz indifférent. Jusqu'ici on n'a encore jamais constaté d'effets nuisibles même en l'utilisant à doses très élevées. L'émanation qui a pénétré dans l'organisme, soit par la voie respiratoire, soit par la voie digestive, soit par injection (intra-veineuse ou sous-cutanée) s'élimine en moins de quelques minutes presque complètement avec l'air expiré. Ce n'est qu'un extrêmement faible pourcentage qu'on peut accorder à l'élimination urinaire. On ne peut constater d'aucune façon de pénétration ni d'élimination cutanée. Le sang transporte l'émanation absorbée jusqu'aux cellules de l'organisme. C'est là que s'effectue son action biologique qui est exercée par l'émanation même et par ses produits de décomposition;

2° L'émanation du radium peut transformer l'urate de soude en un corps plus facilement soluble et même jusqu'à formation d'acide carbonique et d'ammoniaque. Parmi les produits de décomposition de l'émanation du radium, c'est celui dont la vitalité est la plus longue qui exerce cette influence, nous voulons parler du radium d dont la décomposition propre émet des rayons β tout à fait mous.

On a pu démontrer cette influence de l'émanation du radium chez l'animal comme chez l'homme;

3° L'émanation du radium exerce une action inhibitoire sur l'activité motrice des leucocytes et sur le processus inflammatoire. Cette influence appartient surtout aux rayons α, β, γ;

4° Les effets biologiques, démontrables, de l'émanation du radium consistent dans une activation des ferments organiques. On ne peut pas déceler d'effets bactéricides, antitoxiques et autres.

Cette influence a pu être mise en évidence pour le ferment autolytique, le ferment diastatique et les ferments qui commandent le métabolisme des corps puriniques;

5° On a pu prouver que l'émanation du radium peut, dans une des affections où s'accuse le plus le trouble des échanges, la goutte, faire disparaître ce trouble, du moins dans les cas jusqu'ici étudiés.

Dans deux observations, après achèvement du traitement, l'acide urique a été de nouveau éliminée suivant le type normal, et particulièrement dans le délai régulier. Sur 14 cas examinés jusqu'ici, 13 fois l'acide urique, dont la présence dans le sang est un des symptômes les plus constants de la goutte, a disparu après le traitement;

6° L'émanation du radium accélère probablement les échanges gazeux. (Résumé de l'auteur.)

Président : M. le D*r* His

M. le D*r* JABOIN (Paris). — *Notions générales sur la pharmacologie du radium.*

Discussion

M. le D*r* WICKHAM (Paris). — Les recherches de M. Jaboin sont fort importantes pour la thérapeutique. Les méthodes émanifères résultent d'une qualité de la radiumthérapie qui distingue l'agent thérapeutique, radium, de tous ceux qui agissent par rayonnement. Cette qualité mérite d'être etudiée avec le plus grand soin et nous devons être reconnaissants à M. Jaboin d'avoir mis en nos mains les moyens de poursuivre ces études qui très certainement aboutiront à des résultats précieux.

Les expériences que nous faisons depuis plusieurs années sur ces questions nous ont donné des résultats intéressants.

M. le D*r* STICKER (Berlin). — *Radiumfermenthérapie des cancers inopérables.*

Cette méthode nouvelle du traitement du cancer inopérable consiste dans l'utilisation et la combinaison des propriétés dissolvantes et résolutives des ferments digestifs (telle la trypsine) d'une part, et du radium d'autre part, dont les actions sur la cellule cancéreuse non seulement s'additionnent, mais plutôt se multiplient grâce à leur mélange dans le charbon de bois pulvérisé.

Sous cette forme pratique la dissolution des albumines de la part de l'enzyme est continue, prolongée, tandis que le radium exalte sa puissance d'émanation et de rayonnement.

Discussion

M. le D*r* CASPARI. —

M. le Dr STICKER n'a rencontré ni hémorragie, ni décomposition de la tumeur.

———

M. le Dr CHEVRIER (Paris). — *Effets généraux et locaux sur l'organisme de petites doses de radium.*

Discussion

M. GUDZENT (Berlin) a obtenu les mêmes résultats favorables.

M. MIURA (Tokio). — Qu'appelez-vous petites doses ?

M. le Dr CHEVRIER. — Environ 20 ou 40 millièmes de milligramme.

M. le Dr WICKHAM (Paris). — La question de l'utilisation de l'émanation du radium est fort importante et est entrée dans une phase pratique. Les travaux que poursuit M. Chevrier sont des plus intéressants.

Quand j'ai fait mes premiers essais en 1906, je me suis adressé aux solutions d'eau radioactivée par radioactivité induite et aux solutions de bromure de radium, toutes préparations faites par M. Jaboin, et j'ai obtenu sur des cas de lupus, bien que les doses fussent très faibles, des résultats qui ont été présentés à la Société de dermatologie en 1906. Mais pour toutes les lésions localisées (pour le traitement de tumeurs, par exemple), c'est aux injections de sel insoluble qu'il convient de s'adresser.

Il serait intéressant d'incorporer le sel insoluble dans une substance difficilement absorbable, et c'est dans cette idée que l'année dernière, en avril 1909, j'ai demandé à M. Jaboin de composer une solution à base de vaseline paraffinée. Je cherchais alors à combattre un cas de cancer du sein à noyaux multiples. L'un de ces noyaux était particulièrement rebelle. Ayant foi dans l'excellence du procédé du feu croisé, je voulus étendre au-dessus du nodule résistant une nappe radioactive, et j'injectai 12 centigr. de cette vaseline paraffinée contenant du sulfate de radium à 10 microgrammes par centimètre cube. En même temps, je laissai à demeure, pendant quarante-huit heures, un appareil sur la surface extérieure, et le nodule, qui avait résisté à l'application extérieure seule, céda à cette combinaison d'action intérieure et extérieure.

Ce n'est qu'un fait, et de peu de valeur par conséquent, mais je voulais seulement vous donner une idée de technique et insister sur l'utilité qu'il peut y avoir dans certains cas, où on veut agir localement, à employer des substances peu absorbables.

Lorsqu'il s'agit d'injections destinées à agir sur l'état général, sur la circulation générale, je conseille plus volontiers les injections de sels solubles, répétées. Elles me paraissent, pour le moment du moins, de pratique plus sage et plus prudente. On est plus libre de continuer ou de suspendre le traitement selon les effets produits, avec les injections solubles, de 10 microgrammes par centimètre cube. Il semble que la radioactivité s'élimine dans ces cas complètement en quatre jours.

Ces études sont à reprendre. Il y a plusieurs années, j'ai étudié avec M. Jaboin, dans mon service de Saint-Lazare, sur trente syphlitiques, l'élimination par les urines de la radioactivité après injection de solution mercurielle radifère (sels solubles), et cette élimination se produisait au maximum le premier ou deuxième jour, pour diminuer ensuite et disparaître vers le quatrième.

Ces études sont à développer et nous ne pouvons que féliciter M. Chevrier des recherches fort intéressantes qu'il poursuit.

———

M. le Dr Forssell (Stockholm.) — *Quelques expériences de la radiumthérapie des tumeurs cancéreuses.* (Résumé de l'auteur.)

L'auteur a traité depuis octobre 1909, à l'hôpital des Séraphins, à Stockholm, trente-huit cas de tumeurs cancéreuses avec radium selon les méthodes de Wickham et de Dominici.

Le radium a eu un effet *semblable* à celui des rayons X, mais dans la plupart des cas la radiumthérapie a été plus efficace que les rayons X.

Quant aux tumeurs plus superficielles de la peau, les deux méthodes sont presque de la même valeur. Dans les cas de cancers des lèvres et de la bouche, le radium a été très supérieur aux rayons X.

Quelques tumeurs plus profondes sous-cutanées ont diminué ou ont disparu, au moins pour un certain temps, dans des cas où les rayons X n'ont eu qu'un effet nul ou peu important.

L'effet le plus profond est obtenu avec les tubes de Dominici enfoncés profondément dans la tumeur avec des précautions aseptiques minutieuses.

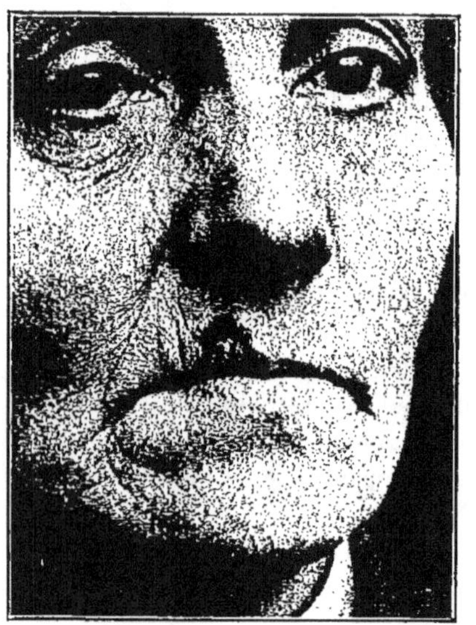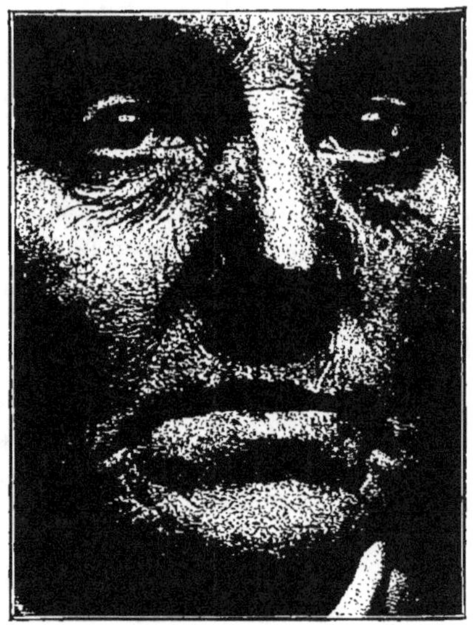

OBSERVATION I

Avant le traitement (23 oct. 1909)　　　　Après le traitement (2 déc. 1909)

Par les méthodes de traitement de Wickham et de Dominici, un révolution a eu lieu dans la radiumthérapie des tumeurs.

Mais le radium n'est pas du tout un remède universel et infaillible du cancer. Cela se comprend de soi-même, parce que l'effet du radium, avec cette technique de traitement, est entièrement local.

Par la radiumthérapie, les douleurs que causent les tumeurs peuvent s'améliorer ou disparaître tout à fait.

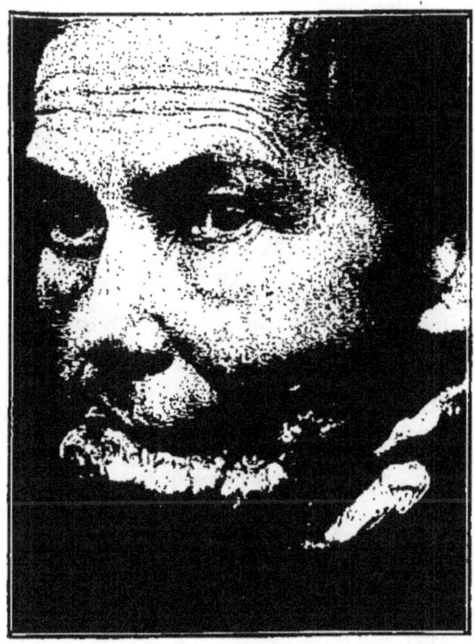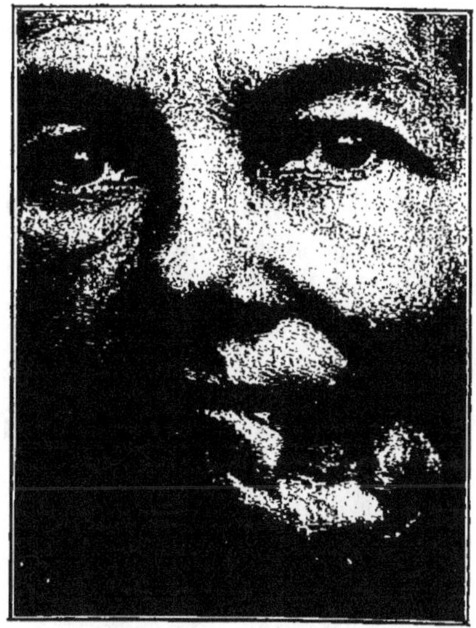

OBSERVATION II

Avant le traitement (3 novembre 1909)   Après le traitement (21 décembre 1909)

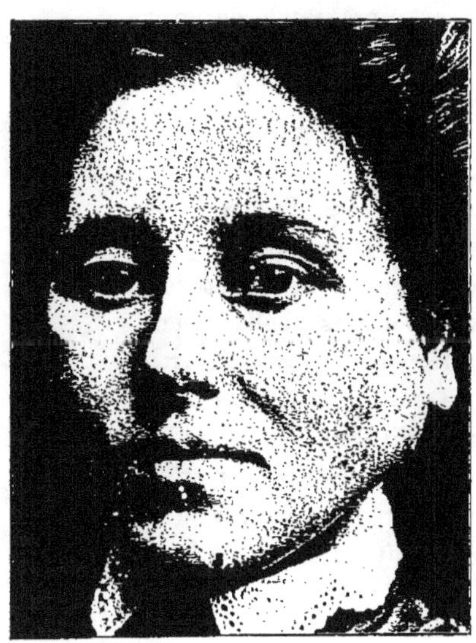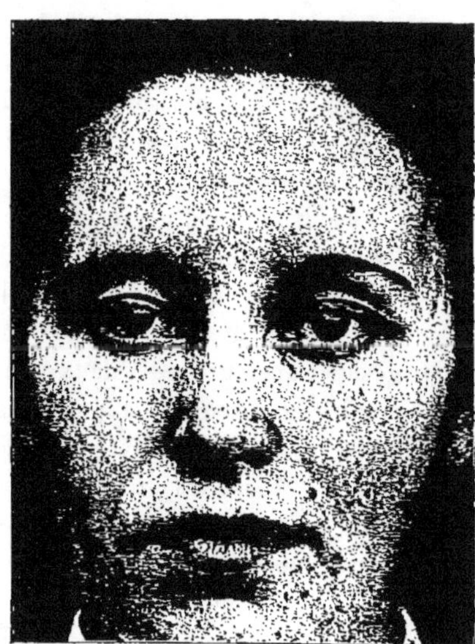

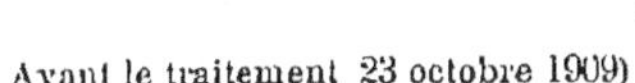

OBSERVATION III

Avant le traitement (23 octobre 1909)   Après le traitement (18 mai 1910)

Dans les tumeurs profondes et malignes, la radiumthérapie ne peut encore que prétendre être une *méthode palliative*, mais elle a, à ce point de vue, dans plusieurs cas, une grande valeur.

Mme le Dr FABRE (Paris) et M. le Dr EGGER (Genève). — *Effets du radium sur un cas de sclérose combinée.*

Nous avons appliqué avec notre confrère, le Dr Max Egger, les irradiations sur la moelle épinière par le rayonnement ultra-pénétrant dans un cas de sclérose combinée.

M. X..., agé de 42 ans.

Antécédents héréditaires. — Père : paraplégie subite au retour de la chasse à l'âge de 50 ans. Trois enfants vivants dont l'un débile et dystrophique.

Antécédents personnels. — Accident spécifique à 22 ans; premiers symptômes dix ans après : douleurs fulgurantes, abolition des réflexes patellaires et Argyll bilatéral.

Traitement au bi-iodure, saison à La Malou, énésol. Etat stationnaire pendant cinq ans. Ensuite aggravation. Retour des douleurs, diplopie passagère, incontinence d'urine, démarche lourde, spasmodique, difficulté de plus en plus grande de lever les genoux, paralysie progressive des deux psoas iliaques, des adducteurs des cuisses, des jambiers antérieurs.

Apparition de contractures intermittentes des adducteurs et des fléchisseurs.

Incontinence d'urine et constipation opiniâtre. Paralysie de l'intestin et de la musculature de l'abdomen. Incapacité de pouvoir se tenir debout. Ensuite lourdeur dans les deux épaules. Réflexes tendineux des deux membres supérieurs abolis. Analgésie et anesthésie des deux membres inférieurs. Anesthésie articulaire et osseuse. La parésie s'empare petit à petit des deux membres supérieurs avec contraction intermittente. Ne peut plus lever les bras. On est obligé de le nourrir. Anesthésie et analgésie de la bande cubitale des deux côtés et de la deuxième et cinquième ceinture thoracique. Hyperesthésie du dos et de l'abdomen à la chaleur et au froid.

La parésie gagne les fixateurs de la tête.

Tremblement fibrillaire et vermiculaire de la langue.

Respiration thoracique paralysée. Une cure de lipiodol rend au malade de la sensibilité, mais n'arrête en rien la progression de la paralysie (lymphocytose moyenne).

L'hectine ne donne pas de résultats non plus.

Traitement par les applications de radium.

23 mars. — Première application : trois plaques de 36 centigrammes d'activité 10,000 (écran de 1 mm. Pb.) renforcées d'un appareil de 1 centigramme activité 500,000.

Ces quatre appareils furent appliqués sur toute la longueur du rachis pendant une durée totale de vingt-quatre heures.

Quinze jours après les douleurs et les contractions diminuent. Les mouvements de flexion des membres supérieurs et inférieurs deviennent possibles, mais peu prononcés.

Le malade se sent plus souple mais ne peut pas pas encore se nourrir; les mains et l'avant-bras restent en contracture permanente.

29 avril. — Deuxième application des même appareils tout le long du rachis. De plus, irradiation par deux nouveaux appareils d'activité 500,000, l'un de 1 centigr. 5, l'autre de 4 centigrammes. Mêmes écrans, appareils laissés en place pendant dix heures.

L'état s'améliore, les douleurs ont considérablement diminué, le malade peut ployer et mouvoir les membres, mais ne peut ouvrir les mains qu'à moitié.

Les contractions intermittentes ont disparu. Le malade peut se tenir debout quelques minutes. Les tremblements de la langue ont diminué.

20 mai. — Troisième application : identique à la seconde: huit jours après, recul prononcé dans l'amélioration. Le malade, qui levait les bras jusqu'à toucher l'occiput, ne fait qu'un faible mouvement de flexion.

Cet état reste stationnaire de huit à quinze jours, puis l'amélioration reprend.

Actuellement, le malade peut tenir et serrer des objets, se nourrir lui-même, exécuter les mouvements de flexion de l'avant-bras sur le bras et porter la main à sa nuque.

Il se tient quelques minutes debout et fait quelques pas.

Nous vous apportons cette observation telle qu'elle est, nous ne pouvons encore rien conclure.

Nous pensons cependant utile de faire remarquer le processus de régression des symptômes qui s'opère dans l'ordre inverse de leur apparition.

***

Séance du 15 septembre, à 9 heures du matin

Président : M. le Dr DEANE BUTCHER

Mme le Dr FABRE et M. le Dr BENDER (Paris). — *La radium-thérapie en gynécologie.*

***

M. le Dr CHÉRON (Paris). — *La radiumthérapie en gynécologie* (faite par M. le Dr Bouchacourt).

***

MM. les Drs WICKHAM (Paris) et DEGRAIS (Paris). — *Traitement des angiomes par le radium.*

Discussion

M. le D^r D'HALLUIN (Paris). — Je suis heureux de pouvoir apporter ici la contribution de ma pratique personnelle qui confirme en tous points les travaux de Wickham et Degrais. La radiumthérapie donne, en effet, dans la cure des nævi, des résultats merveilleux. Je viens d'ailleurs de publier dans le *Journal des sciences médicales*, de Lille, une série de cas que je ne résumerai pas ici, car je ne ferais que répéter ce que vient de nous dire M. Wickham .

Je poserai trois questions aux auteurs :

1° Dans le premier cas, nævus vasculaire plan traité par des applications de toile radifère, cinq heures en cinq jours, activité 50,000, ont-ils obtenu, en même temps que la guérison du nævus, l'épilation définitive ?

2° Faut-il vraiment redouter, dans le cas d'angiomes du front, les applications de radium d'avant en arrière ? Aux doses modérées que l'on emploie pour la thérapeutique des angiomes, il ne me semble pas que le cerveau puisse en souffrir. Je n'ai dans tous les cas jamais constaté d'accident.

3° Les hémorragies sont-elles à redouter quand on emploie la méthode humide avec réaction pour la cure des angiomes mous et dépressibles ? Dans cinq ou six cas j'ai employé la méthode tout en ayant prévenu la famille de la possibilité d'une hémorragie et en prescrivant les précautions d'usage, mes recommandations ont chaque fois été vaines, jamais la moindre alerte.

Mme le Dr FABRE (Paris). — Pour répondre à la question posée au Dr Wickham au sujet de la prudence qu'il observe dans les applications sur la boîte cranienne, nous rappelons que nous avons traité, à la Salpétrière, avec le Dr Touchard, des malades atteints de syringomélie et d'autres lésions des centres nerveux, et qu'au cours de ces traitements nous avons irradié le cerveau ou la moelle épinière avec des intensités considérables — 4 cgr. pur pendant vingt-quatre heures par exemple. Nous n'avons jamais observé de troubles cérébraux.

Nous ferons observer également que les doses employées par Danysz sur les souris étaient disproportionnées avec la petite taille des animaux et la faible épaisseur de leurs parois osseuses. D'autre part, les lésions obtenues n'intéressaient pas la cellule nerveuse, mais seulement son fonctionnement entravé par une compression due à l'hémorragie provoquée par la destruction de l'endothélium des vaisseaux.

Nous en concluons qu'il n'y a pas de danger à irradier le système nerveux sain même avec des doses de radium très élevées, pourvu que le rayonnement soit filtré.

M. le Dr BÉCLÈRE (Paris). — Puisque M. Wickham veut bien faire appel à mon expérience, je répondrai que l'action nocive sur l'encéphale du rayonnement du radium ou du rayonnement de Röntgen, convenablement appliqués à la thérapeutique des affections du tégument de la tête, ne me paraît pas à craindre. Je craindrais plutôt, dans le jeune âge, l'action nocive de ces rayonnements sur les cellules des portions cartilagineuses non encore ossifiées du squelette de la face et du crâne. C'est pourquoi les précautions conseillées par M. Wickham me paraissent très sages.

M. le Dr BAYET (Bruxelles) a obtenu les mêmes heureux résultats dans les cas d'angiomes. Il félicite vivement les rapporteurs qui sont en fait les inventeurs de la méthode.

M. le Dr WICKHAM (Paris). — Je ne pense pas qu'on ait trop à craindre d'enflammer les tumeurs érectiles. L'expérience nous a montré, en effet, que les précautions que nous prenions au début de nos recherches, par mesure de prudence, ne sont pas absolument nécessaires. Il convient toutefois de ne point ulcérer délibérément les tumeurs très fluctuantes.

———

M. le Dr BOUCHACOURT, au nom de MM. les Drs Chéron et Dominici (Paris). — *Sur la technique du traitement des cancers superficiels et des cancers profonds.*

Discussion

M. le Dr WICKHAM (Paris). — Je souscris tout à fait aux conclusions de la remarquable communication que M. Chéron vient de nous faire. Permettez-moi de parler de trois points.

Pour décider de la valeur d'un traitement en matière de cancer, il faut la consécration du nombre et du temps et, à ce propos, m'étant occupé du traitement des cancers par le radium dès le début de 1905, ces premiers travaux ayant été du reste la base de l'organisation du laboratoire du radium, j'ai pu observer des cas traités depuis trois ans, quatre ans, cinq ans et plus même, puisque j'en surveille plusieurs qui datent de cinq ans et six mois. Je n'entrerai pas dans le détail de ces observations, mais j'ai constaté que les récidives surviennent surtout sur les cancers suivants :

a) Les cancers situés sur une région osseuse et surtout chez les sujets maigres;

b) Ceux qui présentent une périphérie inflammatoire lymphangitique;

c) Ceux développés sur des cicatrices;

d.) Ceux qui se développent en récidive sur des régions traitées par radium ou radiodermites.

Pour tous ces cas, il importe grandement d'agir sans déterminer l'inflammation surajoutée et c'est ce que nous obtenons,
le Dr Degrais et moi, en réglant la valeur quantitative des
rayonnements et les doses d'absorption, qu'il y ait ou non filtrage ; mais ce sont les filtrages moyens de 1/10 de millimètre
de plomb que nous préconisons, avec l'emploi d'appareils contenant du radium au 1/4 de pur.

Pour les autres cas, la non-récidive est la règle. Le premier
cas que j'ai traité, en mars 1903, et qui m'avait été adressé par
le Dr Mongomery, de Chicago, n'a pas récidivé depuis ; je viens
précisément de le revoir ces jours-ci. J'avais alors interposé entre la tumeur et les appareils, qui étaient alors de fabrication
nouvelle et très actifs, des filtres mobiles formés de matelas
d'ouate hydrophile tassés et enveloppés dans de la baudruche
Hamilton de 1 centimètre d'épaisseur. Ce sont là les premiers
essais de filtrage thérapeutique avec filtres mobiles qui aient été
faits.

A. L'opposition des appareils, c'est-à-dire la multiplicité des
points d'attaque d'une tumeur, que les appareils soient appliqués au dedans (après perforation ou incision) ou au dehors,
donne des résultats supérieurs. Nous avons fait un état histologique qui montre que par la méthode du feu croisé on a des modifications cellulaires plus *complètes*, plus *homogènes*, plus *profondes*.

B. Association de la chirurgie et des procédés chirurgicaux.
Certes, nous savons que les rayons peuvent agir quand ils sont
à une certaine dose à une grande profondeur ; dans un cas nous
avons vu histologiquement qu'avec 19 centigrammes de radium
pur les régressions étaient très nettes à 9 centimètres de profondeur ; mais, malgré cette profondeur d'action, malgré le croise-
ment des rayons et les méthodes qui permettent d'inonder les
tumeurs, on ne les inondera jamais assez dans les profondeurs ;
aussi y a-t-il lieu chaque fois que cela est possible, de diminuer
l'épaisseur des cancers de façon à faciliter cette inondation en
diminuant le filtrage produit par les tissus eux-mêmes ; c'est à

la chirurgie qu'il faut demander de diminuer ces épaisseurs;
c'est alors qu'interviennent :

a) Les perforations multiples;

b) Les larges incisions;

c) Les extirpations partielles.

Tous ces procédés permettent non seulement l'opposition des
rayons remplaçant les appareils en dedans et en dehors, mais
leur donnent aussi un champ de profondeur moins grand à
inonder.

Les procédés chirurgicaux peuvent intervenir d'autre manière :

a) En créant des orifices artificiels;

b) En profitant des orifices naturels et par l'emploi des en-
doscopes, en situant les tumeurs et en les définissant de telle
sorte que les appareils à radium puissent être profondément placés à leur contact. Nous avons un cas de cancer du col de la ves-
sie qui, traité depuis novembre 1909 avec l'aide du Dr Pasteau,
est actuellement en bon état.

Tels sont les trois points, Messieurs, sur lesquels je désirerais
insister, ajoutant que la radiumthérapie doit viser à agir là où
d'autres méthodes échouent ou ne peuvent aller; elle doit viser
à être un prolongement de la Röntgenothérapie.

MM. les Drs MESANITSKY et KEMEN (Kreuznach). — *Sur les
échanges dans la goutte sous l'influence de la radiumthérapie.*

MM. les Drs KEMEN et E. NEUMANN (Kreuznach). — *Sur la
réception de l'émanation du radium et ses différentes formes
d'absorption.*

Discussion

M. le Prof. HIS constate les grandes différences entre les observations de M. Kemen et celles qui ont été faites à la clinique
médicale de Berlin, différences qui ne disparaîtront pas par une
discussion, mais seulement à force de travaux réitérés.

M. le D^r DE NOBELE (Gand). — *Essais comparatifs des diffé-*
rents modes de traitement des nœvi vasculaires.

Discussion

M. le D^r D'HALLUIN (Lille). — J'ai soigné une jeune fille
qui portait sur la joue et le cou un nævus vasculaire superficiel
mais uniformément coloré en rouge pâle. La lésion fut soignée
sur la joue par des applications de radium. Le résultat fut très
satisfaisant, mais obtenu lentement, ayant nécessité de nombreuses séances, vu la nécessité d'irradier avec un appareil relativement petit une étendue assez grande.

Connaissant les travaux de Kromayer, nous avons un jour essayé de traiter par la lampe de quartz la tache située sur le cou.
Nous avons fait une irradiation d'une demi-heure (lentille de
quartz, compression, refroidissement par circulation d'eau). Le
résultat a été superbe, la décoloration complète ayant été obtenue en une seule séance sur une région très étendue.

M. le D^r DE NOBELE. — Nous n'avons pas eu l'occasion de
traiter par les rayons ultra-violets des cas de télangiectasies consécutives au traitement radiumthérapique. Mais nous sommes
convaincus qu'ils peuvent donner d'excellents résultats. Par analogie, nous vons traité par ces moyens des télangiectasies de la
peau des joues chez des dames. Les rayons ultra-violets les ont
fait disparaître par obturation des vaisseaux. Du reste, Kromayer recommande l'emploi de sa lampe dans les cas de télangiectasies consécutives à des radiodermites.

Quant au cas signalé par M. Forssell, je le félicite du résultat
obtenu, mais je crois qu'il serait arrivé plus rapidement et plus
facilement par les rayons ultra-violets.

M. le Dr FORSELL, ayant lu un travail de M. Bergonié sur les
rsultats obtenus par l'étincelle de haute fréquence dans certains
cas de nævi, a essayé la méthode et en a été très satisfait.

M. le Dr BAGGÉ (Gothembourg). — *Traitement du cancer*
par une méthode radiobiologique combinée.

Président : M. le Dr Miura

M. le Dr Biraud (Poitiers). — *Résultats éloignés de la radiothérapie dans le traitement des cancers superficiels.*

M. le Dr Ramsauer (Heidelberg). —

———

M. le Dr Furstenau. — *Ampoule intensive à dispositif contre l'onde inverse et régénérateur pratiquement inépuisable.*

———

M. le Dr Bouchacourt (Paris). — *Endodiascopie radiologique.*

———

M. le Dr Bordier (Lyon). — *Le traitement par les rayons X des fibromes utérins. Effets thérapeutiques variables suivant la technique employée.*

———

M. le Dr Belot (Paris). — *Les filtres en radiothérapie.*

———

M. le Dr Augebaud (Nantes). — *Nouvelle commutatrice à voltages multiples et simultanés.*

———

TABLE DES MATIÈRES

Il est porté à la connaissance des intéressés, qu'un certain nombre d'exemplaires des comptes rendus du Congrès international pour l'étude de la radiologie et de l'ionisation (Liége, 1905), sont encore disponibles. Le prix de vente, primitivement fixé à 20 francs, est réduit à 12 francs (port en sus).

Prière d'envoyer un mandat postal à M. l'ing. Dr J. Daniel, 1, rue de la Prévôté, Bruxelles.

N. B. — Le nombre d'exemplaires disponibles étant très restreint, les demandes seront satisfaites dans l'ordre d'arrivée, à concurrence du stock en magasin.

TABLE DES MATIÈRES

PRELIMINAIRES

COMPTE RENDU DE LA SESSION

Première journée (Mardi 12 septembre)

Séance d'ouverture :

Deuxième journée (Mercredi 13 septembre)

Sections réunies :

Séances de sections :

Troisième journée (Jeudi 14 septembre)

Séances de sections :

COMMUNICATIONS PRESENTEES

Section de physique

Langue française

Langue anglaise

Langue allemande

SECTION DE BIOLOGIE

Langue française